AF532722

Gröber

COVID-19 und Long-COVID

Bessere Resilienz durch Mikronährstoffe

Alle Wahrheit durchläuft drei Stufen. Zuerst wird sie lächerlich gemacht oder verzerrt. Dann wird sie bekämpft. Und schließlich wird sie als selbstverständlich angenommen.

Arthur Schopenhauer (1788–1860)

Uwe Gröber

COVID-19 und Long-COVID

Bessere Resilienz durch Mikronährstoffe

Von Uwe Gröber, Essen

2. Auflage

Mit 14 Abbildungen, 69 Grafiken und 6 Tabellen

WVG
Wissenschaftliche
Verlagsgesellschaft
Stuttgart

Anschrift des Korrespondenzautors:

Uwe Gröber
Akademie für Mikronährstoffmedizin (AMM)
Freiligrathstraße 18
45219 Essen
E-Mail: ug@vitaminspur.de

Bibliografische Information der Deutschen Nationalbibliothek: Die Deutsche Nationalbibliothek verzeichnet diese Publikation in der Deutschen Nationalbibliografie; detaillierte bibliografische Daten sind im Internet unter http://dnb.d-nb.de abrufbar.

2. Auflage 2023

ISBN: 978-3-8047-4329-8

Birkenwaldstraße 44, 70191 Stuttgart
www.wissenschaftliche-verlagsgesellschaft.de

Printed in Poland

Satz: abavo GmbH, Buchloe
Druck: Drukarnia Dimograf, Bielsko-Biała
Umschlagabbildung: deblik, Berlin; ©iStock.com/AlexLMX, doyata
Grafiken: ©Doris Köhl
Fotos: Kapitel 1: ©iStock.com/Gwengoat, Kapitel 2: ©iStock.com/peterschreiber.media, Kapitel 3: ©iStock.com/Jasper Chamber, Kapitel 4: ©iStock.com/YakobchukOlena, Kapitel 5: ©iStock.com/George Clerk, Kapitel 6: ©iStock.com/Stepan Popov, Kapitel 7: ©iStock.com/Christoph Burgstedt, Kapitel 8: ©iStock.com/Evgenyi_Eg, Kapitel 9: ©iStock.com/jarun011, Kapitel 10: ©iStock.com/George ClerkwirOman, Kapitel 11: ©iStock.com/Dmitri Maruta, Kapitel 12: ©iStock.com/svetikd Svetlana Damjanac

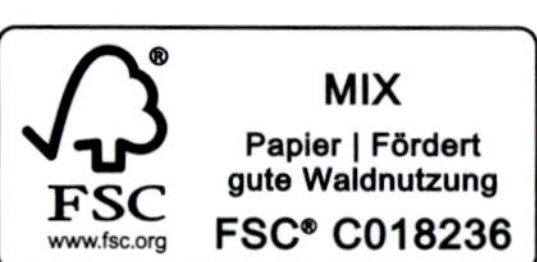

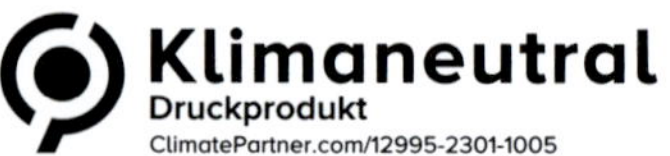

Vorwort

Impfungen gelten zwar als das stärkste Werkzeug gegen die Corona-Pandemie und sollten zuverlässig gegen eine schwere Erkrankung mit COVID-19 schützen, aber eine Impfung kann eine optimale Versorgung mit immunrelevanten Mikronährstoffen nicht ersetzen und umgekehrt. Wir haben als Bürger gelernt, auf Fachbegriffe wie Inzidenz oder den R-Wert zu achten, aber nicht auf die Qualität unserer Nahrungsmittel, weil man uns seit Jahren vorgaukelt, bei einem solch reichhaltigen Lebensmittelangebot müsste der Körper doch eigentlich alle Mikronährstoffe bekommen, die er braucht. Man vermisst bei allen Coronamaßnahmen weiterhin eine objektive Kampagne, welche die Bevölkerung über die zentrale Bedeutung einer gesunden Ernährung ohne Mikronährstoffdefizite für ein schlagkräftiges Immunsystem aufklärt.

Bitte machen Sie sich die Mühe und skizzieren grob über eine Woche lang die Zusammensetzung der Ernährung eines älteren Menschen unter Berücksichtigung des negativen Einflusses der Medikamente auf seinen Mikronährstoffhaushalt. Dann werden Sie schnell feststellen, dass zwischen der Theorie einer gesunden Ernährung und der Realität des Mikronährstoffmangels eine sehr große Lücke klafft. Ältere Menschen und solche mit Erkrankungen wie Diabetes zählen bekanntlich zu den vulnerablen Gruppen. Diese sind im Besonderen auf eine optimale Versorgung mit Mikronährstoffen, wie Vitamin D, Selen, Zink etc. angewiesen. In Zeiten von Corona brauchen wir neben einer optimalen Ernährung auch einen gesunden Menschenverstand. Wenn wir zukünftig wirklich vulnerable Gruppen beachten wollen, dann sollten wir deren Ernährung in vielen Bereichen verbessern und diese Menschen beim derzeit ablaufenden Online-Wahnsinn nicht abhängen.

Ich wünsche Ihnen viel Spaß beim Lesen und Vermehren der gewonnenen Erkenntnisse!

Herzlichst
Ihr

Uwe Gröber, Akademie für Mikronährstoffmedizin

Essen, im Oktober 2022

Inhaltsverzeichnis

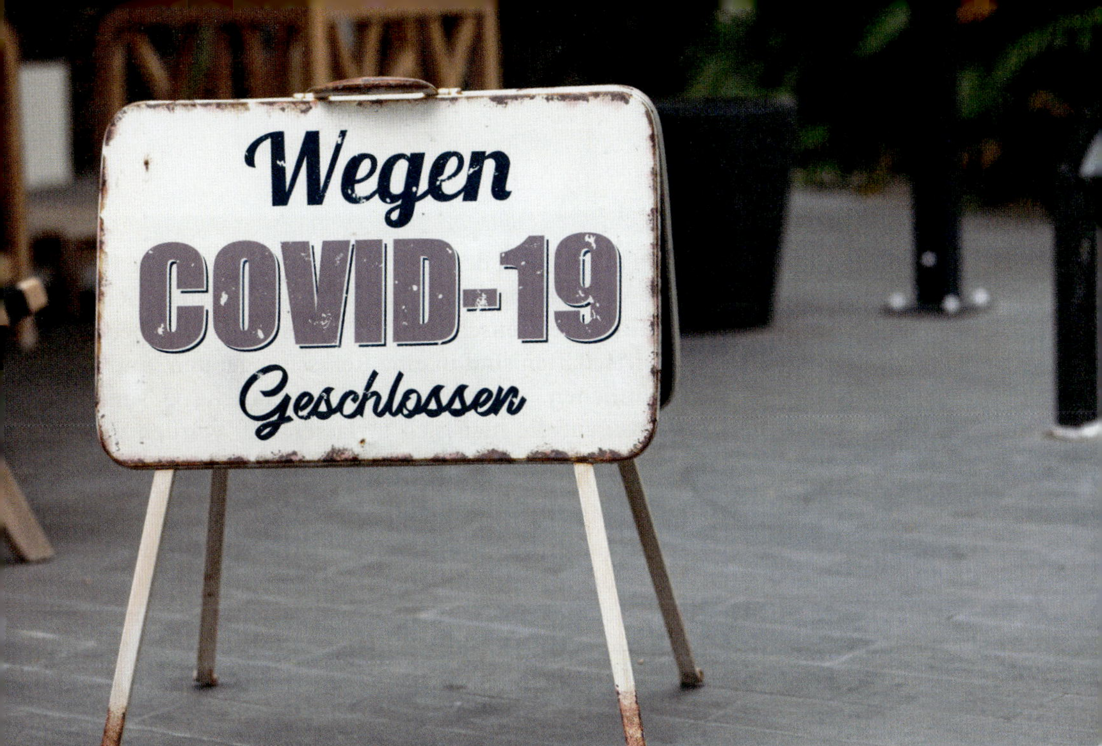

1 COVID-19/SARS-CoV-2

Bekanntlich begann Ende 2019 in der Stadt Wuhan in der chinesischen Provinz Hubei eine Coronavirus-Pandemie. Dieses Coronavirus wird als SARS-CoV-2 (Severe Acute Respiratory Syndrome Coronavirus Type 2) bezeichnet und die dadurch verursachte Lungenerkrankung als Coronavirus-Krankheit-2019 (COVID-19). Der klinische Verlauf der durch SARS-CoV-2 verursachten Erkrankung variiert erheblich. Einige Infizierte entwickeln nur leichte Symptome wie Fieber, trockener Husten und/oder Abgeschlagenheit. Bei anderen kommt es rasch zur Lungenentzündung mit akuten Lungenversagen und zum Tod. Über 80 % der COVID-19-Erkrankungen treten bei älteren Menschen mit Grunderkrankungen auf, wie Krebs, Diabetes mellitus, zerebrovaskuläre (z. B. Demenz) sowie kardiovaskuläre Erkrankungen. Von den Todesfällen waren 85 % der Betroffenen im Alter von ≥ 70 Jahren. Geriatrische Einrichtungen und Pflegeheime sind daher besonders sensible Orte. Aus diesem Grund wurde diese Risikogruppe auch als erstes mit einem Impfstoff versorgt.

Der Weltgesundheitsorganisation (WHO) zufolge tritt bei 40 % aller Fälle eine leichte Erkrankung, bei weiteren 40 % eine mittelschwere Erkrankung einschließlich Pneumonie, bei 15 % eine schwere Erkrankung und bei 5 % eine kritische Erkrankung auf, die rasch zu akuter respiratorischer Insuffizienz und Tod fortschreitet.

COVID-19 hat sich rasch in alle Winkel der Welt ausgebreitet, und seine Fähigkeit zur explosionsartigen Verbreitung hat selbst die resistentesten Gesundheitssysteme überwältigt. Für viele Menschen hat sich das tägliche Leben tiefgreifend verändert. Volkswirtschaften sind in eine Rezession geraten, und viele der traditionellen wirtschaftlichen, sozialen und die öffentliche Gesundheit schützenden Sicherheitsnetze, auf die man sich verlassen hat, wurden unvorhergesehenen Belastungen ausgesetzt.

Neben dem Einsatz von Impfstoffen, angemessenen Hygienevorkehrungen, sozialen und räumlichen Distanzierungsmaßnahmen, Corona-Apps und Bewegungseinschränkungen (Lockdown) hört und liest man in den Medien (z. B. im Fernsehen, Radio) oder in öffentlichen Gesundheitsdiskussionen zu Immunität und Infektion immer noch wenig über Ernährungsstrategien zur Unterstützung der optimalen Funktion des Immunsystems. Dies ist angesichts der gesicherten Erkenntnisse zur Rolle von Mikronährstoffen für die Integrität des Immunsystems erstaunlich, denn diverse Mikronährstoffe sind für die angeborene und adaptive Immunität essenziell, insbesondere die Vitamine D, A, C und Mineralstoffe wie Selen und Zink.

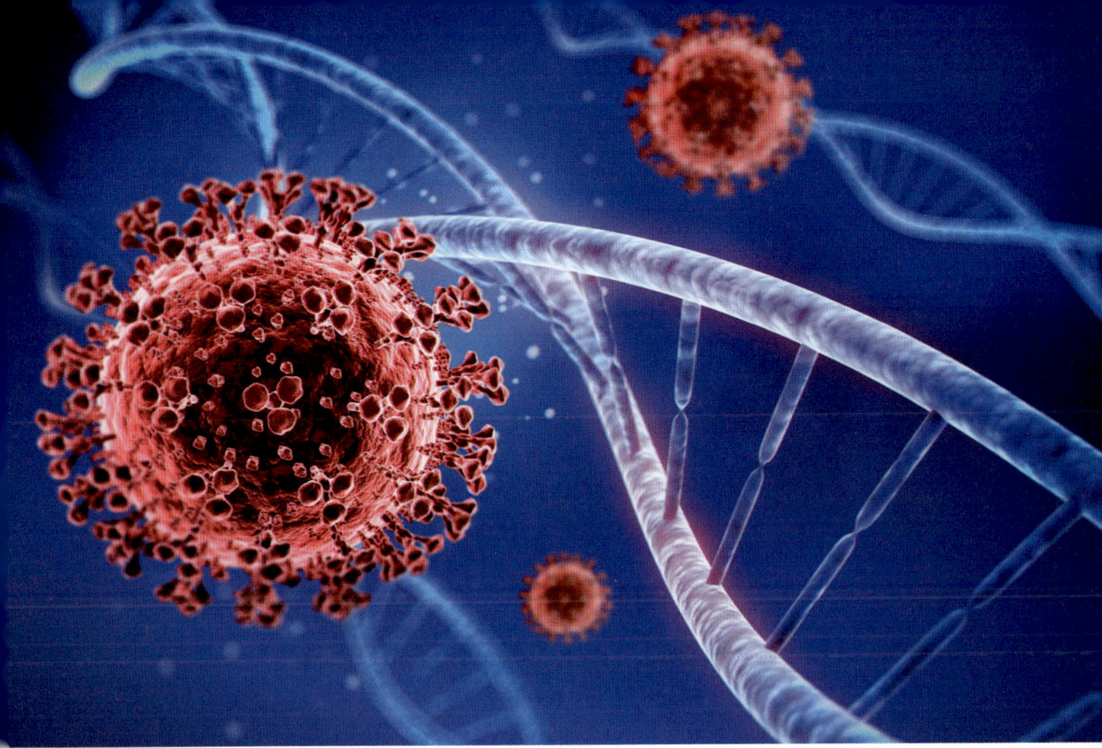

2 Immunität und Ernährungsstatus

Die erste Abwehrlinie des Körpers gegenüber Krankheitserregern ist das angeborene Immunsystem, welches aus chemischen, physikalischen und zellulären Abwehrmechanismen besteht. Sein Hauptzweck ist die sofortige Prävention einer Ausbreitung und Wanderung fremder Pathogene im Körper. Es umfasst beispielsweise physische Barrieren wie Epithelzellschichten, die enge Zell-Zell-Kontakte exprimieren, und Schleimhautschichten, die das Epithel in den Atemwegen, im Magen-Darm-Trakt und im Urogenitaltrakt auskleiden. Die zweite Abwehrlinie ist das adaptive Immunsystem. Die adaptive Immunantwort wird nach mehreren Tagen deutlich, wenn antigenspezifische T- und B-Zellen in die klonale Expansion eingetreten sind.

Das adaptive und das angeborene Immunsystem arbeiten koordiniert zusammen, um auf zahlreiche Bedrohungen aus der Umwelt zu reagieren. Die Synergie zwischen ihren verschiedenen Wirkungsmechanismen ist für eine intakte und voll wirksame Immunantwort unabdingbar ○ Abb. 2.1.

Verschiedene Arten von weißen Blutkörperchen sind zum Beispiel für die frühe Immunantwort sehr wichtig. Die wichtigsten davon sind die Monozyten und Neutrophilen des angeborenen Immunsystems. Bei beiden handelt es sich um wirksame Killerzellen, die destruktive Substanzen einschließlich Verdauungs-

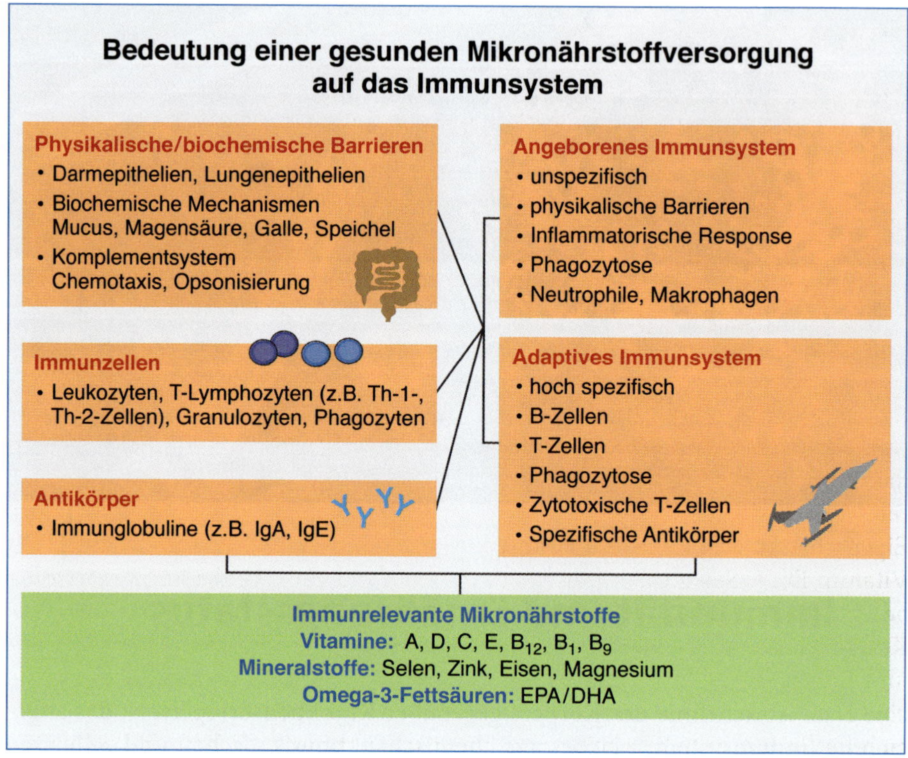

Abb. 2.1 Die Funktion des Immunsystems ist von einer guten Mikronährstoffversorgung abhängig.

enzyme absondern, welche das internalisierte Material zerstören können. Darüber hinaus können Erreger auch durch antigenpräsentierende B- und T-Zellen der adaptiven Immunantwort vernichtet werden. Diese Zellen beinhalten Adaptions- und Gedächtnisfunktionen und ermöglichen dem Immunsystem, spezifische Antworten zu entwickeln und sich an die einzelnen Infektionsarten zu erinnern. Das Immunsystem ist also ein komplexes und stark vernetztes System, das aus spezialisierten Geweben, Organen (z. B. Knochenmark, Darm), beweglichen und ortsständigen Immunzellen sowie einer ganzen Reihe von löslichen Proteinen und Molekülen wie Zytokinen besteht, um unseren Körper vor diversen gefährlichen Pathogenen wie Bakterien und Viren zu schützen. Trotz dieser Komplexität lässt sich das Immunsystem in Form von drei Hauptschichten beschreiben: Die erste Schicht sind die epithelialen Barrieren (z. B. Schleimhäute der Atemwege), die zweite die zellulären Abwehrmechanismen und die dritte die humoralen Reaktionen (z. B. Antikörperproduktion) Abb. 2.1.

Für die Entwicklung, Aufrechterhaltung und Expression der Immunantwort ist eine ausgewogene Versorgung mit Makro- und Mikronährstoffen erforderlich. Umgekehrt schwächen eine mangelhafte Ernährung und/oder Mikronährstoffdefizite die Immunfunktion und erhöhen das Infektionsrisiko. Verschiedene Mikronährstoffe sind für die Immunkompetenz unabdingbar, insbesondere Vitamin A, C, D, Selen und Zink. Diese sogenannte Immunonutrition kann den klinischen Verlauf von chirurgischen und kritisch kranken Patienten verbessern und das Immunsystem stärken, damit es, insbesondere bei älteren Patienten, einen besseren Schutz und eine höhere Widerstandskraft gegenüber viralen Infektionen bietet.

Auch wenn es viele weitere immunrelevante Mikronährstoffe gibt, deren Einfluss auf die Immunfunktion bekannt ist, wurde in diesem Buch nur eine Auswahl von ihnen eingeschlossen, die im Wesentlichen auf der Tatsache beruht, dass diese Mikronährstoffe, insbesondere bei vulnerablen Gruppen (z. B. älteren Menschen), intensiver untersucht wurden und ihre immunmodulierenden Eigenschaften allgemein anerkannt sind. Immunrelevante Mikronährstoffe wie Vitamin D, A, Selen oder Zink können zur Unterstützung des Immunsystems bei viralen Atemwegsinfektionen und zur Reduzierung der einhergehenden Komplikationen angewendet werden. Es mehren sich die Hinweise aus Tier- und Humanstudien, dass bei bestimmten Mikronährstoffen eine höhere tägliche Zufuhr über den derzeit empfohlenen Mengenangaben der Ernährungsfachgesellschaften helfen könnte, die Immunfunktionen bei Atemwegsinfektionen zu optimieren.

2.1 Immunsystem – Steckbrief

Ein intaktes Immunsystem schützt unseren Organismus vor dem Eindringen und Ausbreiten von krankmachenden Erregern. Darüber hinaus beugt das Immunsystem durch Erkennen und Inaktivieren entarteter Zellen auch der Tumorentstehung vor. Störungen dieses komplexen Abwehrschildes sind mit einer Vielzahl von entzündlich geprägten Erkrankungen verbunden, wie zum Beispiel Diabetes mellitus, Morbus Crohn, Multiple Sklerose und Rheuma. Allergische Erkrankungen (z. B. gegen Pollen, Tierhaare) sind auch mit Entzündungsprozessen vergesellschaftet, beruhen aber auf einer überschießenden Immunantwort gegen normalerweise harmlose körperfremde Substanzen.

Für einen optimalen Schutz vor Krankheitserregern auf der einen und der Vermeidung immunologischer Störungen auf der anderen Seite muss sich unser Immunsystem in einem gesunden Gleichgewicht befinden. Um dieses Gleich-

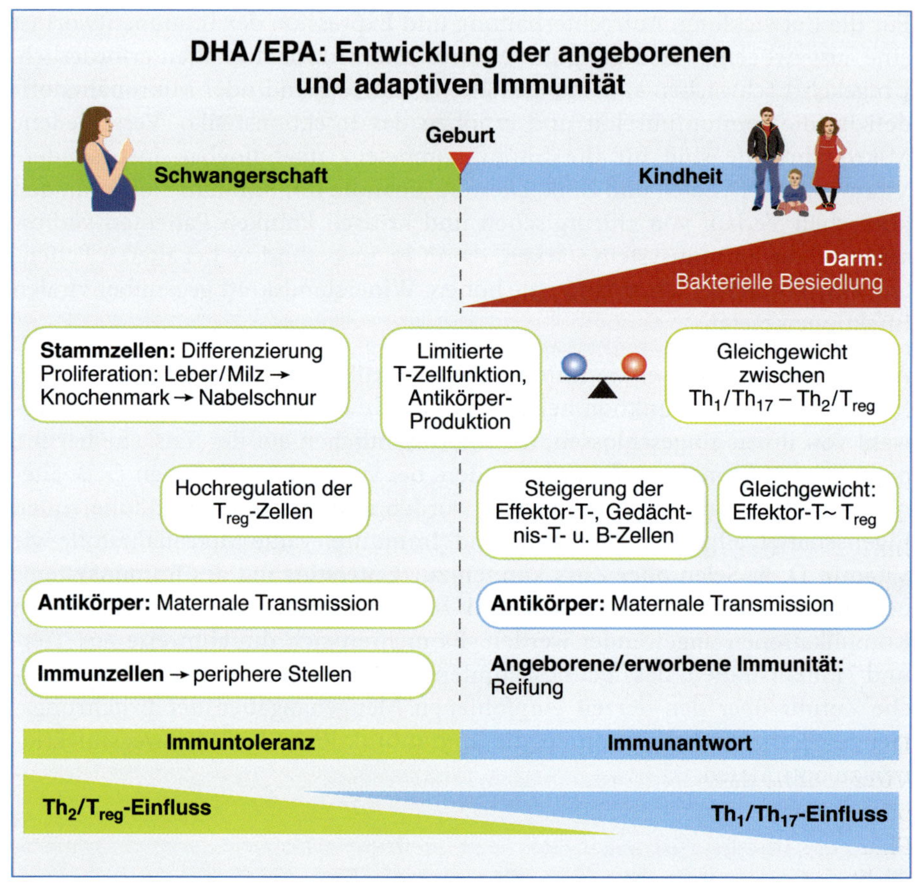

Abb. 2.2 DHA/EPA sind für die Entwicklung des Immunsystems bereits im Mutterleib notwendig.

gewicht aufrecht zu erhalten, spielen die mit der Ernährung aufgenommen Nahrungsinhaltsstoffe eine elementare Rolle. Mangel- und Fehlernährung beeinträchtigen daher die Immunantwort, sodass dieses fein abgestimmte Abwehrsystem beeinträchtigt und störanfällig wird. Eine unzureichende Versorgung mit immunaktiven Nahrungsinhaltsstoffen wie Vitaminen (z. B. Vitamin A, D), Mineralstoffen (z. B. Selen, Zink) oder langkettigen Omega-3-Fettsäuren hat demzufolge erhebliche Konsequenzen auf den Schutz vor Infektionskrankheiten. So beeinflusst zum Beispiel bereits im Mutterleib die Versorgung der Schwangeren mit Omega-3-Fettsäuren die Epigenetik des Kindes und seines Immunsystems im weiteren Lebensverlauf Abb. 2.2.

Bestandteile der angeborenen Immunität (Auswahl)

- **Physikalische Barrieren:** Haut, Schleimhäute (z. B. Gastrointestinaltrakt)
- **Immunzellen:** Phagozyten (Makrophagen, neutrophile Granulozyten), dendritische Zellen (Antigenpräsentierende Zellen), Entzündungszellen (z. B. Mastzellen, Eosinophile) und natürliche Killerzellen (NK-Zellen)
- **Lösliche Mediatoren:** Akute-Phase-Proteine, Komplementproteine, Zytokine

Bekanntlich lassen sich die im Rahmen von immunologischen Prozessen ablaufenden Abwehrreaktionen in eine angeborene (innate) und erworbene (adaptive) Immunantwort einteilen. Die angeborene und die erworbene Immunität schützen unseren Körper bei einer Infektion mit krankmachenden Erregern (z. B. Viren, Bakterien, Pilze). Die verschiedenen Zellen des Immunsystems können unter anderem die Pathogene anhand charakteristischer Proteinmuster, den sogenannten Antigenen, erkennen. Die angeborene und erworbene Immunabwehr sind aus einem zellulären und einem löslichen Anteil (z. B. Antikörper) aufgebaut und sehr eng miteinander vernetzt.

2.2 Angeborene (innate) Immunität

Die *angeborene* Immunität bietet Schutz gegen krankmachende Erreger (z. B. Viren), ohne dass der Körper diesen zuvor ausgesetzt gewesen sein muss. Sie bildet die erste Verteidigungslinie unseres Immunsystems und stellt die frühe Phase der Immunabwehr dar (*sofort*: 0–4 Stunden). Die *angeborene* Immunität wirkt also rasch und vielseitig, aber leider nur *unspezifisch*.

Die Schleimhäute der Haut, Lunge und des Magen-Darm-Trakts bilden wichtige physikalische Schutzbarrieren ○ Abb. 2.3. Der Darm ist unser größtes Immunorgan. Auf etwa 400m^2 Oberfläche befinden sich etwa 80 % aller Immunzellen des Körpers. Der Darm ist damit die Schaltzentrale des Immunsystems, in der geprüft, geschult und gelernt wird – im Dienste der Gesundheit.

Pathogene, welche die physikalischen Barrieren des Körpers überwinden, werden von Fresszellen, den sogenannten Phagozyten gefressen, danach verdaut und eliminiert. Diesen Prozess, bei dem Immunzellen Pathogene oder deren Gewebereste in sich aufnehmen, durch Enzyme auflösen und damit abtöten, nennt man Phagozytose. Zu den Immunzellen der *angeborenen* Immunität, die auf diese Art und Weise Eindringlinge unschädlich machen, gehören unter anderem gewebsständige Makrophagen, dendritische Zellen und Neutrophile.

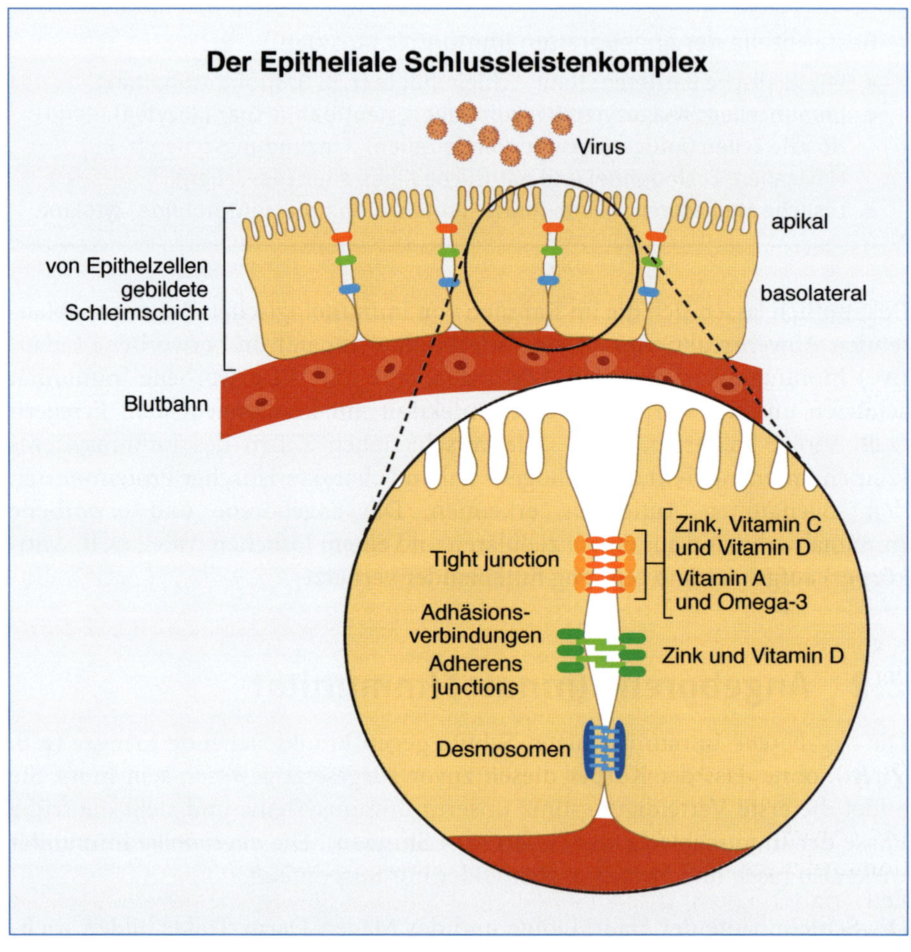

Abb. 2.3 Im Rahmen des epithelialen Schlussleistenkomplexes gibt es verschiedene Barrieren oder Öffnungen, an denen Mikronährstoffe beteiligt sind.

Neutrophile, auch neutrophile Granulozyten genannt, zählen mit einem Anteil von bis zu 60 % zu den häufigsten weißen Blutkörperchen. Neutrophile sind die ersten Immunzellen, welche schnell an den Ort einer Entzündung angelockt werden. Sie sorgen für die Abwehr von Pathogenen und für deren Ausscheidung und Entgiftung. Die Bildung der Neutrophilen erfolgt im Knochenmark. Nachdem die Neutrophilen krankmachende Keime aufgenommen haben, werden diese in der Regel verdaut und abgetötet. Zusätzlich können Neutrophile auch Fragmente des Pathogens als Antigene auf ihrer Zelloberfläche präsentieren und auf diese Weise die *erworbene* Immunität aktivieren.

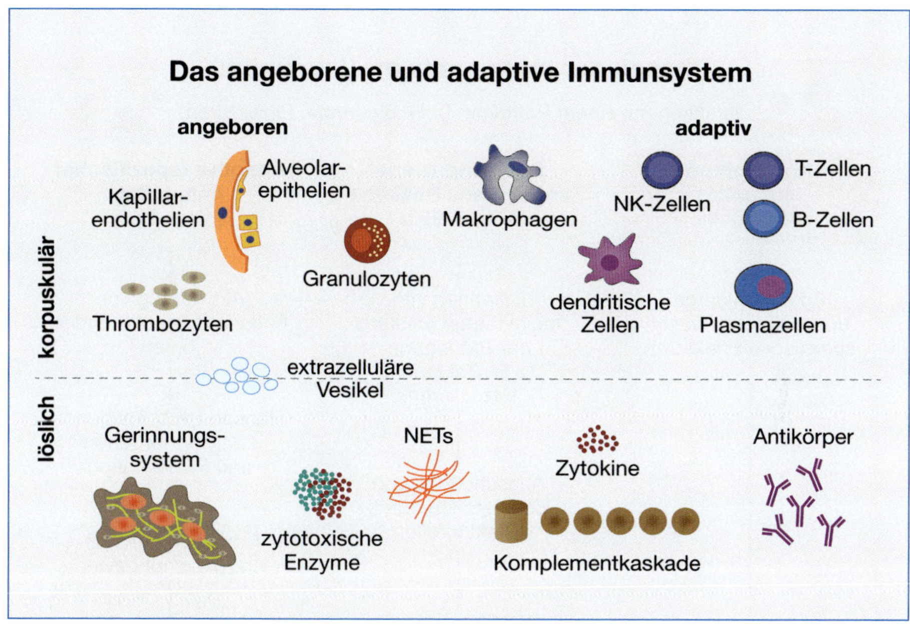

Abb. 2.4 Das angeborene und erworbene Immunsystem arbeiten eng miteinander zusammen.

2.3 Erworbene (adaptive) Immunität

Die *erworbene* Immunität setzt generell erst verzögert nach der angeborenen Immunabwehr ein (spät: >96 h). Die *erworbene* Immunabwehr braucht zudem Zeit, um zu lernen, damit Eindringlinge zielgerichtet und spezifisch beseitigt werden können. Da dieses System sich Pathogene merken kann, wird ihm ein immunologisches Gedächtnis zugeschrieben (Abb. 2.4).

Wesentliche Komponenten des *erworbenen* Immunsystems sind B- und T-Zellen, aber auch Antikörper, die von B-Lymphozyten nach deren Reifung und Differenzierung in den *primären* (z. B. Thymus, Knochenmark) und *sekundären* lymphatischen Organen (z. B. Lymphknoten, Milz) gebildet werden. Beim ersten Eindringen des Pathogens in den Körper dauert es einige Zeit, bis die *spezifischen* Lymphozyten für das Antigen gefunden wurden. Nach diesem ersten Antigenkontakt kommt es innerhalb einiger Tage zur Aktivierung und Vermehrung der Lymphozyten, die in der Entstehung weiterentwickelter *Effektorzellen* mündet. In der Immunologie bezeichnet man weiterentwickelte Lymphozyten, die spezifische Aufgaben im Rahmen der Immunantwort übernehmen, als

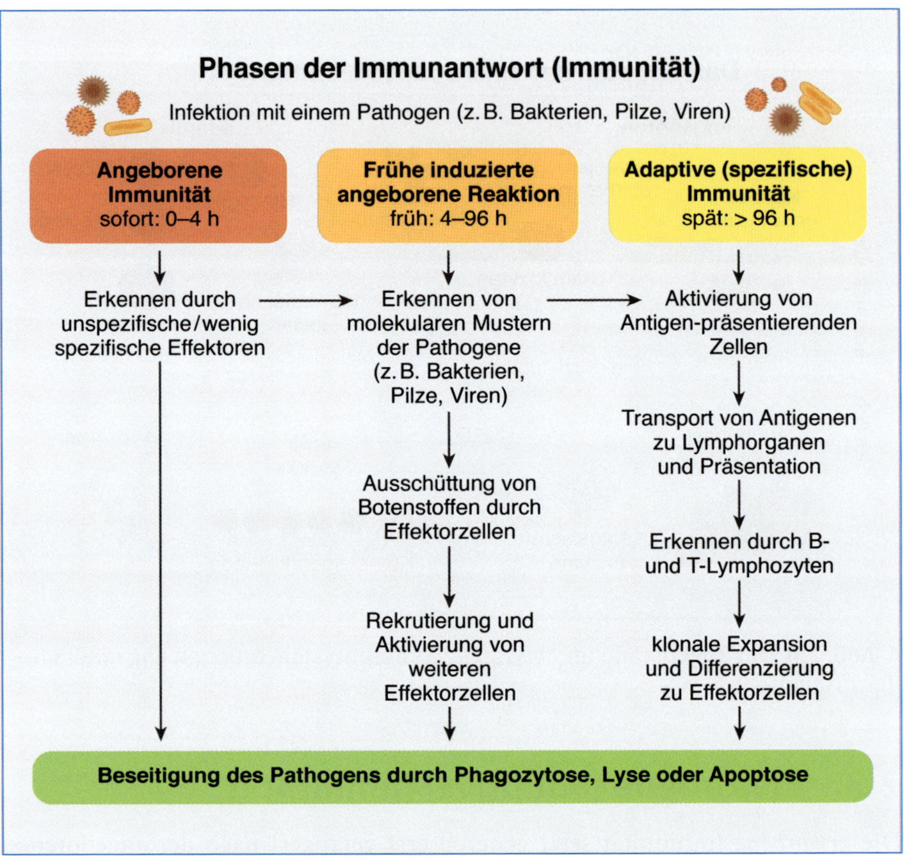

Abb. 2.5 Die Immunreaktion läuft in verschiedenen Phasen ab.

Effektorzellen. Diese besitzen nur eine begrenzte Lebensdauer und die meisten von ihnen sterben ab, wenn das Antigen nicht mehr vorhanden ist. Einige dieser Zellen, die sogenannten *Gedächtniszellen*, überleben jedoch und bilden damit die Grundlage des bereits oben erwähnten immunologischen Gedächtnisses. Dieses erlaubt eine rasche und effektive Reaktion auf eine erneute Infektion mit demselben Erreger.

Die präsentierten Antigene werden von spezifischen B- und T-Zellen erkannt, die zur *erworbenen* Immunität gehören. Für die Aktivierung, Differenzierung und interzelluläre Kommunikation sowie die Rekrutierung von weiteren Immunzellen zum Infektionsherd, spielen dabei auch Zytokine eine wesentliche Rolle. Dazu zählen unter anderem Interferone (z. B. IFN-γ), Interleukine (z. B. IL-1β, IL-6, IL-17), Tumornekrose-Faktoren (z. B. TNFα). Der TNFα ist beispielsweise die Zündkerze im Entzündungsstoffwechsel und wird, weil dieser eine körperliche Auszehrung vorantreibt, gerne auch als Kachektin bezeichnet. Außer Zytokinen werden auch andere Mediatoren (z. B. Eicosanoide) von Entzündungszellen gebildet. Neben den oben genannten *Effektorzellen* spielen auch *regulatorische T-Zellen* eine wichtige Rolle. Diese dienen dazu, die Aktivierung des Immunsystems wieder herunterzuregulieren bzw. zu unterdrücken, um sicherzustellen, dass das Immunsystem körpereigene von abzuwehrenden körperfremden Stoffen unterscheiden kann.

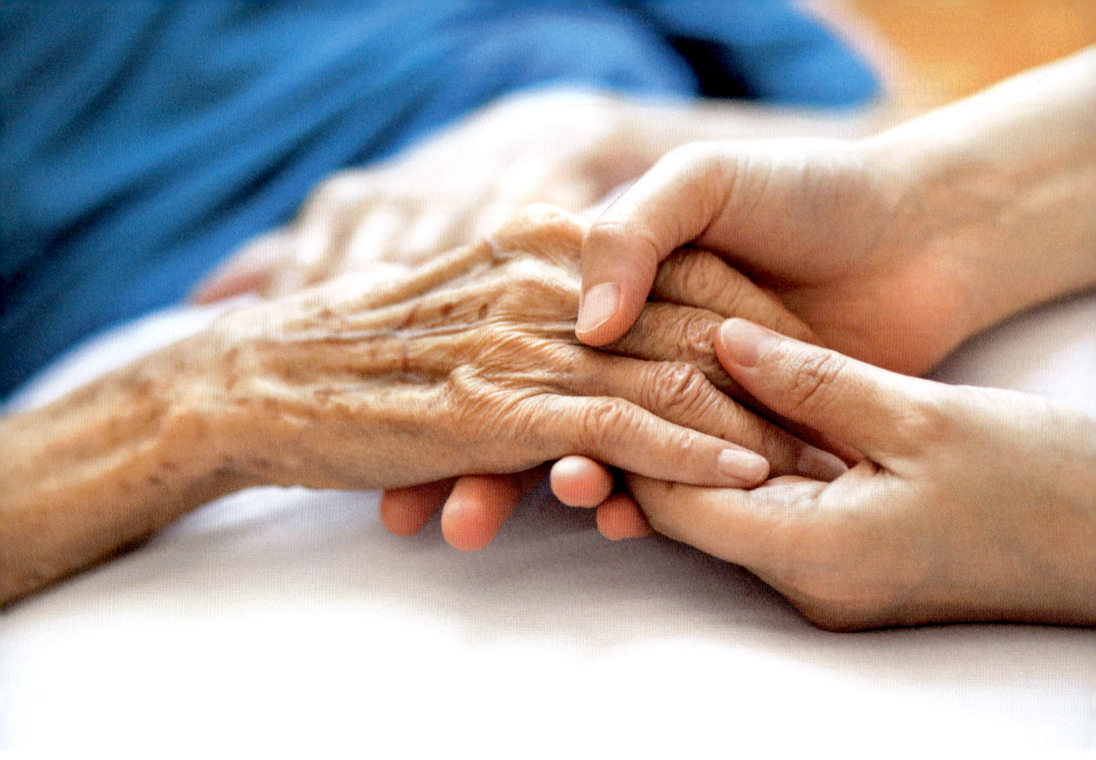

3 Mangelernährung und Mikronährstoffmangel

Der Ernährungsstatus kann als Präventionsmaßnahme die Funktion des Immunsystems optimieren, indem sowohl der oxidative Stress als auch die Entzündung reduziert werden, die an der Pathogenese von SARS-CoV-2 beteiligt sind. Der Korpus an Evidenz dafür, dass Defizite bei den Mikronährstoffen wie Vitamin D, Zink und Selen das Risiko für eine SARS-CoV-2-Infektion und COVID-19-Erkrankung erhöhen können, stammt hauptsächlich aus epidemiologischen und experimentellen Untersuchungen sowie Anwendungsbeobachtungen, einigen Fallberichten und einigen wenigen Interventionsstudien. Die ersten Interventionsstudien zeigen, dass eine hochdosierte Vitamin-D-Supplementierung nicht nur die Mortalitätsrate bei kritisch kranken Patienten mit COVID-19 reduziert, sondern auch bei asymptomatischen und leicht symptomatischen SARS-CoV-2-positiven Menschen die Viruselimination unterstützt. Weitere Nachweise, die die Rolle von Vitamin D bei der Reduzierung des Risikos der Coronavirus-Krankheit hervorheben, umfassen pathophysiologische Mechanismen: 1. Der Ausbruch von COVID-19 fand in den Wintermonaten statt, zu einer Zeit, in der die 25(OH)D-Werte niedrig sind. 2. Auf der Südhalbkugel sind die COVID-19-Fallzahlen am Ende des Sommers am niedrigsten. 3. Vitamin-D-Mangel wurde als pathogener Faktor des akuten Atemnotsyndroms (ARDS) identifiziert. Pro Zunahme von 25(OH)D um 1 nmol/l nimmt die gepoolte Odds Ratio von ARDS um 17 % ab (OR: 0,83 (95 %-KI: 0,69 bis 0,98; p = 0,033)). 4. Die Fallsterblichkeitsrate nimmt mit dem Alter und mit Grunderkrankungen zu, beide Faktoren sind eng mit einem Vitamin-D-Mangel assoziiert.

Mangelernährung (Malnutrition) und ein schlechter Ernährungsstatus sind unter älteren Menschen weit verbreitet und stellen ein bedeutendes geriatrisches Gesundheitsproblem mit multifaktorieller Ätiologie und schweren Folgen für die Lebensqualität dar. Da Makronährstoffe die natürlichen Träger von Mikronährstoffen sind, ist Mangelernährung einer der Hauptgründe dafür, dass ältere Patienten einen unzureichenden Mikronährstoffstatus aufweisen. Altersbedingte Veränderungen machen ältere Menschen anfälliger für eine Mangelernährung und Infektionen. Auch wenn eine Mangelernährung in jedem Alter auftreten kann, ist sie besonders prävalent bei Menschen > 60 Jahre. Ein schlechter Ernährungsstatus ist als negativer prognostischer Indikator in der älteren Bevölkerung gut bekannt, und ein Gewichtsverlust bei Menschen über 60 Jahre verdoppelt in etwa das Sterberisiko. Eine Mangelernährung ist darüber hinaus häufig durch Proteinkatabolismus und Inflammation gekennzeichnet, welche neben weiteren prädisponierenden Faktoren zu Sarkopenie führen, dem erhöhten Verlust von Muskelmasse im Alter. Eine Mangelernährung entwickelt sich außerdem schneller bei älteren Menschen als bei jüngeren und ist schwieriger zu behandeln. Schon wenige Tage ohne eine ausreichende Versorgung mit Makronährstoffen (Proteine, Fette, Kohlenhydrate) und Mikronährstoffen (Vitamine, Mineralstoffe, Spurenelemente) können schwerwiegende Auswirkungen auf den Immunstatus, Ernährungszustand und die Zusammensetzung des Körpers haben.

Eine systematische Literaturübersicht über 54 Studien aus dem Zeitraum Januar 1994 bis Dezember 2013, in der die Anfälligkeit für Mangelernährung bei nicht in Gemeinschaftseinrichtungen lebenden Erwachsenen (Alter: ≥ 65 Jahre) mit validierten Tools untersucht wurde, kam zu dem Schluss, dass bei bis zu 83 % ein Mangelernährungsrisiko besteht. In einer kürzlich durchgeführten Querschnittsstudie wurde die Prävalenz von Mangelernährung bei älteren Patienten (Alter: 68,5 ± 8,8) mit COVID-19 in Wuhan mithilfe eines Mini-Nutritional-Assessment-(MNA)-Scores untersucht. Die Patienten wurden in eine nicht-mangelernährte Gruppe (MNA ≥ 24), eine Gruppe mit erhöhtem Mangelernährungsrisiko (MNA 17–23,5) und eine mangelernährte Gruppe (MNA < 17) unterteilt. Von den 182 eingeschlossenen COVID-19-Patienten hatten 27,5 % ein erhöhtes Mangelernährungsrisiko und 52,7 % waren mangelernährt. Die Ursachen von Mangelernährung und Gewichtsverlust bei älteren Menschen ist

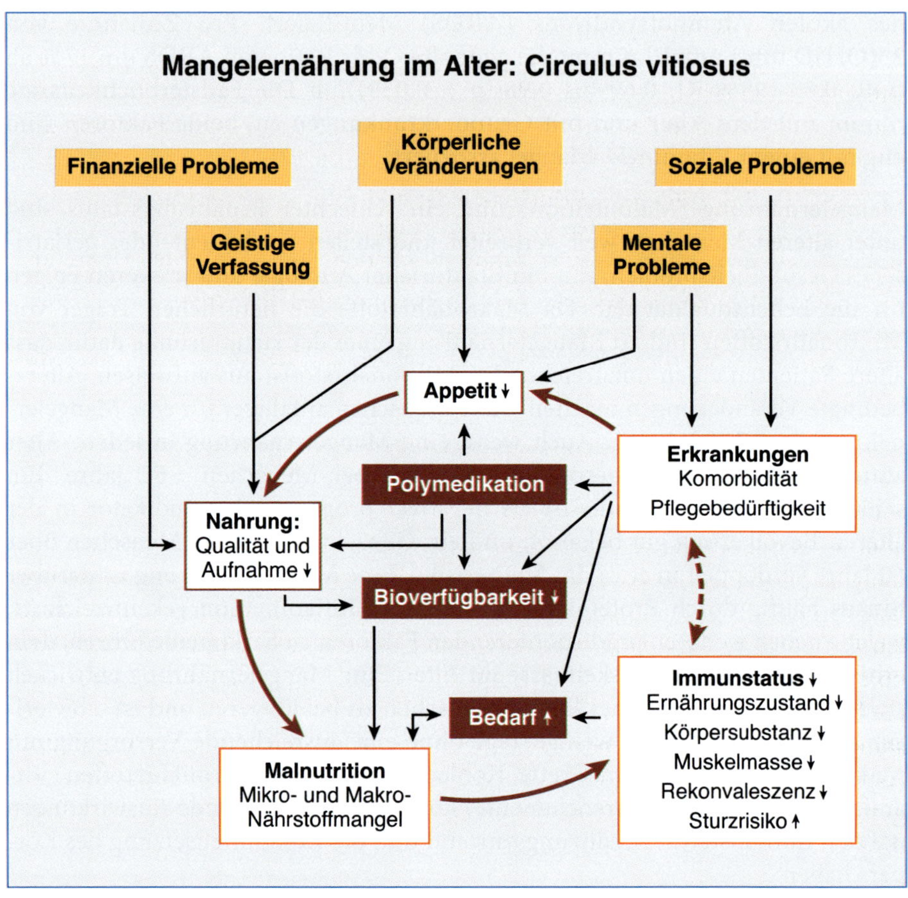

Abb. 3.1 Mangelernährung im Alter führt zu Erkrankungen und verschlechtert die Funktion des Immunsystems.

hauptsächlich finanziellen, medizinischen, psychologischen und sozialen Faktoren zugeschrieben worden Abb. 3.1. Die physiologischen Funktionen nehmen von Natur aus mit zunehmendem Alter ab; dies kann sich auf die Resorption und Verstoffwechselung von Makro- und Mikronährstoffen auswirken. Soziale und wirtschaftliche Bedingungen können sich negativ auf Ernährungsentscheidungen und Essgewohnheiten auswirken. Gleichzeitig ist wiederum der Bedarf der älteren Menschen an bestimmten Mikronährstoffen (z. B. Zink, Vitamin D) höher als bei jüngeren Erwachsenen. Die Zunahme des mittleren Alters korreliert beispielsweise mit einer steigenden Zahl multimorbider Patienten, die an ernährungsassoziierten Erkrankungen leiden und in der Regel auf eine komplexe Arzneimitteltherapie angewiesen sind. Etwa 40 % der institutionalisierten Patienten nehmen mehr als 9 Arzneimittel täglich ein. Zu den bei älteren Menschen am häufigsten verordneten Medikamenten gehören Magen-Darm-Mittel, Analgetika, Antihypertensiva, Betablocker, Lipidsenker und Diuretika. Diese Arzneimittel können einen verminderten Nahrungsverzehr und eine verringerte Nährstoffzufuhr, -resorption und -verwertung verursachen und dadurch zu einem schlechten Ernährungszustand führen. Angesichts der stetig steigenden Zahl von Arzneimitteln auf dem Markt und der Häufigkeit, mit der sie angewendet werden, muss in der täglichen klinischen und pharmazeutischen Praxis größere Sorgfalt angewendet werden, mit besonderem Augenmerk für die nachteiligen Wirkungen einer Arzneimitteltherapie auf den Mikronährstoffstatus.

Ernährungsprobleme müssen frühzeitig erkannt und angemessene Maßnahmen rasch eingeleitet werden. Eine Ernährungsbeurteilung und -behandlung sollte daher Routinebestandteil der Versorgung sämtlicher, aber insbesondere älterer Patienten sein, sei es im ambulanten Bereich, Akutkrankenhäusern oder Langzeitpflegeeinrichtungen. Da das Risiko für einen schweren Krankheitsverlauf von COVID-19 mit dem Alter zunimmt, sollte insbesondere bei vulnerablen Gruppen wie älteren Erwachsenen der Makro- und Mikronährstoffstatus objektiv bestimmt und bei Bedarf mit einer gezielten Supplementierungstherapie behandelt werden. Das vorliegende Buch erhebt keinen Anspruch auf Vollständigkeit, sondern präsentiert schematisch die in der Praxis wichtigsten Aspekte zu immunmodelierenden Mikronährstoffen. Die nachfolgenden ausgewählten Mikronährstoffe sind für die Prävention und Behandlung virusbedingter Atemwegserkrankungen klinisch relevant.

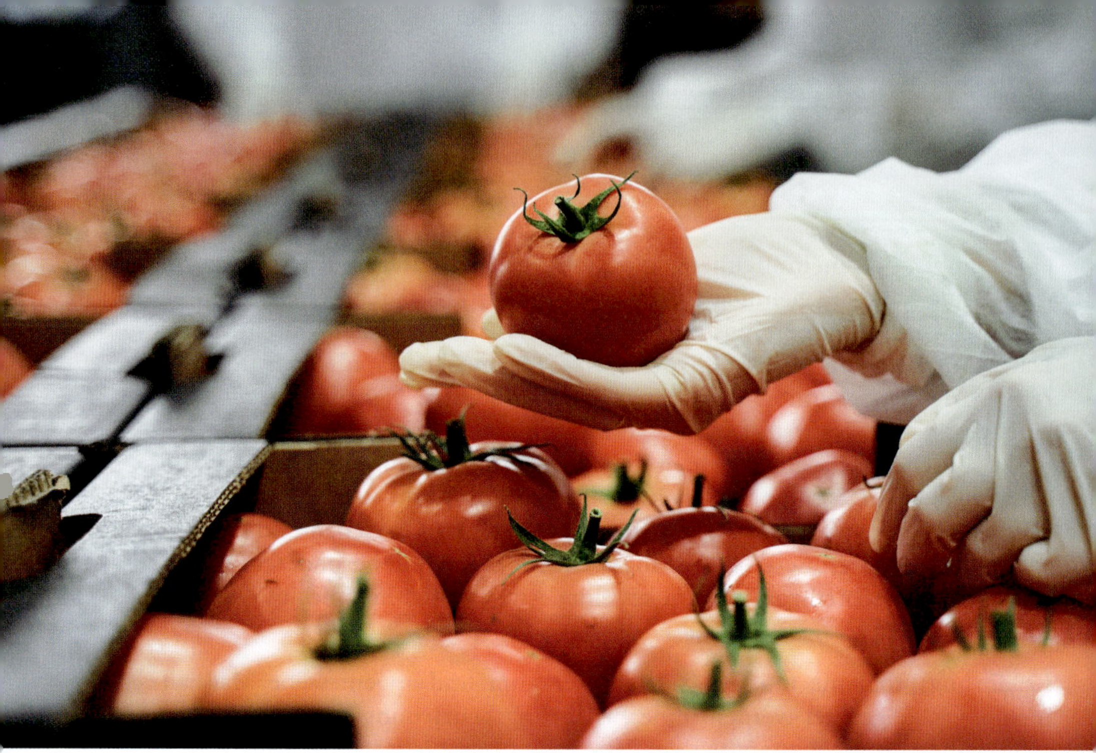

4 Immunrelevante Mikronährstoffe: eine Auswahl

Niedrige Serumspiegel von Vitamin D, Selen und/oder Zink sind augenscheinlich ein bedeutender Risikofaktor für eine COVID-19-Infektion. Verschiedene Beobachtungsstudien stellten einen signifikanten Zusammenhang zwischen einem niedrigen Serumspiegel von 25(OH)D und der Anfälligkeit für COVID-19-bedingte Morbidität und Mortalität fest. Darüber hinaus waren auch niedrige Serumwerte von Mineralstoffen wie Selen oder Zink mit dem erhöhten Mortalitätsrisiko bei COVID-19-Patienten assoziiert. Unter den immunrelevanten Mikronährstoffen, die zur Unterstützung einer normalen Immunfunktion notwendig sind, nehmen Vitamin D, Retinol, Vitamin C und die Spurenelemente Selen und Zink eine besondere Stellung ein ○ Abb. 4.1.

4.1 Vitamin D

Vitamin-D-Insuffizienz und -Defizienz sind ein großes Problem für die öffentliche Gesundheit: Weltweit haben etwa 40 % der Menschen eine Vitamin-D-Defizienz (25(OH)D: < 20 ng/ml) und 60 % eine Vitamin-D-Insuffizienz (25(OH)D: 20–29 ng/ml). Schätzungsweise leiden weltweit Milliarden von

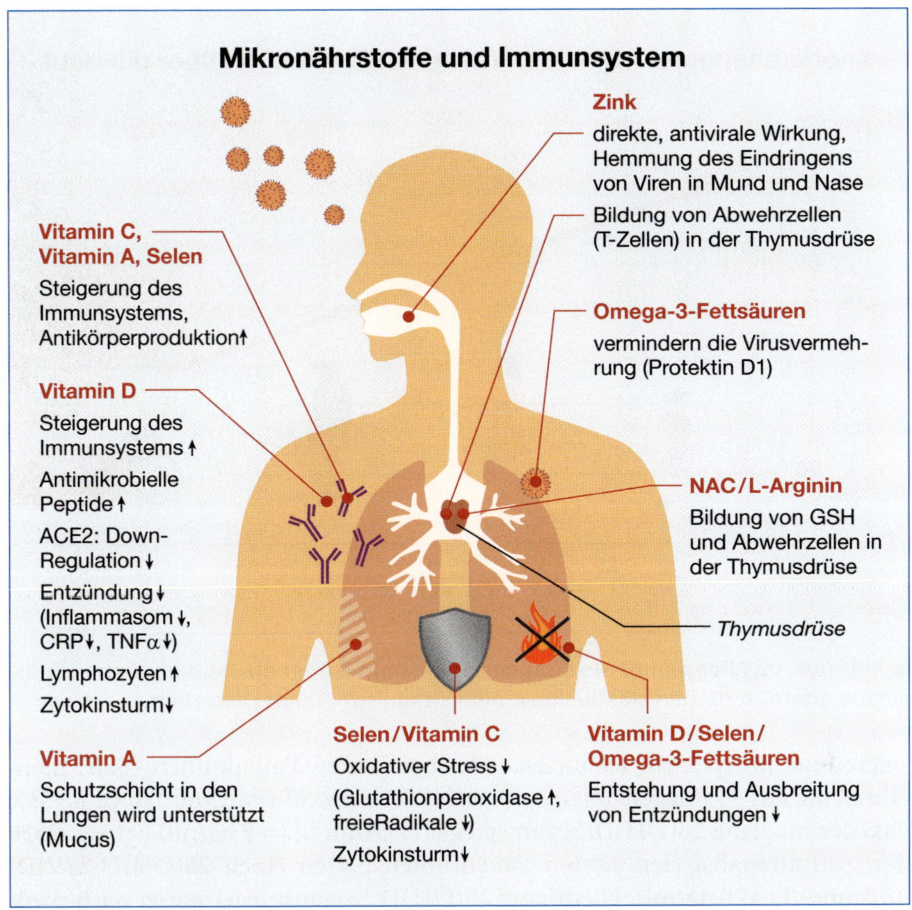

Abb. 4.1 Viele Mikronährstoffe beeinflussen das Immunsystem.

Menschen in allen Volks- und Altersgruppen an einem Vitamin-D-Mangel. Diese Pandemie von Vitamin-D-Mangel/-Insuffizienz kann hauptsächlich der Lebensweise und Umweltfaktoren zugeschrieben werden, die die Sonnenlichtexposition verringern, welche für die UVB-induzierte Vitamin-D-Produktion in der Haut notwendig ist.

Erwartungsgemäß sind auch in Europa der Vitamin-D-Mangel und die Vitamin-D-Insuffizienz vor allem während der Wintermonate stark prävalent und betreffen hauptsächlich ältere Menschen und Migranten. Mehrere Studien bestätigen die Prävalenz der Vitamin-D-Insuffizienz in der europäischen Bevölkerung und das damit verbundene potenzielle Gesundheitsrisiko. So

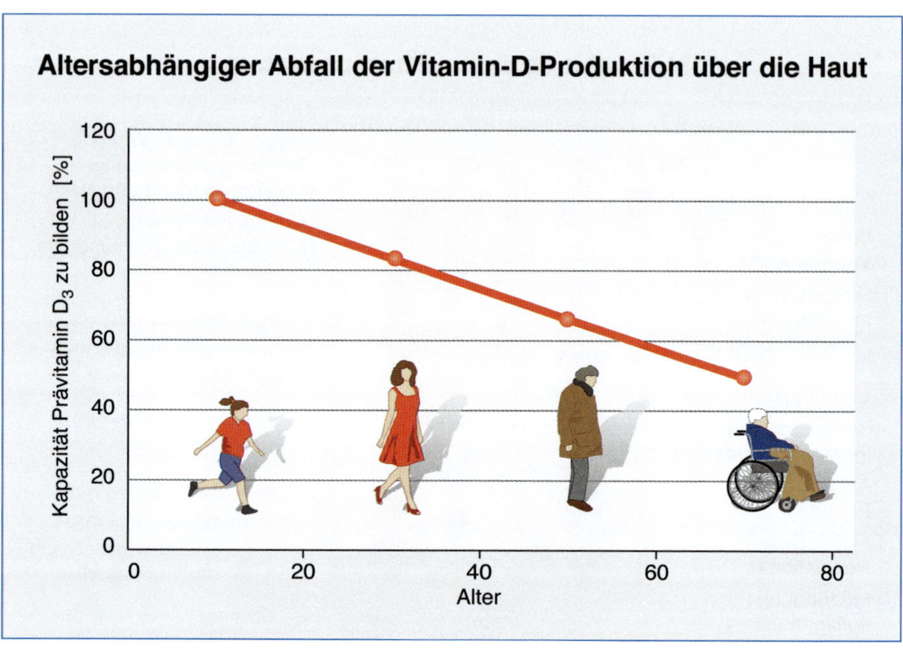

Abb. 4.2 Im Alter nimmt die Bildung von Vitamin D über die Haut ab. Daher sind gerade ältere Menschen stärker von einem Vitamin-D-Mangel betroffen.

zeigte eine prospektive Kohortenstudie bei älteren Patientinnen (83,7 ± 6,1 Jahre), die aus 95 Pflegeheimen in Österreich eingeschlossen wurden (n = 961), dass der mediane 25(OH)D-Serumspiegel 17,5 nmol/l (= 7 ng/ml) betrug. 95 % der institutionalisierten älteren Patientinnen hatten einen 25(OH)D-Spiegel < 50 nmol/l (< 20 ng/ml). Niedrigere 25(OH)D-Serumspiegel waren signifikant mit einer höheren Gesamtmortalität assoziiert Abb. 4.3. Bezogen auf die Coronavirus-Krankheit COVID-19 zeigte die berechnete Mortalitätsrate aus 12 europäischen Ländern eine signifikante inverse Korrelation mit dem 25(OH)D-Plasmaspiegel (p = 0,046). Im Jahr 2016 wurde in der ODIN-Studie der 25(OH)D-Status von 55.844 Europäern untersucht. Die Ergebnisse waren alarmierend und ein Aufruf zum Handeln für nationale und europäische Gesundheitspolitiker: Unabhängig von Altersgruppe, ethnischer Zusammensetzung und Breitengrad der Studienkollektive hatten 13 % der Europäer einen 25(OH)D-Status < 12 ng/ml, 40,4 % hatten 25(OH)D-Spiegel < 20 ng/ml und 84 % hatten einen 25(OH)D-Status < 30 ng/ml. Verglichen mit hellhäutigen Ethnien (z. B. Norwegen, Großbritannien) hatten die dunkelhäutigen Bevölkerungsgruppen eine 3- bis 71-fach höhere jährliche Prävalenz von Vitamin-D-Mangel 25(OH)D: < 20 ng/ml.

Menschen mit dunkler Hautfarbe absorbieren im Melanin ihrer Haut mehr UVB-Strahlung als Menschen mit heller Haut und benötigen daher mehr Sonnenlichtexposition, um dieselbe Menge an Vitamin D herzustellen. Bei älteren Menschen lässt sich auch eine deutliche altersbedingte Abnahme der Vitamin-D-Produktion in der Haut beobachten o Abb. 4.2. Eine 70-jährige Person hat ungefähr nur 25 % des 7-Dehydrocholesterins eines jungen Erwachsenen und somit eine um 75 % reduzierte Fähigkeit, Vitamin D_3 in der Haut zu produzieren. Der beobachtete Anstieg der COVID-19-Pandemie bei Älteren, Afroamerikanern und adipösen Personen deutet auf die möglichen Auswirkungen des Vitamin-D-Status auf die Wirtsreaktion und Infektionsanfälligkeit hin, da bekannt ist, dass ältere, dunkelhäutige und adipöse Menschen ein erhöhtes Risiko für einen Vitamin-D-Mangel haben. Darüber hinaus unterstreicht die signifikante Korrelation zwischen der COVID-19-bedingten Mortalität pro Million nach Land und Breitengrad in Ländern südlich des 35. Breitengrads Nord deutlich die Tatsache, dass Vitamin D ein ausschlaggebender Faktor für die Schwere der Coronavirus-Krankheit ist ($p < 0{,}0001$).

Vitamin D und Mortalität

Zwischen der allgemeinen Mortalität und dem Vitamin-D-Status besteht definitiv ein enger Zusammenhang, wie aktuelle Studien belegen. So zeigen die Ergebnisse einer großen US-amerikanischen Metaanalyse, dass Personen mit einem ausgeprägten Vitamin-D-Mangel (25(OH)D: < 10 ng/ml) gegenüber solchen mit einem normalen Vitamin-D-Status (25(OH)D: > 30 ng/ml) ein signifikant um 90 % erhöhtes Risiko haben, vorzeitig zu versterben (HR 1.9; 95 % CI=1.6, 2.2; $p < 0.001$). Im Allgemeinen waren bei dieser Analyse 25(OH)D-Serumspiegel ≤ 30 ng/ml (= 75 nmol/l) mit einer signifikant erhöhten allgemeinen Mortalität gegenüber 25(OH)D-Werten > 30 ng/ml assoziiert ($p < 0.01$). Im Rahmen dieser Metaanalyse wurden die Ergebnisse von insgesamt 32 Studien aus 14 Ländern mit einer durchschnittlichen Studiendauer von 9 Jahren und über 500.000 Probanden (Alter: ± 55 Jahre) ausgewertet. Dabei wurden Studien von 1966 bis 2013 analysiert. Zusammengefasst ergab die Auswertung der Studien, dass bei einem 25(OH)D-Status von größer 30 ng/ml die Sterblichkeitsrate etwa halb so hoch war als bei Menschen mit einem 25(OH)D-Status kleiner 10 ng/ml. Der Schwellenwert für einen physiologischen 25(OH)D-Status sollte demnach nicht bei 20 ng/ml, sondern bei 30 ng/ml liegen.

Vitamin-D-Status

25(OH)D ist der Vitamin-D-Metabolit, der bestimmt wird, um den Vitamin-D-Status eines Patienten zu beurteilen. Ein Vitamin-D-Mangel wird diagnosti-

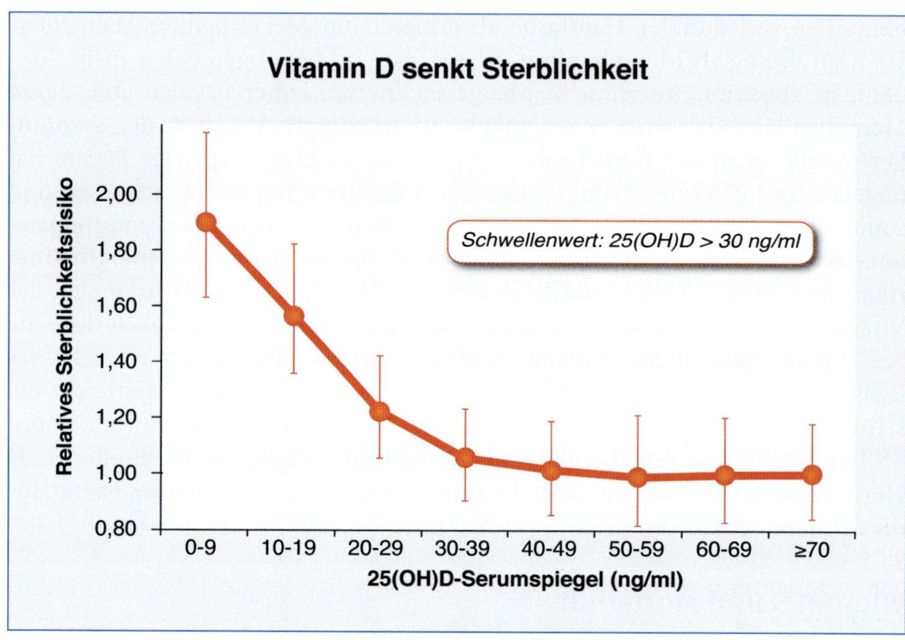

Abb. 4.3 Vitamin D senkt die Sterblichkeit allgemein.

ziert, wenn 25(OH)D <20 ng/ml beträgt, Vitamin-D-Insuffizienz ist definiert als ein 25(OH)D-Spiegel von 21–29 ng/ml, und 25(OH)D ≥30 ng/ml gilt als suffizient, wobei der bevorzugte Bereich 40–60 ng/ml beträgt. Eine Vitamin-D-Intoxikation ist erst bei 25(OH)D-Werten >150 ng/ml zu erwarten.

Basierend auf verschiedenen Leitlinien wurde der Grenzwert für 25(OH)D im Serum auf 20–30 ng/ml für die Knochengesundheit festgelegt. Im Hinblick auf die nicht-skelettbezogenen Wirkungen von Vitamin D, einschließlich der immunpräventiven Effekte, ist vermutlich ein höherer 25(OH)D-Spiegel im Blut von mindestens 30 ng/ml erforderlich, wobei der bevorzugte Bereich 40–60 ng/ml beträgt. Zur Verbesserung des Vitamin-D-Status müssen Kinder und Erwachsene eine Supplementierung erhalten. Die Praxisleitlinien der Endocrine Society zu Vitamin D empfehlen für Säuglinge, Kinder ab 1 Jahr bzw. Erwachsene täglich 400–600 I.E., 600–1.000 I.E. bzw. 1.500–2.000 I.E. Vitamin D. Adipöse Menschen benötigen 2–3-mal mehr.

Es ist unrealistisch zu glauben, dass der 25(OH)D-Serumspiegel durch Aktivitäten im Freien während des Sommers signifikant genug angehoben werden kann, um den ganzen Winter erhalten zu bleiben. In der Regel nimmt der 25(OH)D-Serumspiegel bis zum Ende des Sommers bei weißen Europäern mit einer Sonnenlichteinwirkung von mindestens 300 Stunden pro Monat um ca. 10–20 ng/ml zu, bis in den Bereich von 35 ng/ml. Da die Halbwertszeit von 25(OH)D in etwa 2–3 Wochen beträgt, fallen die Serumspiegel innerhalb von 1–2 Monaten nach Oktober, wenn das Sonnenlicht bei allen Einwohnern nördlich des 34. Breitengrades Nord in der Haut kein Vitamin D mehr produzieren kann, unter die gewünschten 30 ng/ml. Eine Vitamin-D_3-Supplementierung mit 2.000 bis 4.000 I. E. Vitamin D pro Tag, entsprechend 40–60 I. E. Vitamin D pro kg Körpergewicht pro Tag, hebt die 25(OH)D-Werte im Serum auf über 30 ng/ml an.

Das Prohormon Vitamin D

Die fettlöslichen Vitamine D und A unterscheiden sich von anderen Vitaminen darin, dass ihre biologisch aktiven Metaboliten, 1,25-Dihydroxy-Vitamin D (1,25$(OH)_2$D) und Retinsäure (RA) hormonähnliche Eigenschaften aufweisen. Beide dieser Steroidhormone werden durch verschiedene Zellen und Körpergewebe aus ihren Vorläufern synthetisiert und entfalten ihre multiplen Wirkungen auf Zielzellen durch die Bindung an Kernrezeptoren wie den Vitamin-D-Rezeptor (VDR) oder die Retinsäure-Rezeptoren (RXR, RAR). Nach Produktion in der Haut oder oraler Zufuhr beeinflusst das Prohormon Vitamin D wichtige physiologische Funktionen im Körper, darunter die Modulierung der angeborenen und adaptiven Immunität. In der Leber wird Vitamin D durch CYP2R1 und CYP27A1 zu 25(OH)D verstoffwechselt, mit weiteren Stoffwechselschritten in der Niere bis zur Entstehung des biologisch aktiven Metaboliten 1,25-Dihydroxy-Vitamin D (1,25$(OH)_2$D) durch CYP27B1. Dieser Stoffwechsel kann auch in einer Reihe von Organen und Geweben erfolgen, unter anderem in den Zellen des Immunsystems.

Wie oben erwähnt, entfaltet das Secosteroid 1,25$(OH)_2$D seine unterschiedlichen biologischen (endokrinen, autokrinen, parakrinen) Wirkungen durch Bindung an den Vitamin-D-Rezeptor (VDR). Der Vitamin-D-Rezeptor wird in den meisten humanen Geweben exprimiert und hat mehr als 1.000 Zielgene. Beispielsweise wurden Vitamin-D-Rezeptoren in über 35 Geweben gefunden, die nicht in den Knochenstoffwechsel involviert sind. Dazu zählen Endothelzellen, Immunzellen (z. B. Monozyten, T-Lymphozyten), Inselzellen der Bauchspeicheldrüse, hämatopoetische Zellen, Herz- und Skelettmuskelzellen, Neuronen und Plazentazellen. Schätzungen zufolge reguliert die VDR-Aktivierung direkt und/oder indirekt eine sehr große Anzahl von Genen (über 5 % des gesamten menschlichen Genoms). Aus der Tatsache, dass der Vitamin-D-Rezeptor von vielen Geweben exprimiert wird, resultiert die ausgeprägte pleiotrope Wirkung des Vitamin-D-Hormons. Über genomische und nicht-genomi-

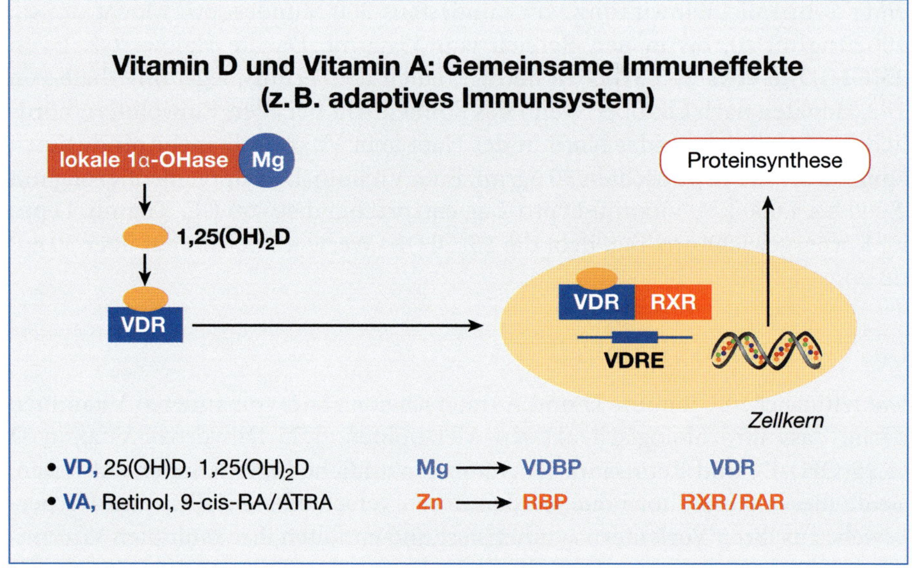

○ Abb. 4.4 Der Vitamin-D-Rezeptor dringt mit dem Retinoid-X-Rezeptor in den Zellkern ein. Für die Funktion sind Mg und Zn notwendig.

sche Stoffwechselprozesse beeinflusst $1,25(OH)_2D$ den Zellstoffwechsel. Es bindet an den Vitamin-D-Rezeptor (VDR) und transloziert nach Heterodimerbildung mit dem Retinoid-X-Rezeptor (RXR) in den Zellkern. Dort bindet es an das Vitamin-D-Response-Element (VDRE) in der DNA und reguliert die Transkription zahlreicher Gene ○ Abb. 4.4.

Vitamin D und Atemwegsinfektionen (AWI)

Akute Atemwegsinfektionen (z. B. Grippe) sind eine Hauptursache globaler Morbidität und Mortalität und führen häufig zu Besuchen beim Arzt oder in der Notaufnahme. Epithelzellen der Atemwege sind die erste Abwehrbarriere im Respirationstrakt und spielen eine wichtige Rolle bei der Koordination der Rekrutierung von Neutrophilen und Makrophagen zur Bekämpfung eingedrungener Erreger. Es wird vermutet, dass die saisonalen Schwankungen der Vitamin-D-Spiegel die erhöhte Prävalenz von Atemwegsinfektionen (AWI) im Winter, wenn die Vitamin-D-Synthese niedrig ist, erklären können. In Anwendungsbeobachtungen und epidemiologischen Untersuchungen, unterstützt durch die Ergebnisse mehrerer Interventionsstudien, fand sich eine starke Assoziation zwischen den 25(OH)D-Serumspiegeln und der Inzidenz von Atemwegsinfektionen.

In einer systematischen Übersichtsarbeit und Metaanalyse von 11 randomisierten kontrollierten Studien mit 5.660 Patienten zeigte Vitamin D eine signifikante Schutzwirkung vor AWI (OR: 0,64; 95 %-KI: 0,49 bis 0,84). Der protektive Effekt war größer in Studien mit einmal täglicher Dosierung im Vergleich zu Bolusgaben (OR = 0,51 vs. OR = 0,86, p = 0,01). Auch in einer weiteren systematischen Übersichtsarbeit und Metaanalyse (n = 11.321, Alter: 0–95 Jahre) von 25 randomisierten kontrollierten Studien reduzierte die Vitamin-D-Supplementierung das Risiko akuter Atemwegsinfektionen signifikant (bereinigtes OR = 0,88; 95 %-KI: 0,81 bis 0,96; p < 0,001). In einer Subgruppenanalyse fanden sich ebenfalls stärkere Schutzwirkungen bei denen, die täglich Vitamin D erhielten, ohne zusätzliche Bolusgaben. Darüber hinaus wurde in Tierstudien gezeigt, dass die Antwort auf diverse Impfstoffpräparate durch Vitamin D verstärkt werden kann. Zum Beispiel reduzierte bei Mäusen, die mit einem abgeschwächten Grippevirusimpfstoff immunisiert wurden, ein Mangel an Vitamin D und Vitamin A die Antikörperantwort im Respirationstrakt in größerem Maße als der Mangel an nur einem dieser Vitamine. Auch wenn die Vitamin-A-Supplementierung eine stärkere korrektive Wirkung als Vitamin D für die Wiederherstellung der Seroprotektion hatte (z. B. IgG-, IgA-Antwort), wurden die besten Ergebnisse mit beiden Vitaminen kombiniert erzielt.

Vitamin D und COVID-19

Das Prä-Prohormon Vitamin D ist für eine Vielzahl von biologischen Aktivitäten im angeborenen und adaptiven Immunsystem essenziell, u. a. der inflammatorischen Response. Nach retrospektiven Observationsstudien besteht eine strenge inverse Korrelation zwischen dem 25(OH)D-Status und dem Risiko sowie der Schwere der Coronavirus-Erkrankung (COVID-19). Demnach scheinen erniedrigte 25(OH)D-Spiegel Menschen für eine Infektion mit SARS-CoV-2 sowie einen schweren COVID-19-Krankheitsverlauf zu prädisponieren; nicht nur wegen des assoziierten Hyperinflammationssyndroms, sondern auch durch potenziell präexistierende Störungen des Glucosestoffwechsels sowie kardiovaskulärer Erkrankungen. Diese Korrelation besteht unabhängig vom Geschlecht, der ethnischen Zugehörigkeit, dem Breitengrad und der Altersgruppe, bis ein 25(OH)D-Spiegel von 55 ng/ml erreicht ist.

Vitamin D und seine Metaboliten beeinflussen eine SARS-CoV-2-Infektion und die Schwere des Krankheitsverlaufs durch zahlreiche Mechanismen. Diese beinhalten u. a. seinen Einfluss auf das Immunsystem, die Inflammation, die Blutrheologie inklusive Fibrose, das Renin-Angiotensin-Aldosteron-System (RAAS), den Glucosestoffwechsel sowie akute Lungenschäden und multiple kardiovaskuläre Risikofaktoren ○ Abb. 4.5.

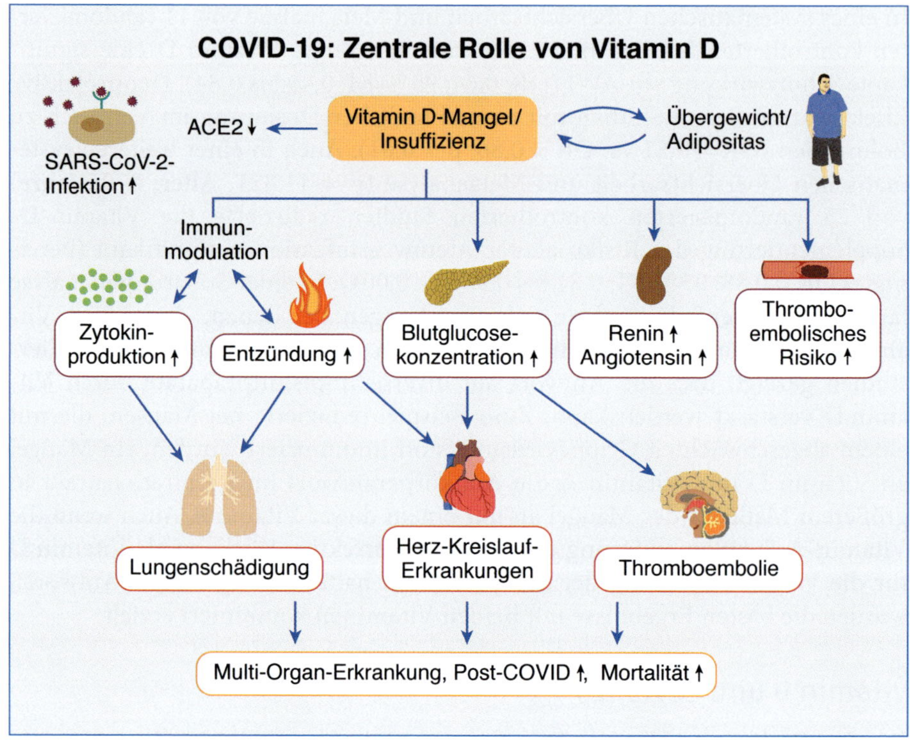

Abb. 4.5 Vitamin D beeinflusst bei einer Coronavirusinfektion viele Faktoren.

Nach den Ergebnissen randomisierter Interventionsstudien kann ein ausreichender 25(OH)D-Status (25(OH)D: >30 ng/ml) das Risiko für eine virale Atemwegsinfektion minimieren. Seit dem Frühjahr 2020 mehren sich die Berichte und Studienergebnisse zu Vitamin D. In einer Meta-Analyse mit 72 Beobachtungsstudien (n= 1 976.099!) zeigte sich, dass ein Vitamin-D-Mangel das Risiko für COVID-19 erhöht (p< 0,0001). Auch die Deutsche Gesellschaft für Ernährung (DGE) weist auf die Bedeutung einer guten Vitamin-D-Versorgung zur Immunstabilisierung hin: Je niedriger der Vitamin-D-Status, desto höher das Infektionsrisiko Abb. 4.6.

So zeigte beispielweise die Córdoba-Studie positive Auswirkungen einer Vitamin-D-Gabe. 50 von 76 COVID-19-Erkrankten erhielten zusätzlich zur normalen Therapie Cholecalciferol (Vitamin D_3) in einer Dosierung von mehr als 40.000 I. E. in der ersten Woche und nur einer aus dieser Gruppe (= 2 %) musste intensivmedizinisch behandelt werden. Von den 26 Personen aus der Kontroll-Gruppe war dies bei 13 Patienten der Fall (= 50 %) und zwei Erkrankte starben.

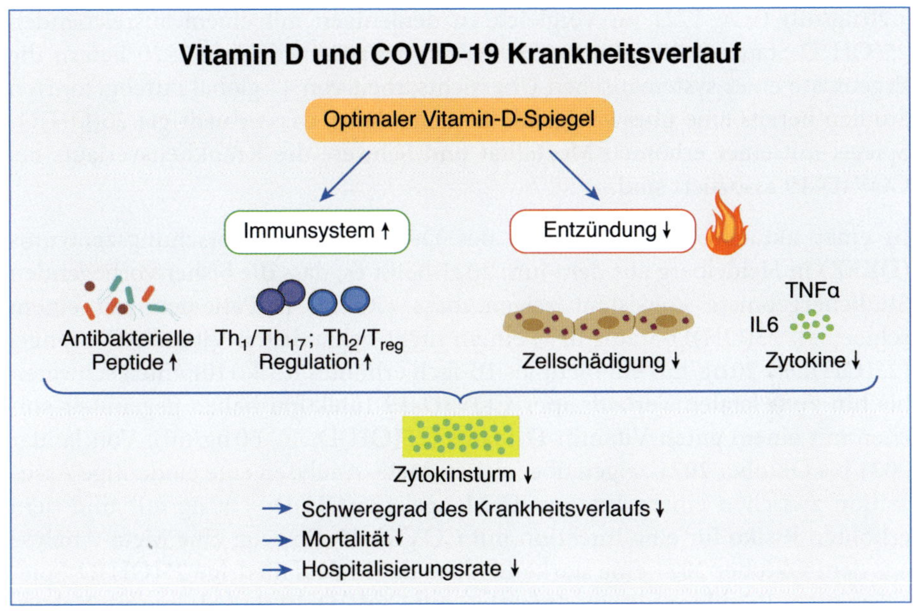

Abb. 4.6 Ein optimaler Vitamin-D-Spiegel ist für den Krankheitsverlauf entscheidend.

Allerdings litten Patienten der Kontroll-Gruppe zweimal häufiger an Bluthochdruck und dreimal häufiger an Diabetes mellitus – bekanntermaßen Risikofaktoren für einen schwereren Infektionsverlauf. Diese einschränkende Korrelation wurde statistisch jedoch nochmals überprüft – und es konnte nachgewiesen werden, dass das geringere Risiko für eine intensivmedizinische Behandlung nicht mit den Vorerkrankungen, sondern doch mit der Supplementierung von Vitamin D assoziiert ist.

Mittlerweile haben einige randomisierten Interventionsstudien und Meta-Analysen gezeigt, dass die Supplementierung von Vitamin D hilfreich ist, ein schweres akutes Atemwegssyndrom Coronavirus Typ 2 RNA positiv (SARS-CoV-2 RNA+) zu verringern sowie die allgemeine Mortalität bei Patienten mit moderater bis schwerer COVID-19-Erkrankung zu reduzieren.

Um zu erfassen, ob der zuletzt gemessene 25(OH)D-Status einen Einfluss auf das Testergebnis mit dem Coronavirus SARS-CoV-2 hat, wurde in einer retrospektiven Kohorten-Studie mit 489 Probanden im Jahr vor der Corona-Pandemie der 25(OH)D-Status labormedizinisch ermittelt. Bei der Auswertung der Tests zeigte sich, dass das Risiko positiv auf das Coronavirus getestet zu werden, signifikant 1.77-fach höher ist bei denjenigen mit Vitamin-D-Mangel (25(OH)D

<20 ng/ml) (n = 172) im Vergleich zu denjenigen mit einem ausreichenden 25(OH)D-Status (≥20 ng/ml) (n = 317) (p = 0,02). Im Jahre 2020 liefern die Ergebnisse einer systematischen Übersichtsarbeit von 47 global durchgeführten Studien bereits eine überwältigende Evidenz dafür, dass erniedrigte 25(OH)D-Spiegel mit einer erhöhten Mortalität und Schwere des Krankheitsverlaufs bei COVID-19 assoziiert sind.

In einer aktuellen Stellungnahme des Deutschen Krebsforschungszentrums (DKFZ) in Heidelberg aus dem Juni 2021 heißt es, dass die bisher vorliegenden Studienergebnisse konsistent zeigen, dass COVID-19-Patienten mit einem schlechten 25(OH)D-Status bzw. einem nicht behandelten Vitamin-D-Mangel (25(OH)D: <20 ng/ml) ein mehr als 10-fach erhöhtes Risiko für einen schweren bis hin zum letalen Verlauf einer COVID-19-Infektion haben gegenüber solchen mit einem guten Vitamin-D-Status (25(OH)D: 40–60 ng/ml). Von Januar 2021 bis Oktober 2021 zeigen über sieben Meta-Analysen eine eindeutige Assoziation zwischen einem Vitamin-D-Mangel (25(OH)D: <20 ng/ml) und dem erhöhten Risiko für eine Infektion mit COVID-19. So zeigt eine Meta-Analyse aus dem Oktober 2021 eine starke Evidenz dafür, dass niedrige 25(OH)D-Spiegel eher ein Prädiktor für eine Infektion mit COVID-19 sind als nur ein Nebeneffekt der Infektion. Die Autoren dieser Meta-Analyse empfehlen grundsätzlich, auch bei einer Impfung das Immunsystem der Bevölkerung durch die Supplementierung von Vitamin D zu stärken und einen 25(OH)D-Zielspiegel von mindestens 50 ng/ml zu erzielen. Die Supplementierung von Vitamin D kann die Rate an Escape-Mutationen reduzieren und die Effektivität einer Impfung (z. B. bessere Antikörper-Aktivität) erhöhen ○ Abb. 4.7.

In einer aktuellen indischen Meta-Analyse aus dem Juni 2022 wurden die Daten von sechs randomisierten, kontrollierten Interventionsstudien mit 551 COVID-19-Patienten analysiert. Die kollektive Gesamtevidenz in Bezug auf die Schwere des Krankheitsverlaufs, die Notwendigkeit der Aufnahme auf eine Intensivstation, die Letalität sowie einen positiven Nachweis des Coronavirus im Serum mittels RT-PCR (RR = 0,46, 95 % CI 0,24–0,89, Z = 2,31, p = 0,02, I 2 = 0 %), zeigt über alle Studien hinweg im Vergleich zu Plazebo, dass COVID-19-Patienten, die Vitamin D einnehmen, eine geringere Rate an diesen klinischen Symptomen und Outcomes haben als diejenigen, die kein Vitamin D supplementieren (RR = 0,60, 95 % CI 0,40–0,92, Z = 2,33, p = 0,02, I 2 = 48 %).

Vitamin-D-Insuffizienz und Vitamin-D-Mangel liegen bei COVID-19-Patienten häufig vor und korrelieren mit einem erhöhten Risiko für eine SARS-CoV-2-Infektion sowie mit dem Fortschreiten und Schweregrad von COVID-19. In einer retrospektiven Beobachtungsstudie an erwachsenen COVID-19-Patienten aus der Türkei (n = 149) lag eine Vitamin-D-Insuffizienz (25(OH)D <30 ng/

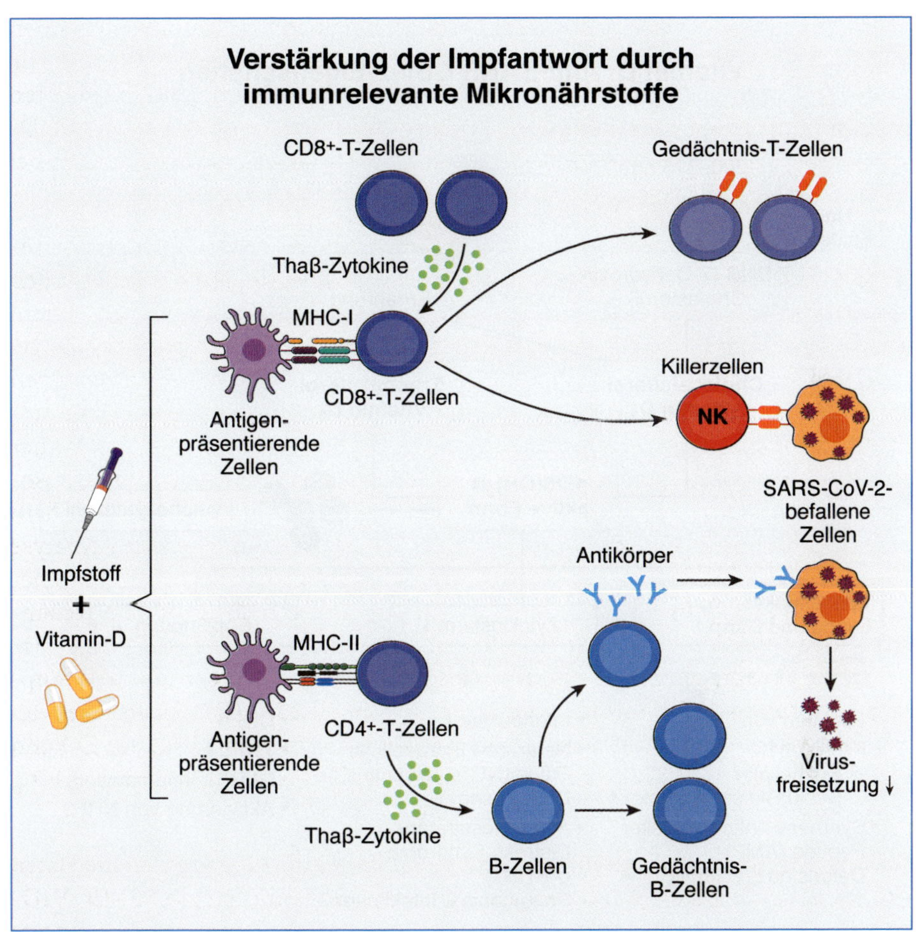

Abb. 4.7 Bei einer Impfantwort spielen viele Immunzellen eine Rolle, die durch Vitamin D unterstützt werden.

ml) bei 93,1 % der Patienten mit schwerem bis kritischem Verlauf von COVID-19 vor. Seine Wirkungen auf das Immunsystem entfaltet 1,25(OH)$_2$D mittels Modulierung des adaptiven und angeborenen Immunsystems durch Regulierung der Zellsignalwege. Zum Beispiel steigert 1,25(OH)$_2$D die Synthese antimikrobieller Peptide (AMP) mit antibakteriellen, antimykotischen und antiviralen Wirkungen. Die Produktion von AMP wie Defensinen und Cathelicidinen (z. B. LL 37) wirkt antiviral und senkt die Infektiosität von Influenza-Viren.

Entzündung und oxidativer Stress spielen eine wichtige Rolle bei der SARS-CoV-2-Virusreplikation und der COVID-19-Progression. Reaktive Sauerstoff-

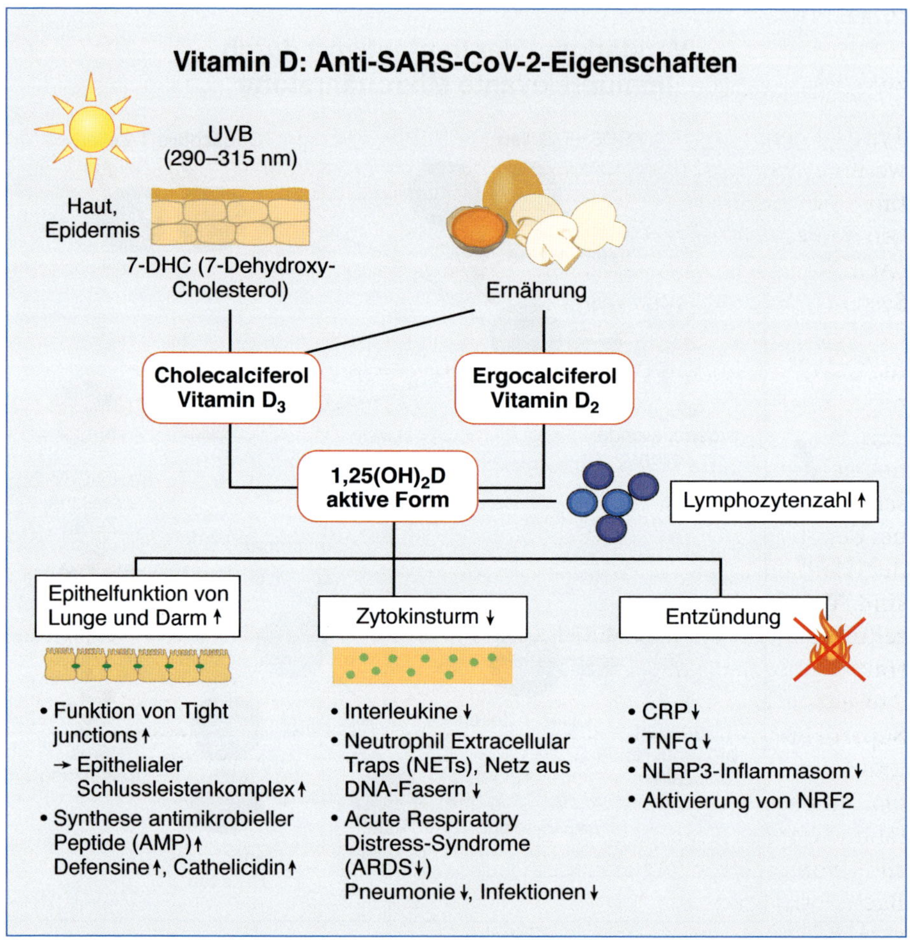

Abb. 4.8 Die Folgen einer SARS-CoV-2-Infektion können durch Vitamin D abgemildert werden.

spezies (ROS) sind durch Aktivierung des NLRP3-Inflammasoms direkt an der Entzündung beteiligt. Ein Vitamin-D-Mangel vermehrt den oxidativen Stress, beeinträchtigt die Funktion der Mitochondrien und verstärkt eine systemische Entzündung Abb. 4.8. Als einer der wichtigsten Regler moduliert Vitamin D systemische Entzündungen, die mitochondriale Atmungskettenfunktion und oxidativen Stress. Viele der antimikrobiellen, antioxidativen und entzündungshemmenden Wirkungen von $1{,}25(OH)_2D$, darunter die Hemmung der Produktion von IL-1β, IL-6, IL-17, TNFα und INFγ, werden durch den Vitamin-D-Rezeptor vermittelt. Des Weiteren hemmt $1{,}25(OH)_2D$ die Mitogen-aktivierte

Proteinkinase (MAPK) und NFκB-Signalwege. Zusätzlich wird das NLRP3-Inflammasom durch Vitamin D negativ reguliert, und zwar über VDR-Signale zur effektiven Inhibition der IL-1β-Sekretion.

Typ-II-Pneumozyten in der Lunge, schleimbildende Becherzellen in den Nasenwegen und die resorbierenden Enterozyten im Darm sind potenzielle Zielstrukturen des Coronavirus. Spike-Proteine des Virus ermöglichen dessen Eindringen in diese Zellen durch Bindung an das Angiotensin-konvertierende Enzym 2 (ACE2) auf der Zelloberfläche. ACE2, ein Regulator des Renin-Angiotensin-Systems, ist in vielen Geweben des Körpers verteilt, darunter Lunge, Niere, Gastrointestinaltrakt und Herz-Kreislauf-System, was das Multiorganversagen bei für COVID-19 anfälligen Patienten erklären könnte. 1,25$(OH)_2$D wirkt auch als negativer endokriner Regulator des Renin-Angiotensin-Systems und bewirkt eine Hochregulation von ACE2. Auch diverse Vertreter der Darmmikrobiota helfen beim Schutz vor Atemwegsinfektionen. Zusätzlich zu immunregulatorischen und inflammatorischen Antworten spielt 1,25$(OH)_2$D eine wichtige Rolle bei der Steuerung und Regulation der Gene, die für die Wahrung der Integrität der Epithelbarriere, einschließlich des Magen-Darm-Trakts, verantwortlich sind. Vitamin D und Vitamin A sind von besonderer Bedeutung für die Barriefunktion von Schleimhäuten in den Atemwegen, im Darm- und Urogenitaltrakt. Außerdem induziert 1,25$(OH)_2$D die Expression des antioxidativen Abwehrsystems, welches Katalase (CAT), Glutathion-Peroxidase (GSH-Px) und Superoxid-Dismutase (SOD) umfasst, erhöht den Glutathion-Spiegel (GSH) und trägt dadurch zur Reduktion des oxidativen Stresses und der Zelloxidation bei. Vitamin D moduliert die Darmmikrobiota, wodurch die Darmpermeabilität und der Entzündungszustand verringert werden können. Die Supplementierung von Vitamin D vermehrt die Biodiversität des Darmmikrobioms (z. B. Bacteriodes), was die Widerstandsfähigkeit gegenüber Stressoren und Darmentzündungen verbessert. Die Konzentration von Spermidin, einem neuen Autophagie-Induktor (▸ Kap. 6), nimmt mit dem Alter in den Zellen und Organen ab und führt zu einer Verringerung der Autophagie. Interessanterweise kann 1,25$(OH)_2$D ähnlich wie Spermidin Autophagie induzieren, und zwar durch Steigerung der Beclin-1-Expression und Inhibition der Aktivierung des mTORC1-Komplexes (Mammalian target of rapamycin 1 complex).

In der Zwischenzeit wurden mehr als 40 Interventionsstudien gestartet, um die Wirkung von Vitamin D auf das Fortschreiten der COVID-19-Krankheit zu untersuchen. In einer aktuellen Studie in einem landesweit tätigen US-amerikanischen klinischen Labor wurde anhand einer retrospektiven Beobachtungsanalyse anonymisierter Tests ermittelt, ob zirkulierende 25(OH)D-Spiegel mit der SARS-CoV-2-Positivrate assoziiert sind. Insgesamt wurden 191.797 Patien-

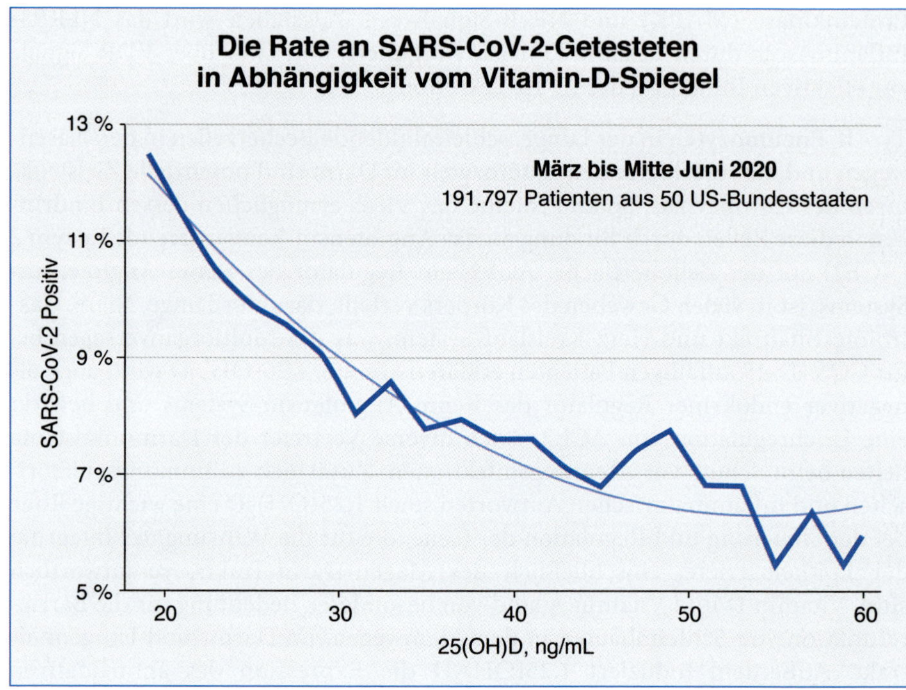

Abb. 4.9 Es konnte eine Beziehung zwischen SARS-CoV-2 und Vitamin-D-Spiegeln beobachtet werden.

ten mit SARS-CoV-2 aus allen 50 US-Bundesstaaten analysiert (medianes Alter: 54 Jahre). Eingeschlossen waren die zwischen Mitte März und Mitte Juni 2020 erfassten Testergebnisse auf das Coronavirus sowie die zugehörigen 25(OH)D-Werte aus den vorangegangenen 12 Monaten Abb. 4.9. Die Ergebnisse zeigen eine inverse Beziehung zwischen den zirkulierenden 25(OH)D-Spiegeln und einer Infektion mit SARS-CoV-2. Die SARS-CoV-2-Positivrate stand in allen Breitengraden, bei allen ethnischen Gruppen, Altersgruppen und bei beiden Geschlechtern in einer starken, inversen Assoziation mit den zirkulierenden 25(OH)D-Spiegeln.

In der Gesamtbevölkerung hatten diejenigen mit einem 25(OH)D-Serumwert von < 20 ng/ml eine um 54 % höhere Positivrate als Personen mit Blutspiegeln im Bereich von 30–34 ng/ml. Das Risiko für eine SARS-CoV-2-Infektion nahm mit steigenden Serumspiegeln bis zum Erreichen von 55 ng/ml weiter ab. Diese Feststellung ist keine Überraschung angesichts der nachgewiesenen inversen Beziehung zwischen dem Risiko für virale Atemwegserkrankungen, einschließlich Grippe, und dem 25(OH)D-Spiegel. Eine Vitamin-D-Supplementierung kann akute Atemwegsinfektionen reduzieren, insbesondere bei Menschen mit Vitamin-D-Insuffizienz oder -Mangel. In einer früheren Studie wurde nachgewiesen, dass jeder Anstieg des zirkulierenden 25(OH)D-Spiegels um 4 ng/ml mit einem um 7 % geringeren Risiko einer saisonalen Infektion verbunden war, also mit einer Reduktion um ca. 1,75 % pro ng/ml. Dies ähnelt auf bemerkenswerte Weise dem pro ng/ml um 1,6 % geringeren Risiko einer SARS-CoV-2-Positivtestung, welches in diesem bereinigten multivariablen Modell festgestellt wurde.

Eine weitere vor kurzem durchgeführte retrospektive Studie aus Indonesien mit 780 älteren männlichen COVID-19-Patienten ergab, dass die Mortalitätsrate auf fast 0 % sank, wenn die 25(OH)D-Konzentrationen im Serum über 34 ng/ml lagen.

In einer Querschnittsstudie vom September 2020 wurden die Daten von 235 Patienten mit COVID-19-Infektion im COVID-19-Register des Sinha-Krankenhauses in Teheran analysiert (mittleres Alter: 58,7 Jahre). Basierend auf CDC-Kriterien hatten von diesen iranischen Patienten 74 % eine schwere COVID-19-Infektion und nur 32,8 % hatten einen ausreichenden Vitamin-D-Status (25(OH)D ≥ 30 ng/ml). Nach Bereinigung um Störfaktoren bestand eine signifikante Assoziation zwischen Vitamin-D-Suffizienz und Reduktion des klinischen Schweregrads, der stationären Mortalität, der Serumwerte des C-reaktiven Proteins (CRP) und einem Anstieg des Lymphozytenanteils.

Anti-Sars-CoV-2-Eigenschaften von 1,25$(OH)_2$D

- Angeborenes und erworbenes Immunsystem ↑
- Synthese antimikrobieller und antiviraler Peptide (AMP) ↑
- Negativer endokriner RAS-Modulator: Renin ↓, ACE ↓, Angiotensin II ↓, ACE2 ↑
- Herabregulation von ACE2
- Regulation des Th_{17}/Th_1-T_{reg}/Th_2-Gleichgewichts
- Lymphozytenanteil ↑
- Entzündungshemmende Wirkungen (z. B. CRP ↓, TNFα ↓ NLRP3-Inflammasom ↓)
- Expression des antioxidativen Abwehrsystems ↑ (z. B. GSH-Px, SOD, GSH)
- Darmmikrobiom: Biodiversität ↑
- Ausgeprägte Gefäßschutzwirkung, Aktivierung von NRF2

In einer randomisierten, plazebokontrollierten Vitamin-D_3-Interventionsstudie (Studie SHADE) mit asymptomatischen und leicht symptomatischen SARS-CoV-2-positiven Personen (n = 30) wurde festgestellt, dass mit einer hochdosierten Vitamin-D-Supplementierung (60.000 I. E. täglich über 7 Tage) zur Einstellung eines 25(OH)D-Serumspiegels von >50 ng/ml bei einem größeren Anteil asymptomatischer Vitamin-D-defizienter Personen mit SARS-CoV-2-Infektion eine SARS-CoV-2-RNA-Negativität und außerdem eine signifikante Abnahme von Entzündungsmarkern erreicht werden kann. Eine hochdosierte Vitamin-D_3-Supplementierung führte demnach zu SARS-CoV-2-RNA-negativen Ergebnissen bei weiteren 41,7 % der Teilnehmer ($p < 0{,}001$) und erwies sich als hilfreich bei der Förderung der viralen Clearance von SARS-CoV-2.

In einer kürzlich durchgeführten prospektiven Beobachtungsstudie waren die 25(OH)D-Serumspiegel bei kritisch kranken COVID-19-Patienten signifikant erniedrigt (14,35 ± 5,79, $p = 0{,}0001$), während die Intensität der Entzündungsreaktion erhöht war. Beim Vergleich der Fallsterblichkeitsraten im Hinblick auf einen Vitamin-D-Mangel betrug die Sterblichkeit bei Patienten mit Vitamin-D-Mangel 21 % (19 von 90 Patienten starben) und bei Patienten mit einem Vitamin-D-Spiegel im Normbereich nur 3,1 % (2 von 64 Patienten starben). Die Ergebnisse dieser Studie zeigen eine erhöhte Morbidität und Mortalität bei COVID-19-Patienten mit Vitamin-D-Mangel.

Eine quasi-experimentelle Studie mit 66 Patienten (mittleres Alter: 87,7 ± 9,0 Jahre) zeigte eine klinisch relevante Schutzwirkung von Vitamin D_3 (z. B. 80.000 I. E.), das kurz vor oder während einer Coronavirus-Krankheit-2019 als Bolus substituiert wurde, um die COVID-19-induzierte Mortalität zu senken. Die Hazard Ratio (HR) für Mortalität gemäß Vitamin-D_3-Supplementierung betrug 0,21 (95 %-Konfidenzintervall (95 %-KI): 0,07; 0,63, $p = 0{,}005$). Darüber hinaus hatten die Bewohner, die in letzter Zeit keine Vitamin D_3-Ergänzungsmittel erhalten hatten, eine kürzere Überlebenszeit ($p = 0{,}002$); und die Vitamin-D_3-Bolussupplementierung während oder kurz vor COVID-19 war mit dem OSCI-Wert (Ordinal Scale for Clinical Improvement) für COVID-19 in der Akutphase umgekehrt assoziiert. Die Ergebnisse weiterer Interventionsstudien mit Vitamin-D-Supplementionen werden dringend erwartet.

Die multiplen entzündungshemmenden und immunmodulierenden Wirkungen von Vitamin D könnten dessen protektive Rolle beim Schutz vor einer überschießenden Immunreaktion und einem Zytokinsturm bei Patienten mit schwerer COVID-19-Erkrankung erklären. Vitamin D reduziert das CRP im Serum und erhöht den Lymphozytenanteil. Eine Vitamin-D-Supplementierung kann bei der Behandlung von COVID-19 helfen, einem Zytokinsturm und anschließendem ARDS vorzubeugen, welche häufig die Ursache der Mortalität sind ○ Abb. 4.8.

Mit einer Kontrolle des 25(OH)D-Serumspiegels bei allen, insbesondere den älteren und stationär behandelten COVID-19-Patienten könnten zwar diejenigen mit Vitamin-D-Mangel identifiziert werden, es ist aber bereits hinreichend erwiesen, dass bei den meisten von ihnen ein solcher Mangel vorliegt. Da der Test zur Bestimmung von 25(OH)D nicht immer verfügbar ist und auch teuer sein kann, besteht kein Grund, bei Patienten mit COVID-19 keine Vitamin-D-Supplementierung entsprechend den Leitlinien für die Praxis der Endocrine Society zu Vitamin D vorzunehmen. Der Einsatz von Vitamin D als Calcifediol (25(OH)D) scheint gegenüber Cholecalciferol einige pharmakokinetische Vorteile zu haben bei COVID-19. Calcifediol ist sehr hydrophil und wird daher gut absorbiert und benötigt keine Hydroxylierung in Position 25. Es ist in wenigen Stunden bioverfügbar und zudem Substrat für die Synthese von 1,25(OH)$_2$D. Die Ergebnisse der ersten Interventionsstudien mit Vitamin-D-Supplementierung werden helfen, Empfehlungen zur Anwendung des „Sonnenscheinvitamins" während dieser Pandemie an die Hand zu geben. Die Behandlung mit Vitamin D erscheint angesichts seiner Rolle als Entzündungshemmer, Antioxidans und Immunmodulator sowie als Regulator der vaskulären Homöostase vielversprechend. Die Vitamin-D$_3$-Supplementierung kann eine wirksame, leicht zugängliche und gut verträgliche adjuvante Behandlung bei COVID-19 sein. Mit Blick auf die immer noch aktuelle COVID 19 Pandemie empfehle ich daher die Supplementierung von Vitamin D (z. B. als Öl mit 1.000 I. E. Vitamin D pro Tropfen) an vulnerable Gruppen mit hohem COVID-19-Risiko, wie z. B. ältere Menschen, Kinder, Schulkinder und Erwachsene.

Empfehlung für die klinische Praxis

Prävention:

Um das Risiko viraler Infektionen der Atemwege zu reduzieren, sollte bei älteren Menschen, Kindern, Jugendlichen und Erwachsenen Vitamin D gemäß den Empfehlungen der *Endocrine Society* substituiert werden. Eine Vitamin-D$_3$-Supplementierung mit 2.000 bis 4.000 I. E. pro Tag, entsprechend 40 bis 60 I. E. Vitamin D pro kg Körpergewicht pro Tag, hebt die 25(OH)D-Werte im Serum auf über 30 ng/ml an.

Supportive Therapie: Klinikaufenthalt, schwerer Verlauf von COVID-19

Ausgehend von den bisher verfügbaren Daten, laut denen Blutwerte des 25(OH)D von bis zu 60 ng/ml das Infektionsrisiko um ganze 54,5 % reduzieren können, ist es sinnvoll, allen Patienten mit COVID-19-Erkrankung eine initiale Bolusgabe von zwischen 50.000 und bis zu 200.000 I. E. Vitamin D zu verabreichen. Um einen Blutwert in dem bevorzugten Bereich von 40–60 ng/ml zu erzielen, müssen täglich zwischen 4.000–6.000 I. E. Vitamin D eingenommen werden. Während des Klinikaufenthalts ist es sinnvoll, Patienten täglich

10.000 I.E. oder das Äquivalent 50.000–60.000 I.E. pro Woche zu geben. Um den Blutwert im bevorzugten Bereich zu halten, sollten die Patienten aufgefordert werden, diese Menge Vitamin D auch nach der Entlassung aus dem Krankenhaus weiter einzunehmen.

4.2 Vitamin A (Retinol)

Der Weltgesundheitsorganisation (WHO) zufolge ist Vitamin-A-Mangel, insbesondere bei Kindern und Schwangeren, in über 50 % aller Länder (z.B. in Afrika, Südostasien) ein großes Problem für die öffentliche Gesundheit. Bei Kindern ist Vitamin-A-Mangel die häufigste Ursache vermeidbarer Erblindung. Laut WHO waren zwischen 1995 und 2005 weltweit 5 Millionen Vorschulkinder und 10 Millionen Schwangere von Nachtblindheit betroffen.

Ein Mangel an Vitamin A (Retinol bzw. RBP im Serum ≤0.70 µmol/l (bzw. 19,60 µg/dl) und/oder eine Vitamin-A-Insuffizienz (Retinol bzw. RBP im Serum ≤1.05 µmol/l (bzw. 29,04 µg/dl)) sind aber nicht nur in Entwicklungsländern weitverbreitet, sondern gewinnen auch eine zunehmende Prävalenz in den westlichen Industrienationen. Um den Vitamin-A-Mangel zu bekämpfen, empfiehlt die WHO in Gegenden mit endemischem Vitamin-A-Mangel die hochdosierte Supplementierung von Retinol für Kinder im Alter von 6 bis 59 Monate (z.B. bis zu 100.000 I.E. für Kinder im Alter von 6 bis 11 Monaten, bis zu 200.000 I.E. für Kinder im Alter von 12 Monaten bis 5 Jahren).

Diese Praxis hat die allgemeine und diarrhöbezogene Mortalität bei Kindern signifikant reduziert, und zudem in vielen Fällen die Immunresponse auf pädriatrische Impfstoffe verbessert.

Generell ist das Problem der Mikronährstoffdefizite nicht nur auf Länder mit niedrigen und mittleren Einkommen beschränkt. In wohlhabenden Ländern wie Deutschland, den Niederlanden, Großbritannien und den USA ergab die Auswertung nationaler Erhebungen, dass auch eine moderne Lebensweise und Umweltfaktoren eine suboptimale Aufnahme von Vitamin A zur Folge haben können. Beispielsweise erreichen über 75 % aller Erwachsenen in den USA nicht die diätetischen Empfehlungen für Vitamin A (0,9 mg = 3.000 I.E. Vitamin A täglich). In den Niederlanden und Großbritannien führen über 50 bis 75 % und in Deutschland bis zu 25 % der Bevölkerung nicht die täglich empfohlene Menge Vitamin A zu (1 mg = 3.333 I.E. Vitamin A täglich). Es kann davon ausgegangen werden, dass die suboptimale Einnahme von Vitamin A und/oder ein Vitamin-A-Mangel auch unter älteren Menschen prävalent ist. Bei den Senioren ist Vitamin-A-Mangel mit einer gestörten Immunantwort auf Infektionen mit Krankheitserregern verbunden und korreliert mit einem erhöhten Risiko für einen kognitiven Abbau.

Vitamin-A-Mangel steigert zudem die Morbidität und Mortalität aufgrund schwerer Infektionen. Die ambulant erworbene Pneumonie (AEP) ist eine der häufigsten lebensbedrohlichen Infektionskrankheiten in den Industrieländern. Die AEP ist vorrangig bakteriell bedingt mit Streptococcus pneumoniae (S. pneumoniae) als häufigstem Erreger. Eine inadäquate Immunantwort, hervorgerufen durch akute oder chronische Primärerkrankungen, eine Langzeitbeatmung oder Sepsis-assoziierte Immunparalyse erhöhen das Risiko, an einer derartigen Pneumonie zu erkranken. In vivo konnte man im Mausmodell der Pneumokokkenpneumonie zeigen, dass die adjuvante Supplementierung von Vitamin A (Retinol) zur Impfung, die Effektivität letzterer signifikant verbessert (z. B. Produktion von Pneumococcus-spezifischen Antikörper).

Über die Regulierung der Hepcidin-Ferroportin-Achse verbessern Vitamin A und Vitamin D auch die Utilisation von Eisen. Neben der reduzierten Aufnahme von Vitamin A mit der Nahrung kann auch eine gestörte Effektivität bei der Umwandlung von Provitamin A (Beta-Carotin) in Retinol erklären, warum der subklinische Vitamin-A-Mangel eine hohe Prävalenz hat. In früheren Erhebungen zur Ernährung wurde ein Umrechnungsfaktor von 6:1 (6 mg Beta-Carotin = 1 mg Retinol) verwendet, um aus der Aufnahme von Beta-Carotin die Vitamin-A-Aktivität zu berechnen. Aber die Umwandlungseffizienz von Provitamin A wird durch einen häufigen genetischen Polymorphismus des Enzyms β-Carotin 15,15'-Monooxygenase (BCMO) beeinflusst, der bekanntlich etwa 45 % der Menschen mit heller Hautfarbe betrifft. Diese Personen können Beta-Carotin kaum in Retinol umwandeln und müssen daher ihren Nährstoffbedarf an Vitamin A aus tierischen statt aus pflanzlichen Nahrungsmitteln decken. Jüngere Studien haben gezeigt, dass ein realistischerer Umrechnungsfaktor eher zwischen 28:1 bis 36:1 liegt (28 mg bzw. 36 mg Beta-Carotin = 1 mg Retinol).

Demzufolge können Einzelnukleotidpolymorphismen die effektive Verwertung pflanzlicher Provitamin-A-Carotinoide zur Erhöhung des Vitamin-A-Status stark beeinträchtigen und sollten bei Hochrisikogruppen für einen Vitamin-A-Mangel immer berücksichtigt werden.

Vitamin-A-Status

In Gegensatz zum Vitamin-D-Status, der auf einfache Weise durch die Bestimmung von 25(OH)D im Serum ermittelt werden kann, ist die Untersuchung des Vitamin-A-Status komplizierter. Vitamin A wird hauptsächlich in der Leber,

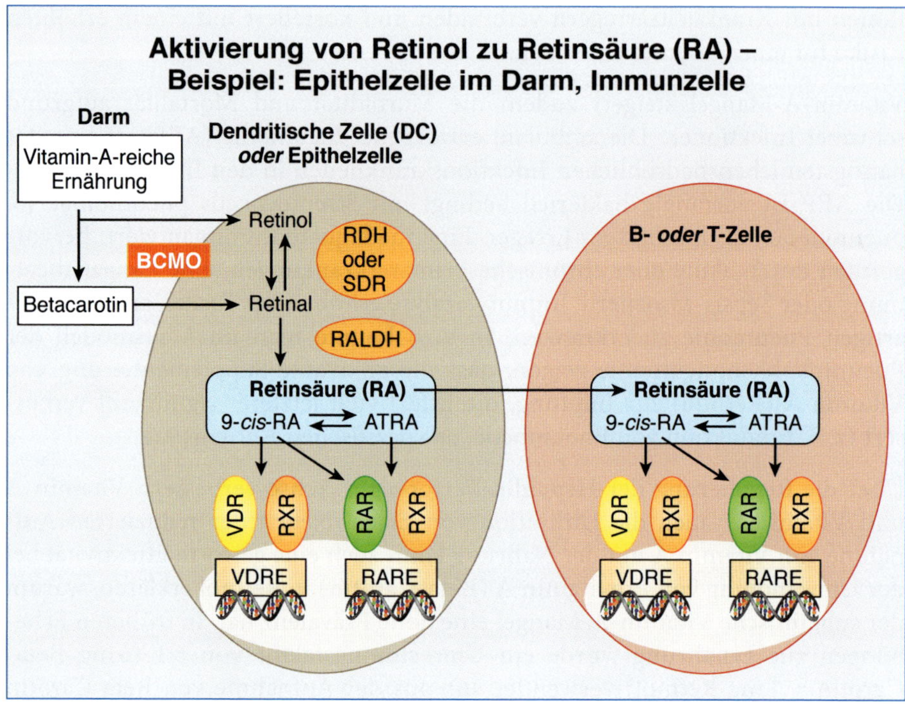

Abb. 4.10 Retinol wird im Körper zur aktiven Retinsäure.

Niere und im Lungengewebe in hohen Mengen zwischen 10–1.000 nmol/g gespeichert, wobei die Lunge das zweitgrößte Retinoid-Speicherorgan ist. Interessanterweise kann die biologisch aktive Form von Vitamin A, Retinsäure (RA), die Regeneration der Lunge bei Menschen unterstützen. Da Vitamin A primär in hepatischen Sternzellen gespeichert wird, wurden häufig Leberbiopsien unter chirurgischen Bedingungen durchgeführt, um den Vitamin-A-Status zu bestimmen. Aus offensichtlichen Gründen kann eine Leberbiopsie (Goldstandard) jedoch nicht in breitem Maße angewendet werden. Deshalb ist die Retinolkonzentration im Serum die am häufigsten angewendete Methode zur Beurteilung eines Vitamin-A-Mangels, wobei diese Konzentration jedoch homöostatisch reguliert wird, bis die Leberreserven gefährlich erniedrigt sind. Fast das gesamte Retinol, die im Serum zirkulierende Form von Vitamin A, ist an Retinol-bindendes Protein (RBP) gebunden, so dass die RBP-Konzentration im Blut ebenfalls als Indikator des Vitamin-A-Status herangezogen werden kann. Das RBP im Serum ist ein für die Bestimmung des Vitamin-A-Status häufig verwendeter Biomarker. Eine RBP-Konzentration im Serum unterhalb von 14,7 µg/ml (0,70 µmol/l) deutet auf einen Vitamin-A-Mangel hin. Allerdings können akute

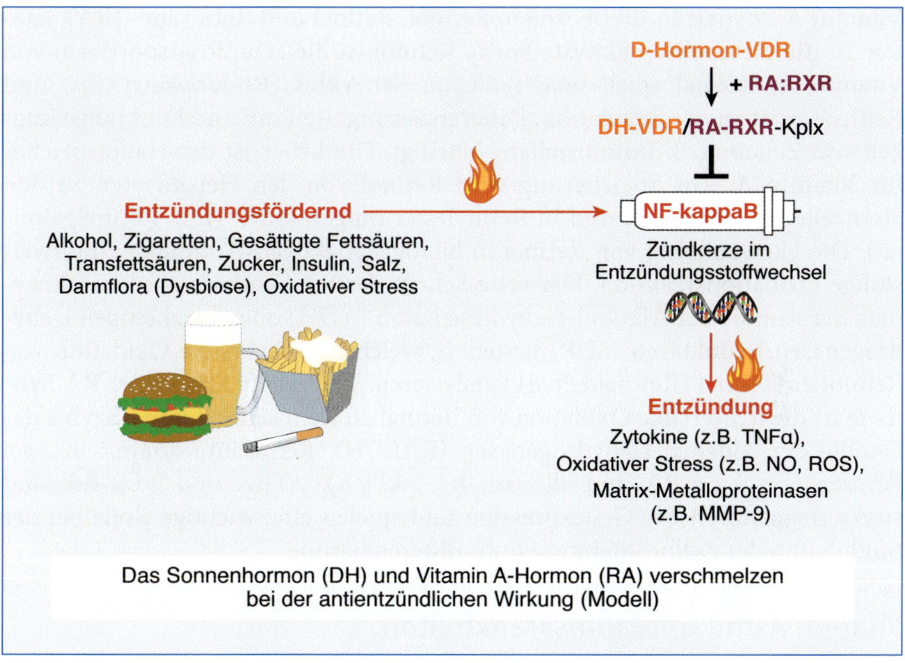

Abb. 4.11 Vitamin A und Vitamin D verschmelzen in ihrer Wirkung miteinander.

Infektionen und Entzündungen die RBP-Konzentration im Blut vorübergehend senken. Daher sollten auch das C-reaktive Protein (CRP) oder ähnliche Entzündungsmarker mitbestimmt werden, um den Vitamin-A-Status korrekt zu interpretieren. Auch das RBP-Transthyretin-Verhältnis kann zu Hilfe genommen werden, um zu bestimmen, ob die Retinolkonzentration im Serum durch eine Infektion erniedrigt ist.

Vitamin A: ausgewählte Funktionen

Vitamin A ist für eine Vielzahl von Funktionen unabdingbar: Sehvermögen, Spermatogenese, weibliche Fortpflanzung, Embryonalentwicklung, normales Wachstum und Entwicklung von Säuglingen, Immunität sowie Differenzierung, Reproduktion und Erhaltung von Epithelzellen.

Im Hinblick auf die immunmodulierenden Wirkungen bildet der Retinoid-X-Rezeptor (RXR) häufig einen Heterodimer mit dem Vitamin-D-Rezeptor (VDR), so dass die Beeinflussung zahlreicher Zellfunktionen des Immunsystems (insb. adaptive Immunität) durch Vitamin A und D eng miteinander zusammenhängen Abb. 4.10 und Abb. 4.11.

Vitamin A existiert in drei Formen: Retinol, Retinal und Retinsäure (RA); letztere ist die metabolisch aktivste Form. Retinol ist die Haupttransportform von Vitamin A, Retinal spielt eine Rolle im Sehzyklus (Rhodopsinzyklus) und Retinsäure ist an der Regulation, Differenzierung, Reifung und Funktionsfähigkeit von Zellen (z. B. Immunzellen) beteiligt. Die Leber ist der Hauptspeicher für Vitamin A. Zur Speicherung wird Retinol von den Hepatozyten zu den Sternzellen transportiert und in Retinylester umgewandelt (z. B. Retinylpalmitat). Die Umwandlung von Retinol in biologisch aktive RA umfasst eine zweistufige Oxidationsreaktion. Der erste Schritt der RA-Synthese wird von Enzymen der Familie der Alkohol-Dehydrogenasen (ADH) oder kurzkettigen Dehydrogenasen/Reduktasen (SDR) gesteuert, welche die reversible Oxidation von Retinol zu Retinal (Retinaldehyd) katalysieren. Der zweite Schritt der RA-Synthese ist die irreversible Oxidation von Retinal zu Retinsäure durch Enzyme der Familie der Aldehyd-Dehydrogenasen (RALDH). Retinsäure kommt in zwei Formen vor: 9-cis-RA und all-trans-RA (ATRA). ATRA und 9-cis-RA sind starke Regulatoren der Genexpression und spielen eine wichtige Rolle bei der Modulation der Zellproliferation und -differenzierung.

Vitamin A und Infektionskrankheiten

Vitamin A ist ein wichtiger Regulator des Immunschutzes. Das fettlösliche Vitamin A ist aufgrund seiner Bedeutung für die ordnungsgemäße Funktionsfähigkeit der angeborenen und adaptiven Immunität allgemein als „antiinfektiöses Vitamin" bekannt. Umfassende Untersuchungen der Auswirkungen eines Vitamin-A-Mangels auf die Immunität haben die Unentbehrlichkeit dieses Vitamins zur Aufrechterhaltung der körpereigenen Abwehr viraler, bakterieller und protozoaler Erkrankungen nachgewiesen. Beispielsweise ergab eine longitudinale Kohortenstudie zu Tuberkulose, dass ein Vitamin-A-Mangel in dosisabhängiger Weise mit dem Auftreten von Tuberkulose assoziiert ist. Außerdem kann bei Tuberkulosepatienten häufig ein kombinierter Mangel an Vitamin A und Vitamin D festgestellt werden.

Vitamin-A-Mangel ist mit diversen Veränderungen der Immunreaktion verbunden. Dazu gehören pathologische Veränderungen der Schleimhautoberflächen, eine gestörte Antikörperreaktion, Veränderungen der Lymphozytenpopulationen und veränderte B- und T-Zell-Funktionen. Epithelgewebe bedecken die meisten äußeren und inneren Oberflächen der Organe. Diese Gewebe dienen als erste Abwehrlinie gegen das Eindringen von Erregern (z. B. Viren). Vitamin A spielt für den morphologischen Aufbau und die Integrität von Epithelzellen eine unentbehrliche Rolle. Daher ist es ein integraler Bestandteil der Schleimhautschicht in den Atemwegen, im Gastrointestinal- und Urogenital-

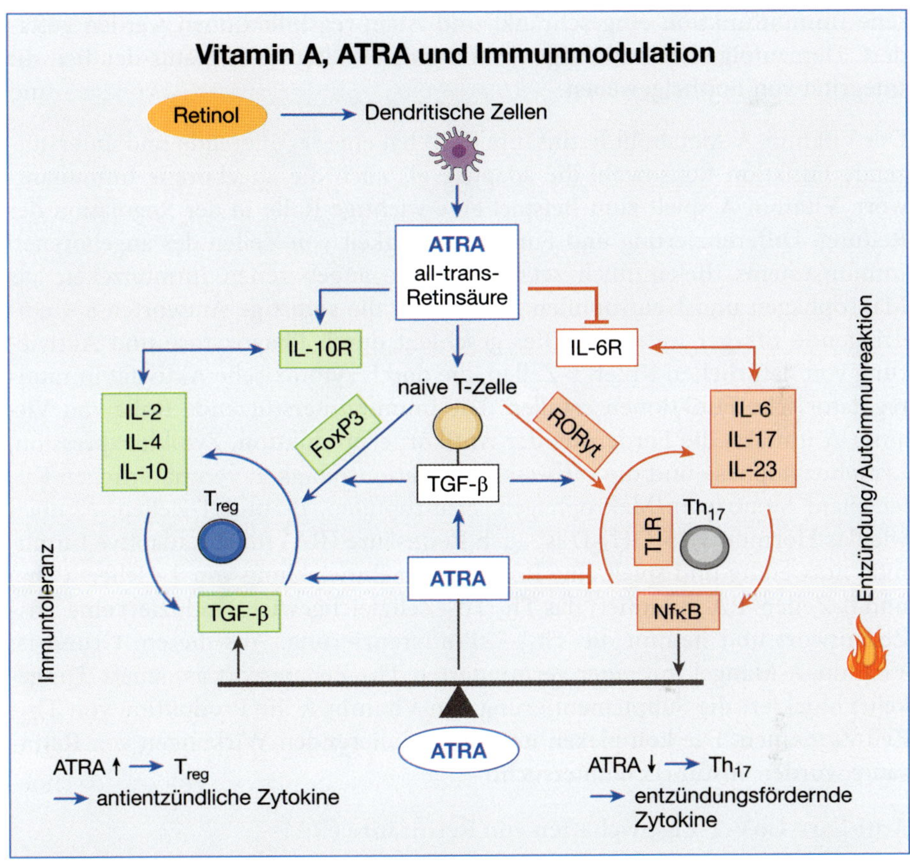

Abb. 4.12 Retinsäure hält das Immunsystem in Balance und ist an der Entzündungsreaktion/Immuntoleranz beteiligt.

trakt. Vitamin A fördert die Mucinsekretion und verbessert die antigenunspezifische Immunfunktion in diesen Geweben. Darmassoziierte dendritische Zellen (DC) können Retinsäure (RA) synthetisieren. RA induziert die Expression von Darm-Homing-Rezeptoren (z. B. α4β7-Integrin, CCR9) gefolgt von der Lymphozytenaktivierung.

Zusammengenommen verbessert Vitamin A die Abwehr der Schleimhäute, reduziert die Darmpermeabilität und erhöht die Integrität der Alveolar- und Darmschleimhaut. Außerdem kann Vitamin A zur Wiederherstellung von Lungensurfactant beitragen. Bei einem Vitamin-A-Mangel nimmt die Widerstandskraft der Epithelgewebe gegenüber fremden Erregern ab und diese können ihre mechanische Barrierefunktion nicht mehr ausüben. Dadurch wird die angeborene Immunfunktion eingeschränkt und Atemwegsinfektionen werden gefördert. Demzufolge beeinträchtigt ein marginaler Vitamin-A-Status deutlich die Integrität von Epithelgeweben.

Der Vitamin-A-Metabolit Retinsäure (RA) hat eine regulierende und unterstützende Funktion für sowohl die adaptive als auch die angeborene Immunantwort. Vitamin A spielt zum Beispiel eine wichtige Rolle in der Regulation der Reifung, Differenzierung und Funktionsfähigkeit von Zellen des angeborenen Immunsystems. Bekanntlich setzen sich die angeborenen Immunzellen aus Makrophagen und Neutrophilen zusammen, die sofortige Antworten auf eindringende Erreger initiieren. Dies geschieht durch Phagozytose und Aktivierung von natürlichen Killer-T-Zellen, die durch zytotoxische Aktivität immunregulatorische Funktionen erfüllen. Die immununterstützende Rolle von Vitamin A umfasst die Förderung der Antikörperproduktion, Zytokinexpression, Lymphozytopoese und die verbesserte Funktionsfähigkeit von natürlichen Killerzellen, Monozyten/Makrophagen, Neutrophilen, B- und T-Zellen. Ähnlich wie das Hormon 1,25(OH)$_2$D ist auch Retinsäure (RA) für die adaptive Immunität notwendig und spielt eine Rolle bei der Entwicklung von T-Helfer- (Th-) und B-Zellen. RA moduliert das Th_1:Th_2-Zellgleichgewicht, induziert eine Th_2-Zellantwort und hemmt die Th_{17}-Zelldifferenzierung. Aus diesem Grund ist Vitamin-A-Mangel mit einer verminderten Th_2-Zellantwort assoziiert. Umgekehrt blockiert die Supplementierung von Vitamin A die Produktion von Th_1-Zell-Zytokinen. Die komplexen immunmodulierenden Wirkungen von Retinsäure wurden ausführlich untersucht.

Anti-Sars-CoV-2-Eigenschaften von Retinsäure (RA)

- Angeborenes und erworbenes Immunsystem ↑
- Regulation des Th_{17}/Th_1-T_{reg}/Th_2-Gleichgewichts
- Lymphozytopoese ↑
- Antioxidative und entzündungshemmende Wirkungen
- Regulation der Surfactantprotein-Genexpression
- Integrität epithelialer Gewebe: Atemwege, Magen-Darm- und Urogenitaltrakt.

Bei Vitamin-A-Mangel besteht ein höheres Risiko für virale Infektionen, einschließlich Infektionen mit dem Grippevirus, Humanen Respiratorischen Synzytial-Virus (RSV) und Masernvirus, sowie eine Anfälligkeit für höhere Schweregrade dieser Erkrankungen. Populationen mit dem höchsten Risiko für eine schwere RSV-Infektion sind ältere Menschen (ab 65 Jahre), Erwachsene mit chronischer Herz- oder Lungenerkrankung sowie Erwachsene mit geschwächtem Immunsystem. Die Veränderungen in der Schleimhautregeneration und

Immunantwort sind vermutlich für die erhöhte Mortalität und Morbidität aufgrund von Virusinfektionen bei Patienten mit Vitamin-A-Mangel verantwortlich. In einer Metaanalyse war die Supplementierung von Vitamin A mit einer klinisch bedeutsamen Reduktion der Morbidität und Mortalität bei Kindern unter fünf Jahren assoziiert. Beispielsweise senkte die Vitamin-A-Supplementierung die Inzidenz von Diarrhoe um 15 % (RR: 0,85, 95 %-KI: 0,82 bis 0,87), die Inzidenz von Masern um 50 % (RR: 0,50, 95 %-KI: 0,37 bis 0,67) und das Risiko für Tod jeglicher Ursache um 12 % (RR: 0,88; 95 %-KI: 0,83 bis 0,93). Da Vitamin A für die normale Differenzierung von Epithelgeweben sowie die Aufrechterhaltung und Funktionsfähigkeit der angeborenen und adaptiven Immunantwort wichtig ist, kann eine Vitamin-A-Supplementierung bei viralen Atemwegsinfektionen wie COVID-19 hilfreich sein. Masern erhöhen die Ausscheidung von Retinol und RBP über die Nieren.

Vitamin A und COVID-19

Oxidativer Stress und Entzündung sind die Hauptfaktoren in der Pathogenese und Progression der Coronavirus-Krankheit-2019 (COVID-19). Die Belastung mit ROS und entzündungsfördernden Bedingungen kann die Versorgung mit Vitamin A durch einen erhöhten Verbrauch, eine reduzierte Resorption aus dem Darm, eine erhöhte Ausscheidung über den Harn und Sequestration in der Leber negativ beeinflussen. In einer jüngeren Studie wurden rechnerische Untersuchungen und Bioinformatik-Analysen mithilfe einer Methode der Netzwerkpharmakologie durchgeführt, um die therapeutischen Zielstrukturen und Mechanismen von Vitamin A zur Behandlung von COVID-19 offenzulegen. Dabei wurden Zielkandidaten, pharmakologische Funktionen und Behandlungspfade von Vitamin A gegen SARS-CoV-2 identifiziert ▫ Abb. 4.13, ▫ Abb. 4.14.

Die Bioinformatikergebnisse zeigen, dass der Wirkmechanismus von Vitamin A gegen SARS-CoV-2 eine Hemmung proinflammatorischer Prozesse sowie immunmodulierende und antioxidative Wirkungen umfasst. Zusätzlich wurden sieben Kernzielstrukturen von Vitamin A bei der Abwehr von COVID-19 identifiziert, darunter Katalaseaktivität (CAT), epidermaler Wachstumsfaktor-Rezeptor (EGFR), interzelluläres Adhäsionsmolekül 1 (ICAM1), IL10, Mitogen-aktivierte Proteinkinase 1 (MAPK1), Mitogen-aktivierte Proteinkinase 14 (MAPK14) und Proteinkinase C Beta-Typ (PRKCB). Dieser Bioinformatik-Bericht zeigt die gegen SARS-CoV-2 gerichteten Mechanismen von Vitamin A auf und legt den Schluss nahe, dass dieses Vitamin eine wirkungsvolle Behandlungsoption bei COVID-19 sein kann.

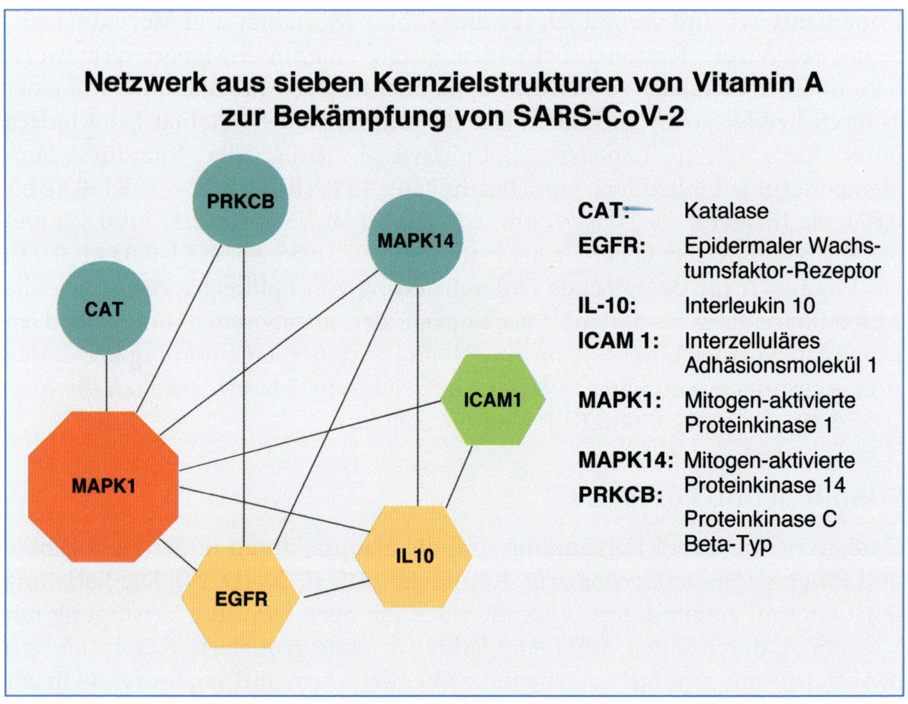

Abb. 4.13 Es gibt verschiedene Zielstrukturen von Vitamin A gegen SARS-CoV-2.

Ein Mangel an Vitamin A (Retinol) und die daraus resultierende gestörte Retinol-Signalisierung scheinen auch eine zentrale Rolle in der COVID-19-Pathogenese zu spielen, die bekanntlich durch ein dysreguliertes Immunsystem, einen Defekt der Typ-I-Interferon-Synthese, einen schweren Entzündungsprozess und eine zerstörerische systemische Multiorganbeteiligung gekennzeichnet ist.

Der Erkennungsmechanismus der viralen RNA durch die RIG-I-Rezeptoren (RIG-I: Retinoic acid Inducible Gene I) (Abb. 10.4) kann schnell eine große Menge der körpereigenen Retinol-Reserven verbrauchen, so dass die Retinol-Konzentration unter den normalen Retinol-Serumspiegel fällt. Nahezu das gesamte Retinol zirkuliert im Blutserum als Retinol, gebunden an das Retinol-bindende Protein (RBP), im Verhältnis Retinol zu RBP von 1:1. So konnte man in verschiedenen aktuellen Studien an Patienten mit COVID-19 nachweisen, dass mit der Schwere der Infektion eine signifikante Depletion an Retinol bzw. RBP4 erfolgt. RBP4, auch als Retinol-bindendes Protein 4 bekannt, ist der spezifische Transporter für Retinol im Blutserum. Der Komplex aus Retinol-RBP

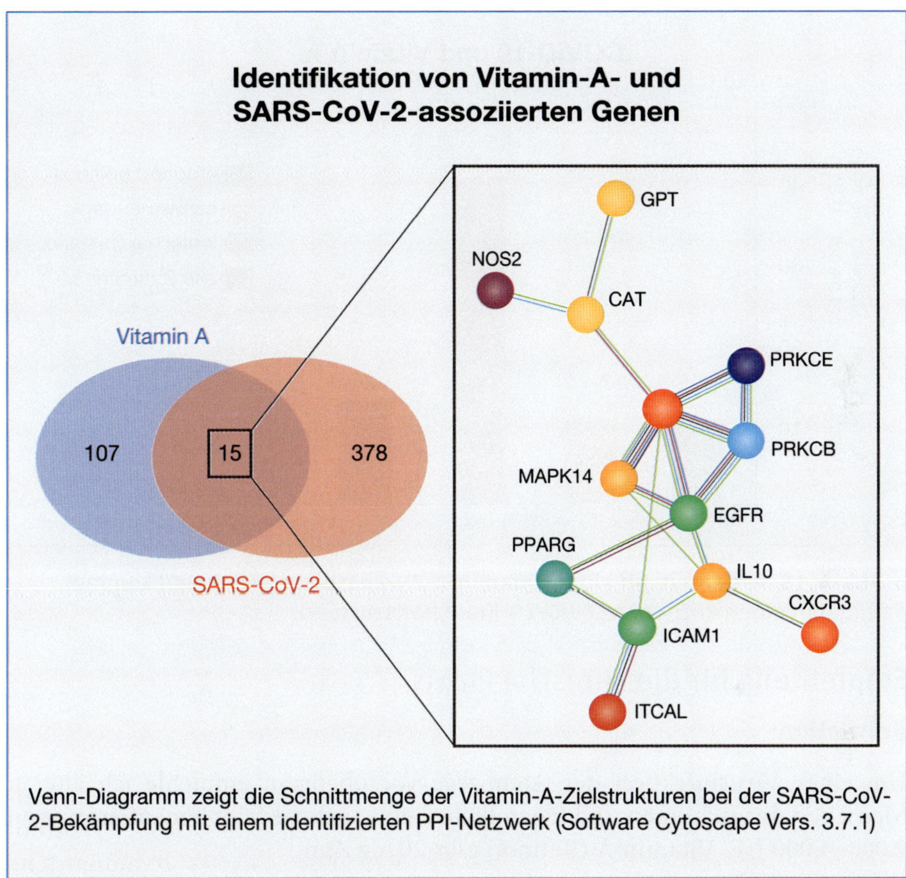

Abb. 4.14 Vitamin A-Zielstrukturen könnten bei der Bekämpfung von SARS-CoV-2 eine Rolle spielen.

wird im Blut an Transthyretin gebunden (1:1:1), welches den renalen Verlust an Retinol verhindert. Die daraus resultierende Retinol-Insuffizienz führt zu einer Beeinträchtigung der Retinol-Signalübertragung, was in einer Unterbrechung der Typ-I-Interferon-Synthese und einer übermäßigen Inflammmation mündet. Daher könnte sich die Wiederherstellung der Retinol-Signalübertragung als wirksame Strategie für die Behandlung von COVID-19 wie auch für einige andere chronische, degenerative, entzündliche und Autoimmunerkrankungen erweisen.

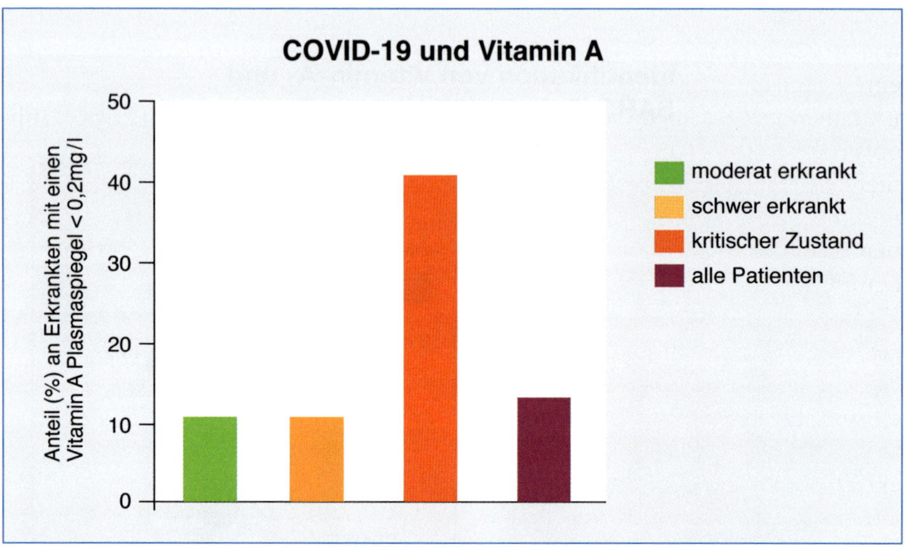

Abb. 4.15 Patienten mit einem Vitamin-A-Plasmaspiegel < 0,2 mg/l kommen häufiger in einen kritischen COVID-19-Krankheitszustand.

Empfehlung für die klinische Praxis

Prävention:

Um einer Virusinfektion der Atemwege vorzubeugen, empfehle ich älteren Menschen, Erwachsenen und Jugendlichen eine tägliche Supplementierung von 2.000–4.000 I. E. Vitamin A (Retinol) plus 20 mg Zink.

Supportive Therapie: Klinikaufenthalt, schwerer Verlauf von COVID-19

a) Initial (Tag 1, Bolus): Ausgehend von den bisher verfügbaren Daten ist es sinnvoll, allen Patienten mit COVID-19-Erkrankung eine initiale Bolusgabe von 50.000 bis zu 200.000 I. E. Vitamin A (Retinol) zu verabreichen.
b) Gefolgt von: täglich 10.000 I. E. Vitamin A über einen Monat, danach: täglich 5.000 I. E. Vitamin A, zur oralen Einnahme.

4.3 Vitamin C

In Europa und Nordamerika durchgeführte epidemiologische Studien haben ergeben, dass eine Hypovitaminose C (< 23–28 µmol/l) oder eine unzureichende Zufuhr über die Ernährung (< 50 µmol/l) in westlichen Bevölkerungen häufig vorkommt. Mehrere nationale Erhebungen zu Diät und Ernährung in Ländern wie Deutschland, den Niederlanden, Großbritannien oder den USA, in denen eine ausreichende Nahrungsmittelverfügbarkeit und -versorgung zu erwarten ist, haben gezeigt, dass die Aufnahme von Vitamin C mit der Nahrung oft suboptimal ist. Zum Beispiel halten über 50–75 % aller Erwachsenen in den USA nicht die tägliche Empfehlung für Vitamin C (90 mg Vitamin C pro Tag) ein, und in den Niederlanden und Deutschland führen über 50–75 % der Erwachsenen nicht die täglich empfohlene Menge von Vitamin C (70 mg bzw. 100 mg Vitamin C pro Tag) zu. Zu den Gründen, warum die Ernährungsempfehlungen für Vitamin C oft nicht eingehalten werden, zählen: wirtschaftliche Gründe (niedriger sozioökonomischer Status, begrenzter Zugang zu mikronährstoffreichen Nahrungsmitteln), falsche Ernährungsgewohnheiten, Lebensstil, der die Zufuhr einschränkt oder den Vitamin-C-Bedarf erhöht (z. B. Drogen-, Alkoholmissbrauch), Exposition gegenüber Schadstoffen und Rauch (sowohl passiv als auch aktiv) und verschiedene Krankheiten (z. B. Infektionskrankheiten, Diabetes). Bei älteren stationär behandelten Patienten (Alter >65 Jahre) kann die Prävalenz von Vitamin-C-Mangel bis zu 80 % erreichen. Epidemiologische Evidenz belegt, dass eine hohe diätetische Zufuhr an Vitamin C das Risiko für kardiovaskuläre Erkrankungen und Morbidität nach Schlaganfall senkt. Mehrere Studien haben gezeigt, dass kritisch kranke Patienten verglichen mit gesunden Menschen sehr niedrige zirkulierende Vitamin-C-Spiegel aufweisen. Pharmakokinetische Studien an kritisch kranken Patienten zeigen, dass die parenterale Verabreichung von Vitamin C (z. B. 2–10 g Vitamin C als Infusion) notwendig ist, um ihren Plasmaspiegel unter diesen Bedingungen im Normbereich zu halten.

Vitamin C und Ernährung

Eine Zufuhr von 200 mg Vitamin C pro Tag über die Nahrung ist ausreichend, um bei gesunden Menschen Immunzell- und Plasmakonzentrationen aufzusättigen (≥ 70 µmol/l), und sollte den allgemeinen Bedarf zur Reduktion des Risikos chronischer Krankheiten abdecken können. T-Lymphozyten und andere immunkompetente Zellen können Vitamin C speichern. Die Vitamin-C-Konzentration in diesen Zellen ist 10- bis 100-mal höher als im Blut. In diesem Bereich werden nicht nur die immunkompetenten Zellen (z. B. Neutrophile, Lymphozyten) mit Vitamin C gesättigt, sondern es wird auch das Risiko für kardiovaskuläre Erkrankungen oder Krebs und die Gesamtmortalität gesenkt. Um solche Blutwerte zu erreichen, müssen gesunde Menschen jeden Tag etwa fünf Portionen frisches Obst und Gemüse verzehren (z. B. Stachelbeeren, Paprikaschoten, Kiwi, Brokkoli) oder als Nahrungsergänzung 200 mg Vitamin C supplementieren (z. B. durch Trinken von ¼ Teelöffel Vitamin-C-Pulver aufgelöst in frisch gepresstem Orangensaft).

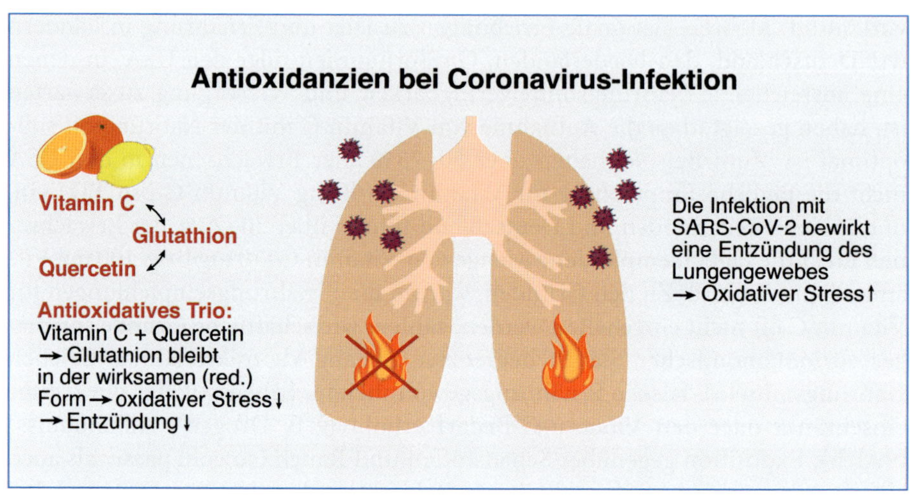

Abb. 4.16 Antioxidanzien spielen bei Coronavirus-Infektionen eine große Rolle.

Vitamin C und Immunität

Vitamin C (Ascorbinsäure) ist nicht nur ein bedeutendes antioxidatives Vitamin, sondern auch für die angeborene und adaptive Immunität unentbehrlich. Diverse Aspekte der Immunität, darunter die unterstützende epitheliale Barrierefunktion (z. B. Alveolarmembran), Endothelschutz, Phagozytose, Wanderung weißer Blutkörperchen zu Infektionsherden, Keimabtötung und Antikörperproduktion, werden durch Vitamin C beeinflusst. Auf humoraler Ebene unterstützt Vitamin C die Antikörperproduktion (IgA, IgM) und das C3-Komplement im Blut. Vitamin C steigert auch die Interferonproduktion und Abwehrmechanismen gegen virale Infektionen. Die Lymphozytenproliferation und -reifung werden durch Vitamin C angeregt.

Außerdem steigert Vitamin C die Phagozytose und Chemotaxis von Neutrophilen, Eosinophilen und Monozyten. Ein Vitamin-C-Mangel erhöht das Risiko und die Schwere von viralen Infektionen (z. B. Grippe), das Risiko für oxidative Membranschäden (z. B. Alveolarsystem) und endotheliale Dysfunktion sowie die Belastung mit entzündungsfördernden Zytokinen (z. B. TNFα). Intravenöses Vitamin C kann das Ausmaß eines Multiorganversagens positiv beeinflussen, fördert die Expression von Tight Junctions, steigert die Integrität der Epithelbarriere und trägt dadurch zur Wiederherstellung der Lungenfunktion bei. Vitamin C kann demnach die Behandlungsoptionen bei Patienten mit viraler Pneumonie und ARDS bei schwerer SARS-CoV-2-Infektion auf positive Weise erweitern, indem oxidativer Stress und Entzündung verringert, die Immunabwehr und Endothelintegrität gefördert, Gewebe- und Organschädigungen reduziert und der Gesamtverlauf der Krankheit verbessert werden.

Vitamin C und COVID-19

Ein wachsender Korpus an Evidenz deutet darauf hin, dass ein Zytokinsturm, welcher eine potenziell tödliche, durch eine Vielzahl von Faktoren (z. B. Infektion) ausgelöste Immunreaktion ist, mit dem Fortschreiten und Schweregrad von COVID-19 assoziiert ist und häufig die Todesursache darstellt. Zytokinstürme gehen mit schweren Entzündungen und erhöhten Konzentrationen proinflammatorischer Zytokine einher. Somit sind Zytokinstürme ein Hauptmechanismus bei durch hochpathogene humane Coronaviren ausgelösten Pneumonien wie SARS-CoV-2. Darüber hinaus zeigen die klinischen Merkmale von COVID-19, dass Zytokinstürme mit dem Schweregrad der Erkrankung positiv korrelieren. SARS-CoV-2 kann Monozyten und Makrophagen über ACE2-abhängige und ACE2-unabhängige Signalwege infizieren. Dadurch wird die antivirale Antwort von Monozyten und Makrophagen unterdrückt. Zusätzlich wird durch die Infektion mit SARS-CoV-2 die adaptive Immunantwort gestört, da Monozyten und dendritische Zellen (DC) als antigenpräsentierende Zellen (APC) fungieren. Bei COVID-19-Patienten wurden beispielsweise erhöhte zirkulierende Mengen von IL-1β, IL-10, IL-17, TNFα, G-CSF, GMCSF, CXCL8, CXCL10 und IFN-γ festgestellt, insbesondere bei denen mit intensivmedizinischem Behandlungsbedarf. Einige dieser durch Monozyten und Makrophagen freigesetzten Chemokine und Zytokine können die Pathogenese von COVID-19 eskalieren.

Wie oben beschrieben, hat Vitamin C komplexe immunmodulierende, antivirale, antibakterielle, antioxidative und entzündungshemmende Eigenschaften, insbesondere in hohen Konzentrationen. Vitamin C kann die Aktivierung des redoxsensitiven nukleären Faktors kappa-B (NfκB) hemmen, der ein wichtiger proinflammatorischer Transkriptionsfaktor für die Produktion von Entzündungsmediatoren (z. B. Zytokine, Chemokine) ist. Vitamin C hemmt den Granulozyten-Makrophagen-Kolonie-stimulierenden Faktor (GM-CSF) und reduziert den Tumornekrosefaktor-alpha (TNFα) bei schwerer ambulant erworbener Pneumonie. Darüber hinaus reguliert Ascorbinsäure die Funktion und Proliferation von T-Zellen, B-Zellen und natürlichen Killerzellen (NK-Zellen).

Die intravenöse Verabreichung von Vitamin C erzielt höhere Blutspiegel (> 1.000 μmol/l) und hat sich in der komplementären Medizin als supportive Therapie bei Atemwegsinfektionen etabliert (z. B. 7,5 g Vitamin C in 100 ml 0,9 % NaCl, 2- bis 4-mal wöchentlich). In der Intensivmedizin wurde außerdem gezeigt, dass Vitamin-C-Infusionen die lokomotorischen Eigenschaften von Immunzellen (z. B. Neutrophilen bei Sepsis) verbessern. In einer jüngeren Metaanalyse wurde festgestellt, dass Vitamin C Erkältungen, den Aufenthalt auf der Intensivstation und die künstliche Beatmungsdauer bei kritisch kranken Patienten verkürzen kann. Interessanterweise empfiehlt die Stadtregierung von Shanghai jetzt offiziell eine hochdosierte Vitamin-C-Therapie (100–200 mg/kg Körpergewicht/Tag, i. v.) in ihren Leitlinien für die Behandlung von COVID-19.

Anti-Sars-CoV-2-Eigenschaften von Vitamin C

- Angeborenes und erworbenes Immunsystem ↑
- Antivirale, antibakterielle, antimikrobielle und immunmodulierende Eigenschaften
- ROS-induzierte Schäden an Endothel und Alveolarmembran ↓
- Zytokinsturm ↓, ARDS-Therapie ↑, Risiko einer Multiorganfunktionsstörung ↓
- Lymphozyten ↑, T-, B- und natürliche Killerzellen (NK-Zellen) ↑
- Antioxidative und entzündungshemmende Wirkungen
- Inhibition von NfκB, Aktivierung von NRF2
- Integrität epithelialer Gewebe: Alveolarsystem

Aufgrund seiner antioxidaiven und antinflammatorischen Eigenschaften kann Vitamin C helfen, einen Zytokinsturm zu unterdrücken, einen der Hauptmechanismen bei der Verschlechterung von COVID-19-Patienten. Aus diesem Grund kann die intravenöse Vitamin-C-Applikation in einer frühen Phase des ARDS bei COVID-19-Patienten helfen, den Zytokinsturm zu behandeln, die Immunität des Wirtes zu verbessern und einen besseren Krankheitsverlauf zu erreichen. Die Ergebnisse der ersten randomisierten Interventionsstudien mit Vitamin-C-Infusionen (z. B. 12 g Vitamin C intravenös zweimal täglich für 7 Tage) sind vielversprechend. Da Vitamin C eine sichere und kostengünstige Behandlungsoption bietet und mehrere potenziell positive Wirkungen auf COVID-19 hat, sollte Ärzte empfohlen werden, auf der Intensivstation zusammen mit den anderen Therapien (z. B. Kortikosteroiden) Vitamin-C-Infusionen anzuwenden.

Bereits drei Studien zu Vitamin C bei COVID-19 zeigen eine schnellere Heilungsrate, bessere Sauerstoffversorgung, Reduktion des Zytokin-Sturms und ein starker Trend zu weniger Mortalität. Man muss allerdings genau hinsehen, wenn man sich die randomisiert, kontrollierten Studien anschaut. Zu schnell wird in den Medien von einem fehlenden Benefit gesprochen. Das hat unterschiedliche Gründe: Die erste Studie aus China zu intravenösem Vitamin C bei schweren COVID-19-Fällen war aufgrund der schnellen Epidemiekontrolle „underpowered" und bei der jüngsten Publikation zu oralem Vitamin C und Zink bei ambulanten Patienten wurde der statistisch gesicherte Benefit schlichtweg nicht publiziert. Es lohnt sich, die Studien genau anzusehen – denn der Benefit von supportivem Vitamin C ist groß.

Eine bessere Sauerstoffversorgung, Reduktion des Zytokin-Sturms und ein deutlicher Trend zu einem geringeren Sterberisiko bei kritisch Kranken, dies sind die vielversprechenden Ergebnisse der ersten randomisierten, multizentrischen, Placebo-kontrollierten Studie von Zhang et al. – allerdings ist die Studie kleiner ausgefallen als ursprünglich geplant. Es konnten nicht – wie angestrebt und für eine statistische Beurteilung notwendig – 140 Patient*innen rekrutiert werden, sondern nur 56. Die Autoren erklären, dass die Studie in der zweiten Hälfte des Ausbruchs in Wuhan begonnen wurde und die Epidemie zu diesem Zeitpunkt bereits gut unter Kontrolle war.

COVID-19 Patienten mit Pneumonie erhielten innerhalb von 48 Stunden nach Aufnahme auf Intensivstation für 7 Tag entweder alle 12 Stunden 12 g Vitamin C oder Placebo. Zusätzlich wurde bei allen niedermolekulares Heparin und bei Bedarf Cortison appliziert.

Primärer Studienparameter war die Anzahl beatmungsfreier Tage während der ersten 28 Tage. Sekundäre Endpunkte waren u. a. die 28-Tage-Mortalität, die Sauerstoffversorgung, der Grad der Organschädigung (SOFA-Score) und das Fortschreiten der Entzündung.

Die Zahl der Tage, an denen beatmet wurde, war zwar in der Vitamin-C-Gruppe um 15,5 % reduziert (26 beatmungsfreie Tage versus 22), aber die Anzahl an Rekrutierten reichte für eine Signifikanzberechnung nicht aus. Signifikante Verbesserungen zeigten sich allerdings bei der Sauerstoffversorgung und der Reduktion des Zytokin-Sturms ($p< 0.05$) – klinisch sehr relevante Parameter. Dies drückte sich in der tendenziell besseren Organfunktion und der geringeren Sterblichkeit in der Vitamin-C-Gruppe aus. Der durchschnittliche SOFA-Score war in der Placebogruppe doppelt so hoch (6 versus 3). Bei den schwerstkranken Patienten mit einem SOFA-Wert > 3 verstarben in der Placebogruppe 47,6 % gegenüber 21,7 % in der Vitamin-C-Gruppe ($P=0{,}06$). Die Hazard Ratio wird mit 0,3 angegeben, d. h. das Sterblichkeitsrisiko in der Vitamin-C-Gruppe war um 70 % reduziert ○ Abb. 4.17.

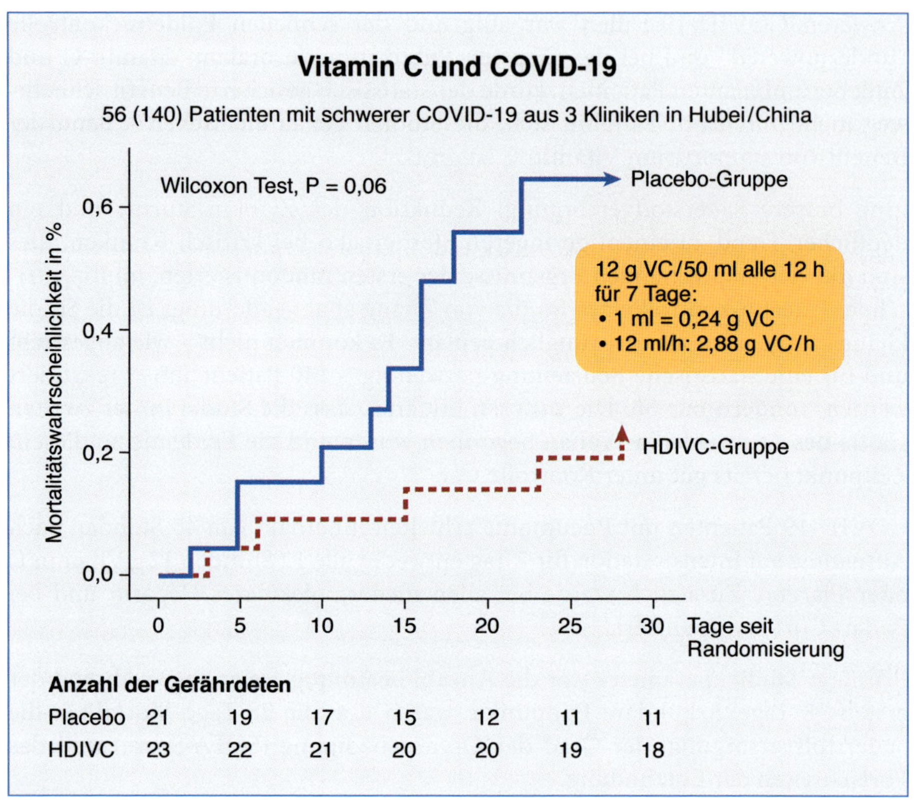

Abb. 4.17 Vitamin-C-Infusionen können bei COVID-19 die Mortalitätswahrscheinlichkeit senken.

Schnellere Heilungsrate bei schweren und leichteren COVID-19-Verläufen

Kumari et al. untersuchten die Wirkung von intravenösem Vitamin C bei COVID-19 Patienten und Patientinnen mit schweren Verläufen, die stationär behandelt werden mussten. Thomas et al. eruierten die Effekte von oralem Vitamin C bei ambulanten Kranken mit leichteren Verläufen. Beide fanden eine signifikant schnellere Genesungsrate, wobei man bei der Studie von Thomas et al. genauer hinsehen muss.

In der randomisierten, kontrollierten, nicht verblindeten Studie von Kumari et al. erhielten 75 der 150 rekrutierten Patienten zusätzlich zur Standardtherapie intravenöses Vitamin C in einer Dosierung von 50 mg/kg KG pro Tag. Das heißt, die hier verwendete Vitamin-C-Dosis entspricht bei einem 75 kg schweren Patienten einer Tagesdosis von 3,75 g und ist damit deutlich niedriger als in der Studie von Zhang et. al. (Tagesdosis von 24 g). COVID-19-Patienten, die intravenöses Vitamin C erhielten, waren 2,5 Tage früher symptomfrei (7,1 ± 1,8 vs. 9,6 ± 2,1 Tage, p < 0,0001) und konnten 2,6 Tage früher aus dem Krankenhaus entlassen werden (p < 0,0001). Die Gruppen unterschieden sich nicht signifikant hinsichtlich der notwendigen Beatmung und der Sterblichkeit. Obwohl auch hier ein guter Trend zu weniger Todesfällen in der Vitamin-C-Gruppe zu sehen war (9,3 % versus 14,6 %). Insbesondere die signifikant kürzere Verweildauer im Krankenhaus ist ein tragfähiges Argument. Zielt doch der ganze Lockdown mit all seinen zum Teil sehr schweren Begleiterscheinungen daraufhin, genug Krankenhauskapazitäten zu haben.

Es ist plausibel anzunehmen, dass die in der Studie von Kumari et al. verwendete Vitamin-C-Dosis zu gering gewesen ist – zumal ein klinischer Vitamin-C-Mangel im Skorbutbereich bei kritisch Kranken, Patienten und Patientinnen mit Pneumonien und COVID-19 häufig vorliegt.

Studie zu Vitamin C und Zink übersieht Benefit von Vitamin C

In einer multizentrischen, randomisierten, nicht verblindeten Studie bei 214 ambulanten COVID-19 Patienten untersuchten Thomas et al. die Effekte einer 10-tägigen oralen Supplementierung mit Vitamin C (8 g/d) und/oder Zinkglukonat (50 mg/d) auf die Symptomdauer.

Sie berichteten, dass die durchschnittliche Zeit bis zu einer 50%igen Reduktion der Symptome bei den Patienten mit Standardtherapie bei 6,7 Tagen lag und sich in der Vitamin-C-Gruppe auf 5,5 Tage verkürzte. Dieser Unterschied von 1,2 Tagen entspricht einer 18%igen Verkürzung der Symptomdauer von COVID-19 Patienten in der Vitamin-C-Gruppe. Die Autoren schreiben, dass dieser Effekt nicht signifikant ist und die Studie aufgrund fehlender Wirksamkeit vorzeitig abgebrochen wurde. Harri Hemilä, Professor für Öffentliches Gesundheitswesen an der Universität Helsinki, hat die Studie kommentiert. Der Abbruch der Studie ist für ihn und andere Wissenschaftler in keiner Weise nachvollziehbar, denn im Methodenabschnitt zur statistischen Analyse geben die Studienautoren an, dass eine Reduktion der Symptomdauer um 1,0 Tage zwischen den beiden Gruppen ein klinisch relevanter Unterschied ist. Die tatsächlich beobachtete schnellere Genesung der Patienten in der Vitamin-C-Gruppe lag sogar 20 % über dem Erwarteten (1,2 vs. 1,0 Tage). Die Studienautoren erklären dieses Paradoxon nicht. Aber es kommt noch schlimmer: Die Autoren publizierten nicht den signifikanten Nutzen von Vitamin C auf die Heilungsrate. Professor Hemilä berechnete aufgrund der Kaplan-Meier-Kurve

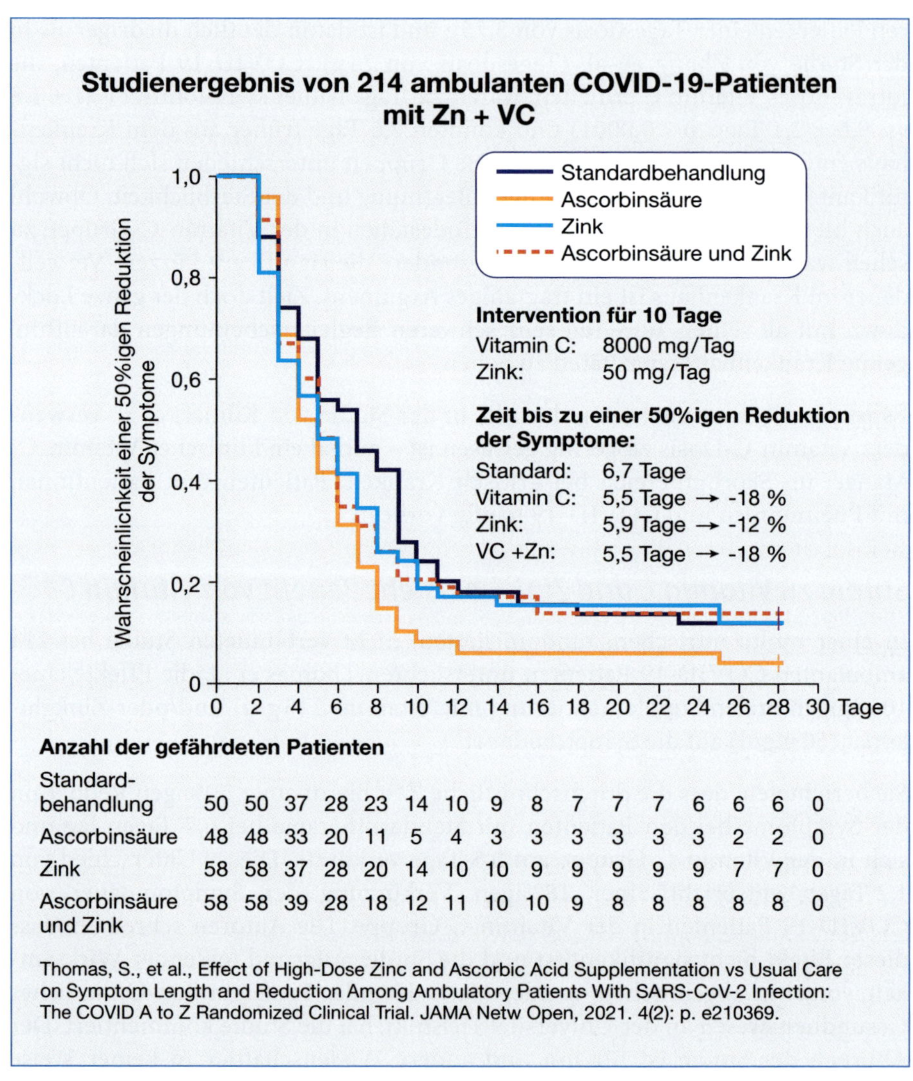

Anzahl der gefährdeten Patienten

	0	2	4	6	8	10	12	14	16	18	20	22	24	26	28	30
Standardbehandlung	50	50	37	28	23	14	10	9	8	7	7	7	6	6	6	0
Ascorbinsäure	48	48	33	20	11	5	4	3	3	3	3	3	3	2	2	0
Zink	58	58	37	28	20	14	10	10	9	9	9	9	9	7	7	0
Ascorbinsäure und Zink	58	58	39	28	18	12	11	10	10	9	8	8	8	8	8	0

Thomas, S., et al., Effect of High-Dose Zinc and Ascorbic Acid Supplementation vs Usual Care on Symptom Length and Reduction Among Ambulatory Patients With SARS-CoV-2 Infection: The COVID A to Z Randomized Clinical Trial. JAMA Netw Open, 2021. 4(2): p. e210369.

Abb. 4.18 Symptomreduktion in Abhängigkeit von der Zeit unter verschiedenen Mikronährstoff-Interventionen.

für den primären Studienendpunkt (Wahrscheinlichkeit der 50%igen Symptomreduktion in Abhängigkeit der Zeit; Abb. 4.18 der Publikation von Thomas et al.) die Genesungsrate in der Vitamin-C-Gruppe im Vergleich zur Standardbehandlungsgruppe: Vitamin C verbessert die Heilungsrate um 71 % (95 % CI 3,4 % bis 182 %, P = 0,036). Dieser direkte Vergleich der Genesungsrate zwischen der Vitamin-C- und der Standardbehandlungsgruppe wurde von Thomas et al. nicht veröffentlicht.

Professor Hemilä erklärt, wie gut die tatsächlichen Ergebnisse von Thomas et al. zu den Ergebnissen aus Meta-Analysen passen, insbesondere wenn die Dosis berücksichtigt wird. Vitamin-C-Dosen von 6–8 g/Tag können bei viralen Infektionen der oberen Atemwege die Krankheitsdauer um etwa 20 % verkürzen. Diese Vorhersage deckt sich mit dem von Thomas et al. beobachteten Effekt von 18 % bei einer Dosierung von 8 g/Tag.

Bezüglich der Zinkgabe moniert Professor Hemilä vor allem fehlende Informationen zur Bioverfügbarkeit der Tablettenart (normale Zinktablette versus Zink-Lutschtabletten) und die viel zu geringe Dosis. Bei randomisierten, kontrollierten Studien, die einen Benefit von Zink nachgewiesen haben, wurden Lutschtabletten mindestens 6-mal pro Tag verabreicht – in der Studie von Thomas et al. nur einmalig vor dem Schlafengehen.

Bei der supportiven Therapie mit Vitamin C und der Interpretation der Studienergebnisse ist die Pharmakokinetik ein wichtiger Punkt. Nur durch Infusion lassen sich hohe Wirkspiegel im Blut und damit eine schnelle und effiziente Versorgung des Gewebes erreichen. Bei Studien zu oralem Vitamin C sollten immer die Blutspiegel mit untersucht werden, um einen Bias durch mangelnde Bioverfügbarkeit und/oder Compliance auszuschließen. Die Infusion ermöglicht auch die Umgehung von genetisch bedingten Resorptionsunterschieden, die für Vitamin-C-Transporter bei COVID-19-Patienten beschrieben sind.

Die aktuellen Studienergebnisse zu Vitamin-C-Infusionen in der Therapie von COVID-19 sind vielversprechend. So zeigt eine retrospektive Kohortenstudie aus dem Tongji Hospital (Universität Wuhan, China), dass die 28-Tage-Mortalität signifikant durch Vitamin-C-Infusionen (Applikation: 1. Tag: 2× 6 g VC, 2.–5. Tag: 6 g VC), supportiv zur Standardtherapie, signifikant um 86 % pro Tag reduziert (HR = 0,14, 95 % CI, 0,03–0,72, p = 0.037) o Abb. 4.19. Zusätzlich konnte man eine signifikant bessere Sauerstoffversorgung und geringere Belastung der Betroffenen mit Entzündungsparametern (z. B. hsCRP, Procalcitonin) beobachten. In einer weiteren randomisierten, multizentrischen und plazebokontrollierten Pilotstudie aus dem *Januar 2021* konnte man ebenfalls eine signifikante Verbesserung der Sauerstoffversorgung (→ Oxygenierungsfunktion der Lunge), Verringerung von schweren Krankheitsverläufen (→ SOFA-Scores ≥ 3) sowie Belastung mit Entzündungsparametern wie IL-6 bei den Patienten mit intensivpflichtiger SARS-CoV-2-bedingter Lungenentzündung durch Vitamin-C-Infusionen nachweisen (Beginn: 48 Stunden nach Aufnahme auf Intensivsta-

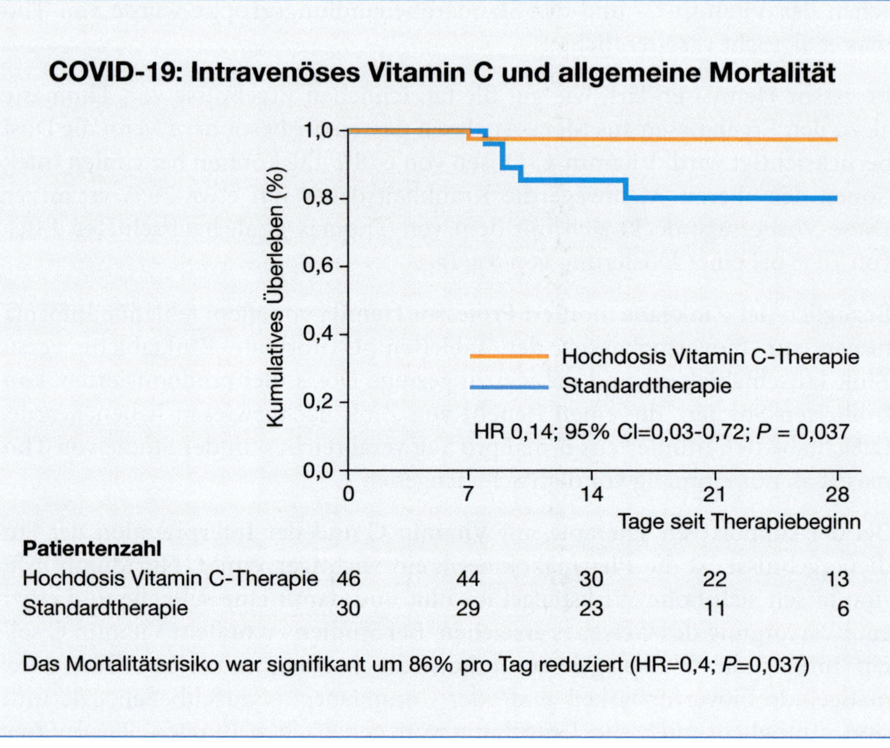

Abb. 4.19 Die intravenöse Hochdosistherapie mit Vitamin C zeigte in einer Studie einen Einfluss auf die allgemeine Mortalität.

tion, Applikation: alle 12 Stunden 12 g VC für 7 Tage über einen Zentralvenenkatheter). Auch die 28-Tage-Mortalität zeigte einen starken Trend in der Abnahme. Das Sterblichkeitsrisiko in der Vitamin-C-Gruppe war um 70 % reduziert.

In einer retrospektiven Vorher-Nachher-Fallstudie aus dem *April 2021*, die am Shanghai Public Health Clinical Center durchgeführt wurde und den Krankheitsverlauf vor (17.01.–17.3.2020) und nach der Einführung des Vitamin-C-Protokolls (18.03.–18.04.20) erfasste, konnte man nachweisen, dass Infusionen mit Vitamin C (supportiv: 100 mg VC/kg KG pro Tag für 7 Tage) das Risiko für einen schweren Krankheitsverlauf (z. B. SIRS) signifikant um 72 % reduzieren (p = 0.03) und vielfältige günstige Effekte bei Patienten mit COVID-19 aufweisen beispielsweise auf die Entzündungsreaktion (z. B. CRP), sowie Immun-, Organ- und Gerinnungsfunktion (z. B. D-Dimer). Aktuelle Peer-Review aus dem *März 2021* und *April 2022* liefern zudem die pathobiochemischen Rationalen für den Einsatz von Vitamin-C-Infusionen in der Therapie von Fatigue, insbesondere im Zusammenhang mit Long-COVID und Corona-Burnout.

Empfehlung für die klinische Praxis

Prävention:

Orale Supplementierung: 1.000–3.000 mg Vitamin C (z. B. als Ester-C plus Quercetin, über den Tag verteilt).

Supportive Therapie: Klinikaufenthalt, schwerer Verlauf von COVID-19

a) Initial (Tage 1–10): 15–30 g Vitamin C pro Infusion (z. B. in 100–200 ml 0,9 % NaCl als Kurzinfusion) bei vorherigem Ausschluss eines Glucose-6-phosphat-Dehydrogenase-Mangels und unter Beachtung sämtlicher Kontraindikationen gegen Vitamin C (z. B. Hämochromatose, Nierenversagen).
b) Dann: 2–4 Infusionen mit 7,5–15 g Vitamin C (z. B. in 100–200 ml 0,9 % NaCl als Kurzinfusion) pro Woche.

4.4 Flavonoid Quercetin

In den 1930er-Jahren wies bereits der ungarische Biochemiker und Nobelpreisträger Albert Szent-Györgi auf die ernährungsphysiologische Bedeutung der Flavonoide hin (1936). Szent-Györgi erkannte den günstigen Effekt der Flavonoide bei der Heilung von Gefäßschäden in der Behandlung des Skorbuts. Er konnte nachweisen, dass Flavonoide aus Zitrusfrüchten eine erhöhte Permeabilität von Gefäßen und Zellmembranen wieder normalisieren können. Die klassische Vitamin-C-Mangelerkrankung Skorbut ließ sich mit einer Kombination aus Vitamin C und Flavonoiden effektiver behandeln als mit alleiniger Vitamin-C-Gabe.

Mittlerweile liegt eine Vielzahl von Wirkungen vor, die für Flavonoide insbesondere für Quercetin und Rutosid nachgewiesen wurden. Im Zusammenhang mit viralen Atemwegsinfektionen wie COVID-19 sind dabei von besonderem Interesse die antiviralen, antioxidativen, antiinflammatorischen, endothelprotektiven, immunmodulierenden und antikanzerogenen Eigenschaften. In-vitro- und in-vivo-Studien weisen darauf hin, dass die protektiven Wirkungen des Flavonoids Quercetin zum einen systemisch über den Blutweg und zum anderen über die Beeinflussung des Darmmikrobioms erfolgen.

Die antioxidativen, antiinflammatorischen und antikanzerogenen Eigenschaften der Flavonoide sind zum Teil auf die Anzahl der phenolischen OH-Gruppen des Moleküls zurückzuführen. Quercetin bildet zusammen mit Vitamin C und L-Glutathion ein Redoxsystem ○ Abb. 4.20. Dadurch wird die Wirkung aller an diesem System beteiligten Antioxidanzien im Sinne einer synergistischen Wirkung verstärkt. Das aus den drei Aminosäuren Glutamat, Cystein und Glycin aufgebaute Tripeptid L-Glutathion (GSH) stellt für die Zellen unseres Organismus den wichtigsten antioxidativen Schutzfaktor dar. Ein hoher intrazellulärer GSH/GSSG-Quotient ist Voraussetzung für eine physiologische Zellfunktion. Quercetin erhöht die intrazellulären GSH-Spiegel, indem es das zum Disulfid oxidierte und inaktivierte Glutathion (GSSG) wieder reduziert.

Biosynthese und Klassifizierung der Flavonoide

Die Biosynthese der Flavonoide in der Pflanze erfolgt durch schrittweise Kondensation von drei Molekülen Malonyl-Coenzym A an ein als Starter dienendes Molekül 4-Hydroxy-cinnamoyl-Coenzym A (= 4-Hydroxyzimtsäure). Für alle Flavonoide ist ein C-15-Kohlenstoffgerüst, welches aus drei Acetat-Einheiten (C6) und einer Phenylpropan-Einheit (C6-C3) aufgebaut ist, typisch.

Die einzelnen Vertreter der Flavonoide wie Flavone, Flavonole, Anthocyanidine und Flavanone unterscheiden sich vor allem in der Substitution der Ringe. Hauptsubstituenten sind Hydroxyl-Gruppen, an die verschiedene Zuckerreste wie zum Beispiel Rhamnose gebunden sind. Die meisten Flavonoide liegen in dieser Form als sogenannte Glykoside vor. Das bekannteste Aglykon (= zuckerfreier Glykosidrest) aus der Gruppe der Flavonole ist das Quercetin. Flavonole tragen am C3 des Heterozyklus zusätzlich eine Hydroxyl-Gruppe. Das Flavonolglykosid des Quercetins ist das Rutosid. Häufig in der Literatur für Rutosid verwendete Synonyma sind Rutin, Quercetin-3-Rut(in)osid, Quercetin-3-Rhamnoglykosid oder Vitamin P (P = Permeabilität).

Vorkommen und Funktionen der Flavonoide

Flavonole sind in vielen Obstsorten, in Blatt- und Wurzelgemüse und einigen Getreidesorten enthalten. Flavonole machen in der pflanzlichen Nahrung das größte Stoffkontingent unter den Flavonoiden aus. Die hellgelben Flavonolglykoside werden zum Teil unter Einwirkung von UV-Licht gebildet und finden sich daher vorwiegend in der Fruchtschale. Verteilungs- und mengenmäßig ist Quercetin das wichtigste Flavonol. Quercetin kommt vor allem in Früchten wie Preiselbeeren (160 mg/kg), schwarzen Johannisbeeren (80 mg/kg) und verschiedenen Gemüsearten wie Zwiebeln (480 mg/kg), Schnittlauch (240 mg/kg) und Grünkohl (60 mg/kg) vor.

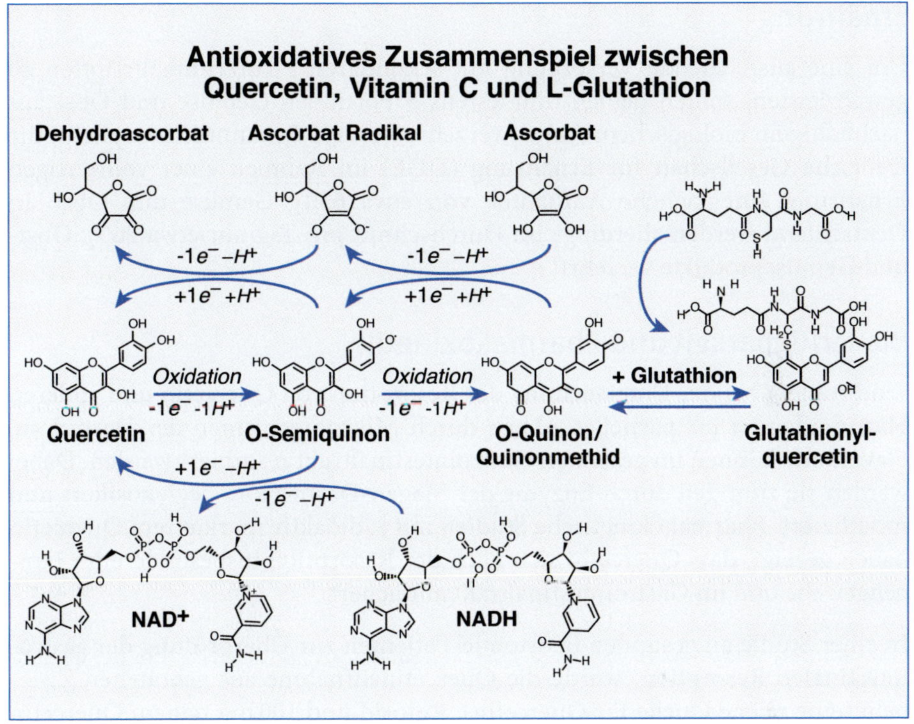

Abb. 4.20 Quercetin, L-Glutathion und Vitamin C bilden zusammen ein Redoxsystem.

Flavonoide übernehmen in der Pflanze antibakterielle und antivirale Aufgaben. Ihre Hauptfunktion ist der Schutz lebenswichtiger Zellbestandteile wie Zellmembranen oder ungesättigte Lipide vor der oxidativen Zerstörung durch Sauerstoffradikale. Auch das in Pflanzen gebildete Vitamin C wird durch Flavonoide wie Quercetin vor der Oxidation geschützt. Dieser Effekt wird auch als Vitamin-C-Spareffekt der Flavonoide bezeichnet.

Vitamin-C-haltige Produkte, die in der Mikronährstoffmedizin eingesetzt werden, enthalten häufig Kombinationen aus Flavonoiden und Vitamin C. Kunden, die in der Arztpraxis oder Apotheke nach natürlichem Vitamin C fragen, sind meistens auf der Suche nach einem derartigen Kombinationspräparat, das neben Vitamin C, Hagebuttenschalen und Acerola vor allem Flavonoide enthält.

Ernährung

Um eine ausreichende Versorgung mit sekundären Pflanzeninhaltsstoffen zu gewährleisten, sollten täglich mindestens 5 Portionen Gemüse und Obst aus nachhaltigem biologischem Anbau verzehrt werden. Bekanntlich empfiehlt die Deutsche Gesellschaft für Ernährung (DGE) im Rahmen einer vollwertigen Ernährung eine tägliche Aufnahme von etwa 650 g Gemüse und Obst. In Deutschland werden allerdings im Durchschnitt pro Tag nur etwa 265 g Obst- und Gemüseprodukte verzehrt!

Bioverfügbarkeit und Pharmakokinetik

Ein Problem bei der Untersuchung der Resorption von Quercetin und anderen Flavonoiden ist ihr partieller Abbau durch Mikroorganismen der Darmflora. Flavonoide können im gesamten Gastrointestinaltrakt resorbiert werden. Dabei werden sie zum Teil durch Enzyme der Magen-Darm-Flora deglykosiliert und modifiziert. Pharmakokinetische Studien mit radioaktiv markiertem Quercetin haben gezeigt, dass Quercetin sich nach der Resorption insbesondere im Lungengewebe und im Gastrointestinaltrakt anreichert.

In einer Studie an gesunden Ileostomie-Patienten zur Überprüfung der gastrointestinalen Resorption, wurde die Quercetinaufnahme aus gebratenen Zwiebeln (eine reiche Quelle für Quercetin), Rutosid und 100 mg reinem Quercetin verglichen. Als Ergebnis wurde eine Resorption von 17 % aus Rutosid, 24 % aus reinem Quercetin und 52 % aus Zwiebeln ermittelt. Diese Ergebnisse belegen, dass der menschliche Organismus in der Lage ist, Quercetin in ausreichenden Mengen aufzunehmen. Möglicherweise kann die Quercetinaufnahme durch die kombinierte Gabe mit dem ebenfalls antientzündlich wirkenden Enzym Bromelain verbessert werden.

Antioxidative Schutzfunktion

Quercetin schützt mehrfach ungesättigte Fettsäuren in den Zellmembranen vor der oxidativen Schädigung durch Lipidperoxide. In-vitro Untersuchungen zur Hemmung der Kupfer-(II)-katalysierten LDL-Oxidation mit aus Rotwein isolierten Flavonoiden haben gezeigt, dass Quercetin ein signifikant stärker wirksames Antioxidans darstellt als die Vitamine C und E. Quercetin bildet zusammen mit diesen Vitaminen und L-Glutathion ein Redoxsystem ○ Abb. 4.20. Dadurch wird die Wirkung aller an diesem System beteiligten Antioxidanzien im Sinne einer synergistischen Wirkung verstärkt.

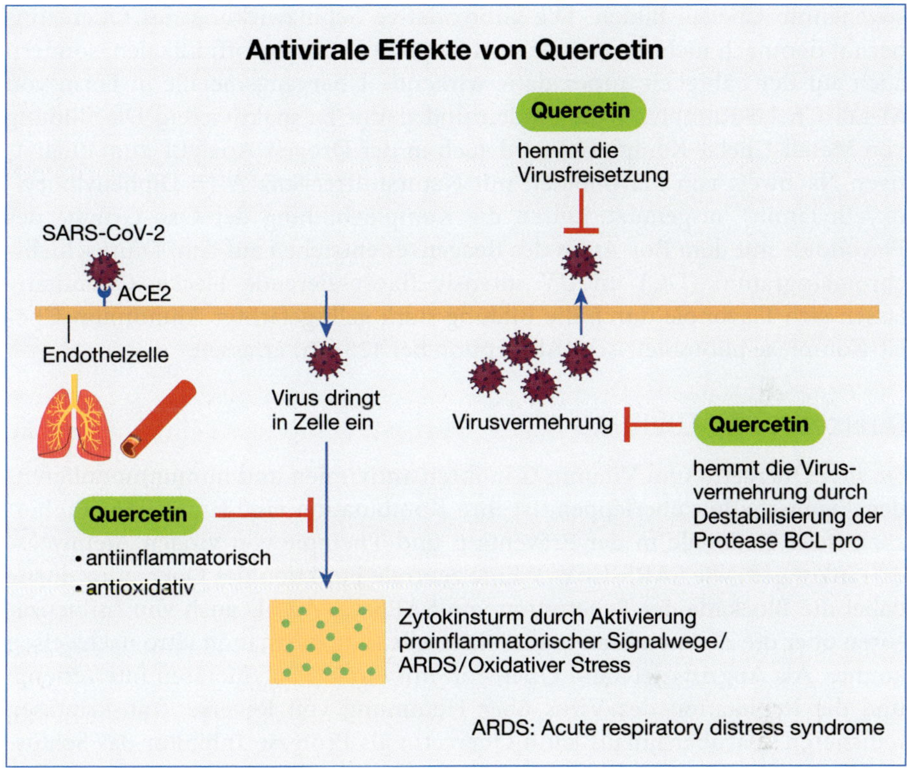

Abb. 4.21 Quercetin kann auf verschiedenen Wegen SARS-CoV-2 beeinflussen.

Die antioxidativen Eigenschaften der Flavonoide sind zum Teil auf die Anzahl der phenolischen OH-Gruppen des Moleküls zurückzuführen. Dabei erhöht sich mit steigender Anzahl der OH-Gruppen die antioxidative Potenz. Neben dem vor allem im grünen Tee (Camellia sinensis) vorkommenden Epigallocatechingallat besitzt Quercetin aufgrund seiner vier OH-Gruppen am Phenylchromanring unter den Polyphenolen die stärksten antioxidativen Eigenschaften. Neben Sulforaphan, dem Labdane-Diterpenoid Andrographolid und Curcumin zählt Quercetin zu einem der potentesten Aktivatoren des redoxsensitiven Transkriptionsfaktors NRF2 unter den Phytaminen ▸ Kap. 5.

Übergangsmetalle wie Eisen oder Kupfer sind in der Lage, Radikalkettenreaktionen in Gang zu setzen. Ein Beispiel hierfür ist die sogenannte Fenton-Reaktion, bei der zweiwertiges Eisen mit Wasserstoffperoxid unter Bildung aggressiver Hydroxylradikale reagiert. Flavonoide mit einer OH-Gruppe in Nachbarstellung zur Oxogruppe wie das Quercetin können mit Eisen Komplexe, sogenannte Chelate bilden. Die antioxidative Schutzwirkung des Quercetins beruht demnach nicht nur auf dem Abfangen von Sauerstoffradikalen, sondern auch auf der Fähigkeit, prooxidativ wirkende Übergangsmetalle in Form von Metall-Chelat-Komplexen zu binden und damit zu inaktivieren. Die Bildung von Metall-Chelat-Komplexen wird auch in der Drogen-Analytik zum qualitativen Nachweis von Flavonoiden mit Naturstoffreagenz A (= Diphenylboryloxyethylamin) ausgenutzt. Durch die Komplexbildung der Oxo-Gruppe des Flavonoids mit dem Bor-Atom des Reagenzes entstehen auf dem Dünnschichtchromatogramm (DC) im UV intensiv fluoreszierende Flecke. Quantitativ lassen sich Flavonole durch die Bildung stark gelb gefärbter Aluminium-Chelat-Komplexe photometrisch (Absorption bei 425 nm) erfassen.

Quercetin und COVID-19

Da sich Quercetin und Vitamin C in ihren antiviralen und immunmodulierenden Eigenschaften überlappen, ist ihre Kombination eine sinnvolle pathobiochemische Rationale in der Prävention und Therapie von viralen Atemwegserkrankungen, wie SARS-CoV-2. Eine zentrale Funktion des Quercetins dürfte dabei die Blockade der Penetration von SARS-CoV-2 als auch von Influenza-Viren über die Zellmembran in die Wirtszelle sein, die man in vitro nachweisen konnte. Als Angriffsziel kann Quercetin mit viralen Polymerasen interferieren und die Replikation des Virus über Hemmung von Reverse Transkriptasen reduzieren. Darüber hinaus kann Quercetin als Protease-Inhibitor das Schlüsselenzym 3CL-Protease durch Bindung an ihre GLN189 Seite hemmen. Letzteres spaltet die von der viralen RNA übertragenen Polyproteine in funktionelle virale Proteine. Die wenigen bisher vorliegende in vitro und in vivo Studien machen das Flavonoid zu einem vielversprechenden Kandidaten unter den immunrelevanten Phytaminen im Kampf gegen COVID-19.

Empfehlungen für die Praxis

Dosierung in der Prävention:

Zur Prävention einer Virusinfektion der Atemwege sollten Senioren, Jugendliche und Erwachsene 200–500 mg Quercetin pro Tag zusammen mit Vitamin C ergänzen.

Supportive Therapie: Klinikaufenthalt, schwerer Verlauf

Bei akuten Infektionen empfiehlt sich 1.000–2.000 mg Quercetin pro Tag (z. B. 2× 500 mg/d) plus Curcumin (z. B. 500 mg/d), Vitamin C und Vitamin D zu supplementieren.

4.5 Der Vitamin-B-Komplex

Die Gruppe der B-Vitamine sind als Katalysatoren und Regulatoren in Form ihrer Coenzyme an allen Stoffwechselwegen beteiligt, inklusive der mitochondrialen ATP-Produktion und Integrität der Nervenzellen. Obwohl jedes B-Vitamin dabei seine besonderen Aufgaben erfüllt, unterstützen diese wasserlöslichen Vitamine im Allgemeinen die Aktivierung des angeborenen und adaptiven Immunsystems, reduzieren proinflammatorische Zytokine, verbessern die mitochondriale Atmung, erhalten die endotheliale Integrität, reduzieren die Belastung mit Homocystein und wirken einer Koagulopathie entgegen. Eine Auswahl der Vitamine aus dem Vitamin-B-Komplex soll kurz vorgestellt werden.

Vitamin B_1 (Thiamin)

Im Intermediärstoffwechsel der meisten Organe einschließlich des Gehirns wirkt Thiamin überwiegend als Coenzym in Form von Thiamindiphosphat (TDP). Dabei erfüllt es Schrittmacherfunktionen im mitochondrialen Energiestoffwechsel bei der Einschleusung von Kohlenhydratmetaboliten in den Citratzyklus durch oxidative Decarboxylierung von Pyruvat (= Endprodukt der Glykolyse) zu Acetyl-CoA mittels der α-Liponsäure-/Thiamin-abhängigen Pyruvat-Dehydrogenase (PDH) und bei der Umwandlung von α-Ketoglutarat in Succinyl-CoA mittels der α-Liponsäure-/Thiamin-abhängigen α-Ketoglutarat-Dehydrogenase (→ Citratzyklus) sowie im Pentosephosphatzyklus bei der Bereitstellung von NADPH für reduktive Biosynthesen und Pentosen (z. B. Ribose-5-phosphat) für die Nukleotid-Biosynthese (z. B. ATP, GTP).

Bereits 1924 beobachtete der deutsche Arzt und Biochemiker Otto Warburg, dass in Krebszellen, unabhängig von der Verfügbarkeit an Sauerstoff, eine Verschiebung von der oxidativen Phosphorylierung hin zur Glykolyse erfolgt (→ Ersatz der Sauerstoffatmung durch Gärung). Während eine hohe Glucoseaufnahme auch das Wachstum von Viren unterstützt und bekanntlich die Insulinresistenz verschlechtert, hemmt Galactose die SARS-CoV-2-Replikation und verbessert die Insulinsensitivität. Der mitochondriale Stoffwechsel wird durch Galactose unter anderem über die vermehrte Aktivität von Cytochrom c und Steigerung der oxidativen Phosphorylierung unterstützt. Neben der Galactose bilden auch Inhibitoren der Transketolase wie das Thiamin-Derivat Benfo-Oxythiamin (B-OT) einen interessanten neuen therapeutischen Ansatzpunkt bei COVID-19. B-OT ist ein Prodrug des Oxythiamins, welches Thiamin-abhängige Enzyme wie die Transketolase inhibiert und bei viralen Infektionen

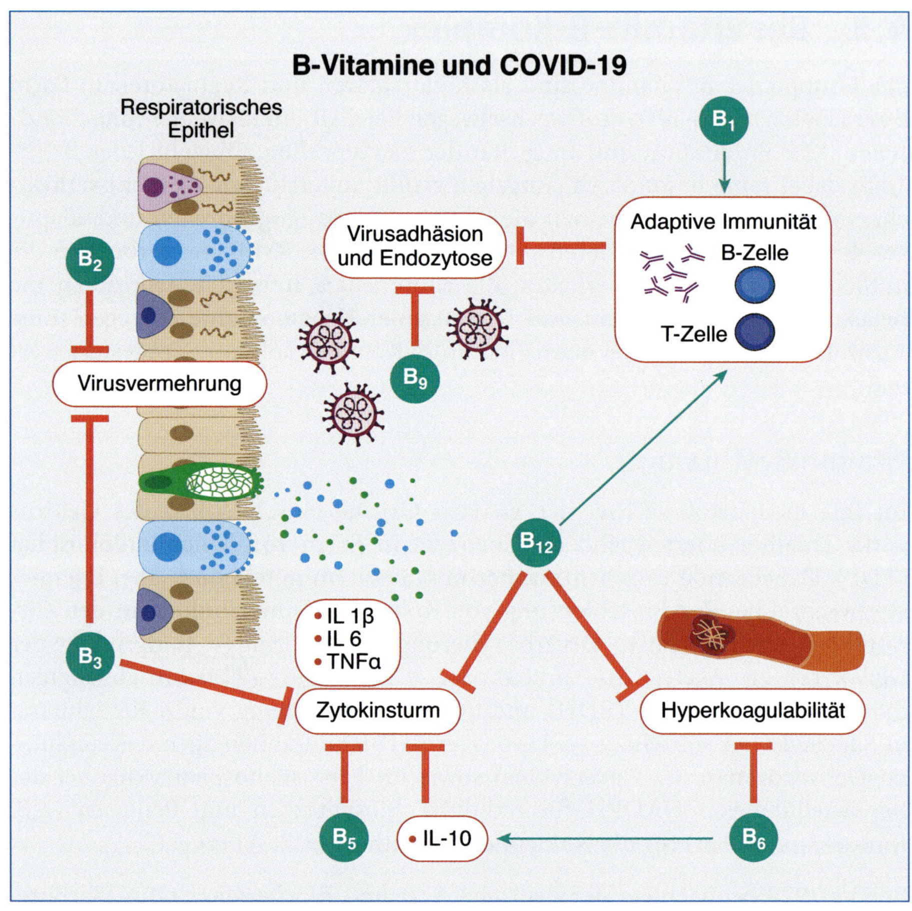

Abb. 4.22 Verschiedene Angriffspunkte von B-Vitaminen während der Virusvermehrung sowie im Rahmen des Immunsystems.

die mitochondriale Dysfunktion in Richtung oxidative Phosphorylierung verbessern kann.

Ein Thiaminmangel stört insbesondere die Funktion von Geweben mit hoher Mitochondriendichte wie ZNS und Myokard (→ Kardiomyopathie) aber auch die Immunantwort. Thiaminmangel ist mit Funktionsstörungen der T-Zellen und einer unzureichenden Antikörperantwort assoziiert. Für die Elimination des SARS-CoV-2 ist daher eine gute Versorgung mit Vitamin B_1 wichtig.

Die Absorption von oral appliziertem Vitamin B_1 (Thiamin) erfolgt über einen dosisabhängigen dualen Transportmechanismus: a) eine aktive energie- und natriumabhängige Resorption mit Sättigungskinetik, b) eine passive Diffusion bei höheren Dosen. Das aktive Resorptionslimit von Thiamin beträgt etwa 5 bis 10 mg. Dementsprechend hat Thiamin in einer Dosis von 50 mg bei gesunden Probanden eine Bioverfügbarkeit von etwa 5 %. Im Gegensatz zu den wasserlöslichen Thiaminsalzen werden die lipidlöslichen Allithiamin-Homologe (z. B. Benfotiamin) nach Abspaltung der Monophosphatgruppe an der Darmmukosa passiv und dosisproportional in Form von S-Benzoylthiamin resorbiert. Allithiamine führen im Vollblut, den Erythrozyten und der Zerebrospinalflüssigkeit zu höheren TDP-Spiegeln. Aufgrund der 5 bis 10-fach höheren Bioverfügbarkeit ist Benfotiamin in der Therapie das orale Vitamin-B_1-Prodrug der Wahl. Aufgrund der besonderen Struktur weist Benfotiamin antiinflammatorische, endothel- und neuroprotektive Eigenschaften auf.

Vitamin B_2 (Riboflavin)

Die biologisch aktiven Formen von Vitamin B_2 (Riboflavin) sind die Wasserstoff- und Elektronen-übertragende Coenzyme FMN (Flavinmono-) und FAD (Flavin-Adenin-dinucleotid). Die Flavin-Coenzyme zählen als funktionsbestimmender Bestandteil von zahlreichen Enzymen, welche Oxidations- und Reduktionsreaktionen katalysieren, zu den wichtigsten Elektronen-Akzeptoren und -Donatoren biologischer Redoxsysteme. Das humane Genom enthält über 90 Gene, die flavinabhängige Proteine kodieren. In der mitochondrialen Atmungskette ist Riboflavin als Cofaktor der Komplexe I und II an der energetischen Verwertung von Kohlenhydraten, Fetten und Proteinen beteiligt. Daneben spielt Riboflavin eine zentrale Rolle bei der Entgiftung von Homocystein, der Biosynthese und physiologischen Aktivierung von Vitamin D und der zellulären Immunantwort. Immunzellen (z. B. Makrophagen) benötigen für ihre Differenzierung, Proliferation und Aktivierung enorme Mengen an ATP. Riboflavin wirkt zudem antiinflammatorisch und reduziert die Belastung mit proinflammatorischen Zytokinen wie IL-1β, IL-6 und TNFα. Es wurde beobachtet, dass Riboflavin und UV-Licht gegen das MERS-CoV-2 wirksam sind, was darauf hindeutet, dass sie auch gegen SARS-CoV-2 hilfreich sein könnten. Tatsächlich konnte man zeigen, dass Riboflavin zusammen mit UV-Licht den infektiösen Titer von SARS-CoV-2 unter die Nachweisgrenze im menschlichen Blut senkt.

Vitamin B_3 (Niacin, Nicotinamid, Nicotinamid-Ribosid)

Die coenzymatisch aktiven Formen von Vitamin B_3 (Nicotinsäure = Niacin und Nicotinsäureamid = Nicotinamid) sind Nicotinamid-Adenin-Dinukleotid (NAD+) und Nicotinamid-Adenin-Dinukleotid-Phosphat (NADP+). NAD+

und NADP+ sind Coenzyme von über 200 Dehydrogenase-Reaktionen. Auch Niacin ist als Cofaktor des mitochondrialen Atmungskettenkomplex I für die energetische Verwertung von Makronährstoffen wichtig. Das bedeutendste intrazelluläre und intramitochondriale Antioxidans L-Glutathion wird durch Vitamin B_3 regeneriert. Auch für die angeborene und adaptive Immunität ist Vitamin B_3 wichtig.

Als Substrat für Poly(ADP-Ribose)-Polymerasen (PARP) ist Niacin essenziell für die Integrität und Reparatur der DNA, das Chromatin-Remodeling sowie die zelluläre Stressantwort. Unter anderem ist die PARP-Antwort erforderlich für die Hemmung der Virusreplikation. Eine PARP-Dysregulation durch SARS-CoV-2 mit Störungen der angeborenen Immunität ist beschrieben. Vitamin B_3 wirkt antientzündlich und immunmodulierend. Die Belastung mit proinflammatorischen Zytokinen wie IL-1β, IL-6 und TNFα wird reduziert. Im Tierversuch reduziert Vitamin B_3 die Virusreplikation (z. B. HIV, Enteroviren) und stärkt die Immunität. Aufgrund seiner lungenprotektiven und immunstärkenden Eigenschaften könnten Niacin, Nicotinamid und Nicotinamid-Ribosid als Adjuvans in der Therapie von COVID-19 eingesetzt werden.

Vitamin B_6 (Pyridoxal-5-Phosphat)

Die coenzymatisch aktive Form von Vitamin B_6 (Pyridoxin) ist Pyridoxal-5-Phosphat (PLP), das aus den Vitameren Pyridoxin, Pyridoxal und Pyridoxamin gebildet werden kann. PLP ist an über 100 enzymatischen Reaktionen beteiligt, vor allem im Aminosäurehaushalt, der Homocystein-Entgiftung und der Immunkompetenz. Ein Mangel an PLP führt zu einer Dysregulation der Antikörperproduktion und zellulären Immunkompetenz (z. B. Lymphozytenproliferation). Inflammatorisch geprägte Prozesse sind mit einem erhöhten Verbrauch an PLP assoziiert. Niedrige PLP-Spiegel werden vor allem bei älteren Menschen sowie Patienten mit Typ-2-Diabetes und kardiovaskulären Erkrankungen, die bekanntlich eine schlechte COVID-19-Prognose haben, beschrieben. Vitamin B_6 könnte bei COVID-19-Patienten hilfreich sein, da es die Immunsuppression infolge der Viruslast und die Hypersekretion von proinflammatorischen Zytokinen abmildert sowie die Integrität der Endothelien unterstützt und einer Hyperkoagulabilität vorbeugt.

Vitamin B_9 (Folsäure, Folat)

In Deutschland hat die Unterversorgung mit Folsäure beziehungsweise Folaten alarmierende Ausmaße angenommen. Bis zu 90 % der bundesdeutschen Bevölkerung nimmt laut den Daten der Nationalen Verzehrstudie NVS II trotz eines vielseitigen Ernährungsangebots immer noch nicht genügend Folsäure auf. Folsäure in ihrer aktiven Form, dem Tetrahydrofolat, an zahlreichen Stoffwechselprozessen beteiligt.

Als Coenzym bei der DNA-Synthese ist Folsäure für die Embryonalentwicklung sowie Regulierung von Zellteilungs- und Wachstumsprozessen wichtig. Ebenso für die Bildung von Erythrozyten, Leukozyten sowie der angeborenen und adaptiven Immunantwort. Folsäure ist beispielweise für die zytotoxische Aktivität von natürlichen Killerzellen (NK-Zellen), die Th_1-vermittelte Immunantwort und die Antikörperproduktion essenziell. Gemeinsam mit Vitamin B_2, Vitamin B_6 und Vitamin B_{12} ist Folsäure am Abbau des gefäßschädigenden Homocysteins beteiligt.

In einer aktuellen retrospektiven Studie aus dem März 2021 wurde bei hospitalisierten COVID-19-Patienten häufig ein reduzierter Folatspiegel im Serum nachgewiesen. In Bezug auf das vaskuläre Risiko ist es empfehlenswert, sowohl bei COVID-19-Patienten als auch bei Patienten mit Long-COVID, den erythrozytären Folatstatus als Homocysteinspiegel im Plasma labordiagnostisch zu hinterfragen. Folsäure kann die Virusreplikation reduzieren, indem das Vitamin die Endoprotease Furin hemmt, welche das Coronavirus zum Eintritt in die Zellen und zur Replikation benötigt. Bemerkenswert ist auch die Beteiligung von Vitamin D an der Folatabsorption. Der Protonengekoppelte Folat-Transporter (PCFT) erleichtert nämlich die intestinale Folataufnahme. 1,25$(OH)_2$D fungiert als Transkriptionsfaktor für Expression des PCFT, d.h. Vitamin D fördert indirekt über die Bildung von PCFT die Folatabsorption. Der häufige nachweisbare Mangel an Vitamin D bei Infektionen mit SARS-CoV-2 scheint zusätzlich auch die Folsäureverwertung zu beeinträchtigen.

Vitamin B_{12} (Me-Cbl, Adenosyl-Cbl)

Zu den wichtigsten Einflussgrößen auf die Lebensqualität des älteren Menschen zählt sein Ernährungs- und Mikronährstoffstatus. Ein in dieser Hinsicht kritischer Mikronährstoff ist neben Vitamin D vor allem Vitamin B_{12}, dessen Resorption und Utilisation bei älteren Personen (>60 Jahre) häufig eingeschränkt ist. Vitamin B_{12} ist bekanntlich wichtig für die Bildung roter Blutkörperchen, das Zellwachstum, die Myelinsynthese und die Gesundheit des Nervensystems. Im Intermediärstoffwechsel spielen Vitamin-B_{12}-abhängige Methylierungsreaktionen eine zentrale Rolle. Vitamin B_{12} reguliert zusammen mit 5-Methyl-Tetrahydrofolsäure die Remethylierung von Homocystein zu L-Methionin und die darauffolgende ATP-abhängige Bildung von S-Adenosyl-Methionin (SAM). SAM ist für die meisten biologischen Methylierungsreaktionen essenziell, u. a. die Methylierung von Myelin, Neurotransmittern und Phospholipiden (z. B. Phosphatidylcholin). Ein diätetischer Mangel an Vitamin B_{12} und/oder Folsäure ist einer der häufigsten Ursachen für eine Hyperhomocysteinämie.

Die Symptome bei COVID-19 als auch bei Long-COVID überschneiden sich häufig mit denen eines Mangels an Vitamin B_{12}: erhöhte Homocysteinspiegel im Plasma (≥ 10 µmol/l), oxidativer Stress, Aktivierung der Gerinnungskaskade, Fatigue, Abgeschlagenheit, Konzentrationsstörungen, etc. In Bezug auf das vaskuläre Risiko ist es empfehlenswert, sowohl bei COVID-19-Patienten als auch bei Patienten mit Post-COVID und Komorbiditäten wie Diabetes mellitus, grundsätzlich den Methylmalonsäure-Status sowie die Homocysteinspiegel im Plasma labordiagnostisch zu hinterfragen.

Protonenpumpenhemmer: Pneumonie- und COVID-19-Risiko

In der Pharmakologie zählen Protonenpumpeninhibitoren (PPI) zur bedeutsamsten Gruppe der Magen-Darm-Mittel, welche die Magensäuresekretion hemmen und daher Mittel der Wahl bei säurebedingten Erkrankungen des Gastrointestinaltrakts (GIT) sind. Aber eine unkritische Dauertherapie mit PPI birgt zahlreiche Risiken: neben Störungen im Darmmikrobiom, Gastrointestinaltrakt (GIT), Respirationstrakt, kardiovaskulären System sowie der Hirngesundheit, Knochenintegrität, Funktion der Leber, der Nieren bis hin zu endokrinen Tumoren des gastroenteropankreatischen Systems. PPI führen vor allem zu nachhaltigen Störungen im Haushalt vieler essenzieller Mikronährstoffe (z. B. Vitamin B_{12}, Eisen, Zink, Kalzium, Magnesium).

So können gastroösophageale Erreger durch physiologischen Reflux und darauf erfolgende Mikroaspiration in den Respirationstrakt gelangen und eine Pneumonie verursachen. Eine Metaanalyse von 33 Studien mit 6.351.656 Teilnehmern aus dem Jahre 2015 zeigt ein 1,5-fach (OR: 1,49; 95 % CI: 1,16; 1,92) erhöhtes Risiko für eine ambulant erworbene Pneumonie (CAP) sowie ein 1,6-fach erhöhtes Risiko für eine Krankenhauseinweisung (OR: 1.61; 95 % CI: 1,12; 2,31) unter der Medikation mit PPI. Das erhöhte Risiko für Pneumonien wird durch die Ergebnisse weiterer systematischer Reviews und Metaanalysen mit ambulanten und stationären Patienten unter PPI bekräftigt.

Bekanntlich nutzt SARS-CoV-2 den ACE2-Rezeptor als Eintrittspforte in die Zellen. Diese Rezeptoren befinden sich nicht nur in der Lunge, sondern unter anderem auch in vaskulären Endothelzellen, in den Nierentubuli sowie im Gastrointestinaltrakt. Coronaviren werden vom sauren pH des Magens zerstört und können leichter bei Personen mit einem eher basischen pH überleben, wie etwa eine Medikation mit PPI dies auslöst. Da auch die Zellen im Gastrointestinaltrakt ACE2-Rezeptoren exprimieren, ist die Hypothese plausibel, dass PPI-Anwender vulnerabler sein könnten für eine hohe Viruslast mit SARS-CoV-2 gegenüber PPI-Nichtanwendern. Daher steht aktuell der Verdacht im Raum, dass eine dauerhafte Blockade der Magensäure durch PPI auch das Risiko für eine Infektion mit SARS-CoV-2 steigert.

Darauf weist bereits im Juli 2020 eine Publikation im *American Journal of Gastroenterology* hin. Die Analyse wurde an einer Kohorte von 53.130 Patienten des National Health Service durchgeführt. Danach waren US-Amerikaner in einer Umfrage zu gastrointestinalen Beschwerden mehr als doppelt so häufig mit dem Coronavirus infiziert, wenn sie PPI einnahmen (OR: 2,5; 95 %CI; 1,90–2,44). Bei zweimal täglicher Einnahme war eine Infektion mit dem Coronavirus nahezu viermal so häufig (OR: 3,67; 95 % CI; 2,93–4,60). Diese Ergebnisse werden durch die Daten einer nationalen Kohortenstudie aus Korea aus dem Januar 2021 bekräftigt. In einer weiteren aktuellen Metaanalyse von sechs Observationsstudien, welche die Daten von 195.230 Patienten erfasste zeigt, dass die Einnahme von PPI das Risiko, COVID-19 zu entwickeln, um 19 % (OR=1,19; 95 % CI: 0,62–2,28) und signifikant die COVID-19 bedingte Mortalität um 67 % steigert (OR=1,67; 95 % CI: 1,41–1,97). Auch die Anwendung von PPI vor einer Krankenhauseinweisung aufgrund einer COVID-19-Erkrankung scheint die Schwere des Krankheitsverlaufs zu steigern. In einer aktuellen Interventionsstudie aus Februar 2022 war hierbei das Mortalitätsrisiko 2,3-fach höher im Vergleich zu PPI-Nichtanwendern.

4.6 Coenzym Q_{10}

Coenzym Q_{10}, auch als Ubiquinon (CoQ) bezeichnet, wurde erstmals 1957 im Herzmuskel von Rindern entdeckt und seine chemische Struktur im selben Jahr von Karl Folkers aufgeklärt. Q_{10} ist als Coenzym treibende Kraft in der mitochondrialen Energiegewinnung. Organe mit einer hohen Stoffwechselleistung, wie das Herz, das Immunsystem, das Pankreas, die Leber und die Skelettmuskulatur, insbesondere das Zentralnervensystem (ZNS), weisen eine hohe Dichte an Mitochondrien auf und benötigen dementsprechend viel Coenzym Q_{10}.

Coenzym Q_{10} ist ein ubiquitäres endogenes Chinon-Derivat, welches in den biologischen Membranen aller Körperzellen und darüber hinaus als antioxidative Komponente in zirkulierenden Lipoproteinen vorkommt. Das lipidlösliche Vitaminoid spielt eine essenzielle Rolle bei der zellulären Energieproduktion in den Mitochondrien, wo es gleichzeitig als Elektronen-Carrier und Protonen-

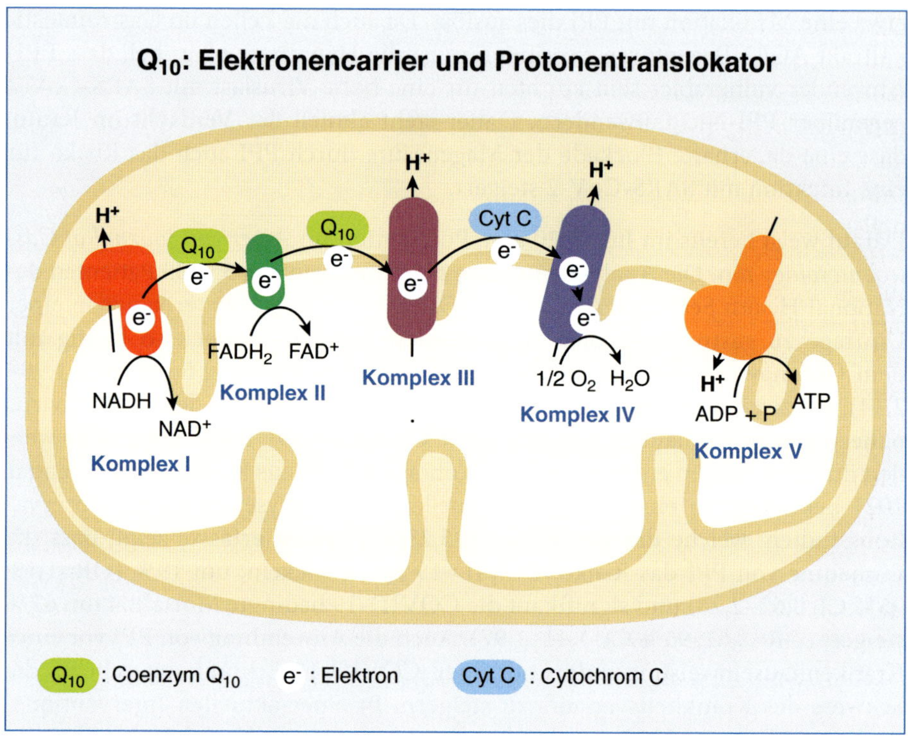

Abb. 4.23 Die Energiegewinnung ist nur mithilfe von Coenzym Q_{10} möglich.

Translokator die Zellatmung und ATP-Produktion reguliert. Mehr als 90 % der zellulären Energie wird auf diese Weise im Rahmen der Zellatmung mithilfe von Coenzym Q_{10} gewonnen.

Bei der Transformation von Nahrungsenergie in Zellenergie ist Coenzym Q_{10} Lipid-Schrittmacher in drei von fünf mitochondrialen Enzymkomplexen Abb. 4.23:

- Komplex I: NADH: Ubiquinon-Oxidoreduktase
- Komplex II: Succinat: Ubiquinon-Oxidoreduktase und der
- Komplex III: Ubiquinol: Cytochrom-c-Oxidoreduktase.

Strukturell besteht Coenzym Q_{10} aus einem redoxaktiven 2,3-Dimethoxy-5-methylbenzochinon-Ring und einer Isoprenoid-Seitenkette. Je nach Abfolge der an den Chinonring gebundenen funktionellen Gruppen, können physiologisch irrelevante Konformationen (cis-Konformation) von wirksamen Isomeren (trans-Konformation) unterschieden werden. Die Anzahl der verknüpften

Dihydroisopren-Einheiten ist in verschiedenen Organismen unterschiedlich und variiert zwischen sechs und zehn Dihydroisopren-Einheiten. Beim Menschen besteht die Kette überwiegend aus zehn Monomeren, weswegen das Lipid auch als Coenzym Q_{10} bezeichnet wird. Lediglich 7–9 % des Coenzyms liegen im menschlichen Organismus in Form von Coenzym Q_9 vor. Der 1,4-Benzochinon-Ring des Ubiquinons und das 1,4-Benzohydrochinon des Ubiquinols stellen die aktive funktionelle Gruppe des Lipids dar. Über dieses redoxaktive Strukturelement werden bei Reduktions- und Oxidationsprozessen Elektronen aufgenommen und abgegeben. Neben seinen antioxidativen Eigenschaften dient die lipophile Isoprenoid-Seitenkette der Verankerung des Coenzyms Q_{10} in biologischen Membranen und erhöht dadurch deren Fluidität und Permeabilität.

Mit einem Volumenanteil von ca. 36 % zählt das Myokard zu mitochondrienreichsten Geweben, was seinen hohen Bedarf an Coenzym Q_{10} erklärt. Bekanntlich spielt die mitochondriale Dysfunktion eine entscheidende Rolle in der Pathogenese von Herz-Kreislauf-Erkrankungen. 1985 konnte Folkers mit Svend Mortensen vom Herzzentrum der Universitätsklinik Kopenhagen auf Basis von Herzbiopsien zeigen, dass die Konzentration von Q_{10} im Gewebe mit dem Schweregrad der Herzinsuffizienz abnimmt. Mortensen erklärte dies mit einem *steal effect*, bei dem die antioxidativen Eigenschaften von Q_{10} für andere Aufgaben als für die mitochondriale Energiegewinnung verwendet werden. Kardiovaskuläre Erkrankungen sind sowohl mit einer modifizierten mitochondrialen Biogenese als auch mitochondrialen Clearance assoziiert. Dabei resultiert die mitochondriale Dysfunktion in einer Reduktion der ATP-Produktion und einer vermehrten Bildung von reaktiven Sauerstoffspezies (ROS). Ischämie- und Reperfusionsschäden der Kardiozyten werden wesentlich geprägt von einer mitochondrialen Apoptose, die in eine mitochondriale Dysfunktion mündet. Mit dem Alter erfolgt ein progressiver Abfall der Körperfunktionen, während gleichzeitig in zahlreichen Geweben Zellen akkumulieren mit einem hohen Gehalt an mutierter bzw. deletierter mitochondrialen DNA (*mt*DNA), welche zu einer Störung der mitochondrialen Atmung führen (Hypothese des mitochondrialen Alterns). Dabei dürfte der sich dabei entwickelnde mitochondriale Mosaikmangel zur zunehmenden Fehlfunktion in vielen Organen (z. B. Herz) beitragen. So konnte man im Tierversuch zeigen, dass bereits wenige Kardiozyten mit beschädigten Mitochondrien ausreichen, um Herzrhythmusstörungen (z. B. ventrikuläre Arrhythmien) auszulösen o Abb. 4.24.

Mitochondrien sind aber nicht nur intrazelluläre Organellen, sondern es finden sich auch sehr viele zellfreie intakte Mitochondrien im Blutplasma. Vor kurzem konnte man erstmals nachweisen, dass sich in 1 ml Blutplasma von Gesunden

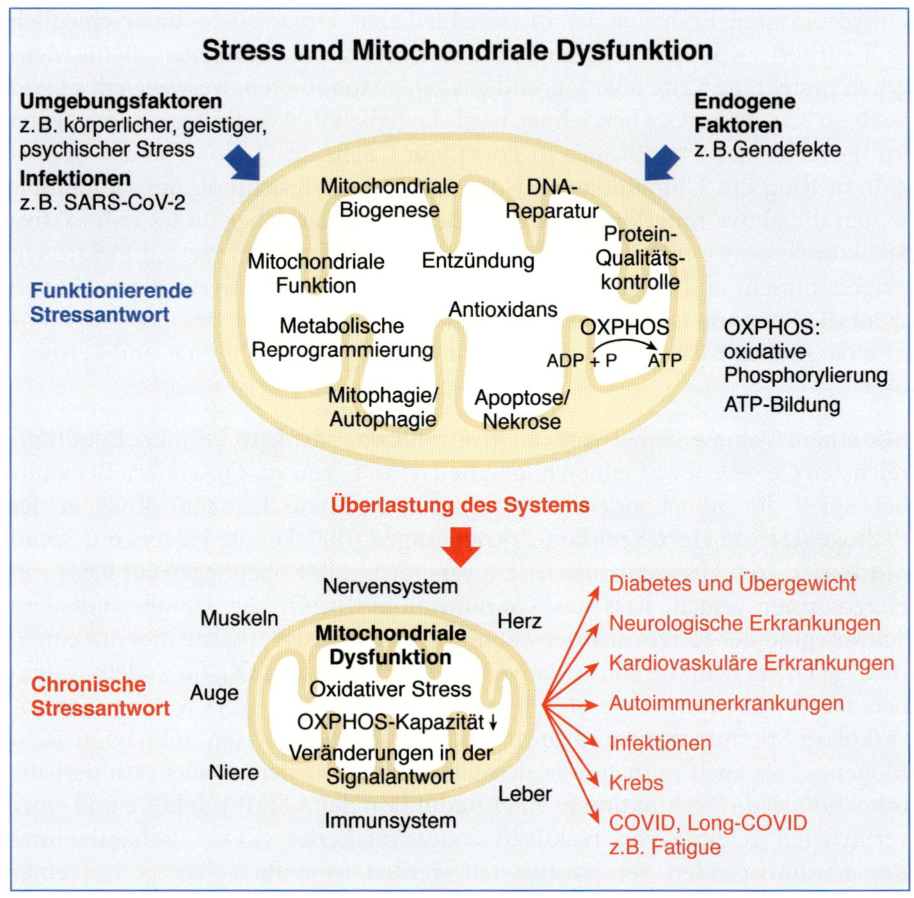

Abb. 4.24 Endogene und exogene Faktoren beeinflussen die Gesundheit der Mitochondrien. Diese haben Auswirkungen auf die mitochondriale Kapazität (OXPHOS).

an 200.000 bis zu 3,7 Millionen frei zirkulierende intakte Mitochondrien befinden. Diese Tatsache lässt nur erahnen, welches enorme Ausmaß eine Störung der mitochondrialen Funktion für den menschlichen Körper und den Immunmetabolismus hat. Sind etwa 60 % der Mitochondrien geschädigt, treten die ersten Symptome einer chronischen Erkrankung auf. Ein Mangel an Coenzym Q_{10} (Coenzym Q_{10}-Defizit um 25 %, dann treten die ersten morphologischen Zellveränderungen auf) ist dementsprechend mit einer allgemeinen Abnahme der psychischen und physischen Leistungsfähigkeit verbunden, was sich unter anderem durch kognitive Störungen, Infektanfälligkeit, Störungen der Gefäß-

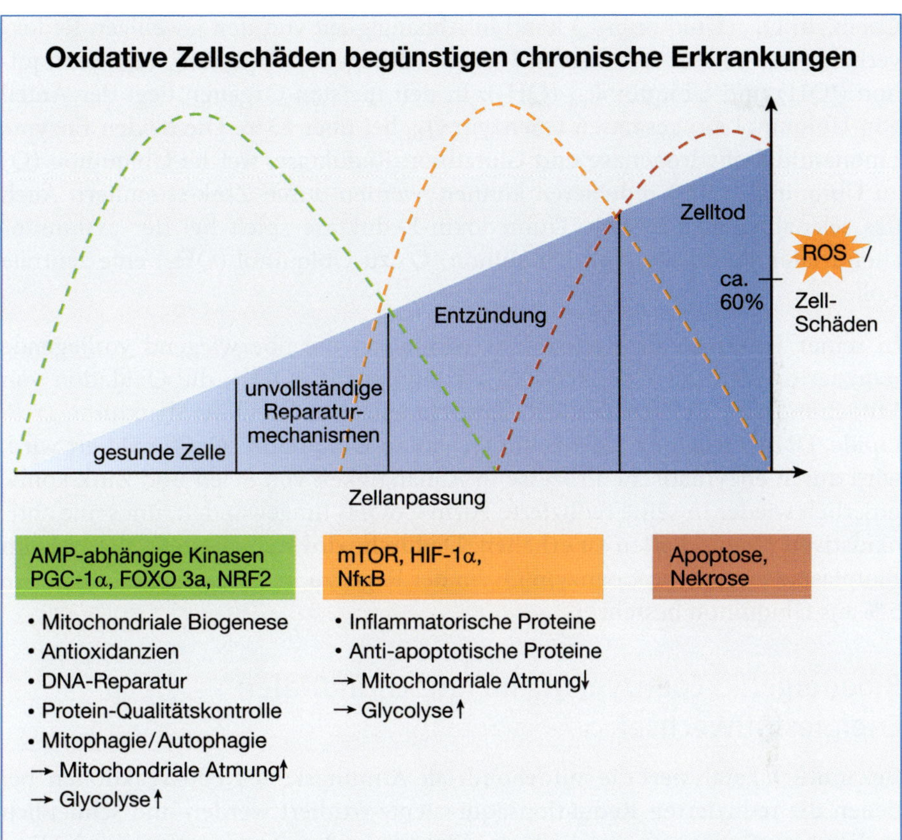

Abb. 4.25 Nur bis zu einem gewissen Grad können chronischer Stress und Entzündungsreaktionen ausgeglichen werden.

reaktivität, der Blutrheologie und des Metaboloms sowie des Herz-Kreislauf-Systems und der Skelettmuskulatur äußern kann Abb. 4.25.

Neben seiner bioenergetischen Funktion hat Coenzym Q_{10} viele weitere essenzielle Aufgaben wie zum Beispiel die Regulation von mehreren hundert Genen, die Steuerung der zytosolischen NAD^+/NADH Ratio und die Reduktion von Vitamin C über die Q_{10}-abhängige NADH-Oxidase im Plasma, die Kontrolle der mitochondrialen Membranpermeabilität, sowie ausgeprägte anti-inflammatorische Eigenschaften unter anderem über die Beeinflussung der Expression von NfκB-abhängigen Genen. Auch die Expression von Antiseneszenz-Genen wie Sirtuin-1 (SIRT-1) und Nuclear Factor Erythroid 2-related Factor 2 (NRF2) werden durch Coenzym Q_{10} hochreguliert.

Coenzym Q_{10} (Ubiquinon$_{ox}$) kann in Abhängigkeit von den jeweiligen Redoxverhältnissen in drei verschieden Formen vorliegen: Ubiquinon$_{ox}$ (Q), Semiquinon (•QH) und Ubiquinol$_{red}$ (QH_2). In den meisten Organen liegt der Anteil von Ubiquinol am gesamten Coenzym Q_{10} bei über 85 %. Die beiden Enzyme Liponamid-Dehydrogenase und Glutathion-Reduktase, welche Ubiquinon (Q) zu Ubiquinol (QH_2) reduzieren können, werden durch Zink stimuliert. Auch das selenabhängige Enzym Thioredoxin-Reduktase spielt bei der extramitochondrialen Reduktion von Ubiquinon (Q) zu Ubiquinol (QH_2) eine zentrale Rolle.

In seiner Funktion als Antioxidans verhindert die überwiegend vorliegende reduzierte Form des Coenzyms Q_{10}, Ubiquinol ($CoQH_2$), die Oxidation von Mitochondrien, Zellmembranen, Zellorganellen und andere Strukturen (z. B. Lipide, DNA-Proteine). Coenzym Q_{10}, das zu Ubiquinon (CoQ) oxidiert wird, wird durch enzymatische Prozesse in Abhängigkeit von Selen und Zink kontinuierlich wieder in seine reduzierte Form $CoQH_2$ umgewandelt, um seine antioxidativen Eigenschaften zu erhalten. Dadurch wird sichergestellt, dass das im Blutplasma enthaltene Coenzym Q_{10} in der Regel zu 95 % aus $CoQH_2$ und etwa 5 % aus Ubiquinon besteht.

Bioenergetik: Coenzym Q_{10} im mitochondrialen Energiestoffwechsel

Bekanntlich katalysiert die mitochondriale Atmungskette Redoxreaktionen, bei denen die reduzierten Reduktionsäquivalente oxidiert werden und schließlich molekularer Sauerstoff als terminaler Elektronenakzeptor reduziert wird. Hierbei werden zunächst die aus den zellulären Redoxäquivalenten NADH und der Hydrochinonform der Flavin-Adenin-Dinukleotide ($FADH_2$) stammenden Elektronen durch Komplex I bzw. Komplex II auf Ubiquinon übertragen. Dabei wird Ubiquinon (CoQ) durch die Aufnahme von zwei Elektronen und zwei Protonen zu Ubiquinol ($CoQH_2$) reduziert. In umgekehrter Richtung kann Ubiquinol ($CoQH_2$) durch die Abgabe von zwei Elektronen und Protonen zu Ubiquinon (CoQ) oxidiert werden. Dieses Redox-Reaktionspaar stellt den Q-Zyklus dar und spiegelt die Rolle von CoQ_{10} als Elektronenüberträger und Protonentranslokator wider. Auch der extramitochondriale Elektronentransport (z. B. in Lysosomen) erfolgt über dieses Coenzym. Ubiquinol ($CoQH_2$) überträgt dann die Elektronen über das Enzym Ubiquinol-Cytochrom-c-Oxidoreduktase (Komplex III) auf Cytochrom c. Die Ubiquinol:Cytochrom-c-Oxidoreduktase wird auch als Cytochrom-bc1-Komplex oder Cytochromreduktase bezeichnet. Ihre Aufgabe besteht darin, die Elektronen unter Beteiligung von Cytochrom b (mit Häm bL und Häm bH) und Cytochrom c1 und eines Eisen-

Schwefel-Clusters von Ubiquinol auf das oxidierte Cytochrom c zu übertragen. Wie Komplex I ist auch Komplex III eine Protonenpumpe. Bei der Übertragung eines Elektronenpaars auf 2 Moleküle Cytochrom c werden insgesamt 4 Protonen in den Intermembranraum befördert. Auf diese Weise wird also der Elektronenfluss dazu genutzt, Protonen aus der mitochondrialen Matrix in den Intermembranraum zu pumpen, um einen elektrochemischen Protonengradienten über die innere Mitochondrienmembran zu erzeugen. Dieser Gradient wird zur Erzeugung von ATP aus ADP mit Hilfe der magnesiumabhängigen ATP-Synthase (Komplex V) genutzt ○ Abb. 4.23. Da die Diffusion von CoQ_{10} wesentlich schneller ist als seine Umwandlung an den Atmungskettenkomplexen verhält sich CoQ_{10} wie ein mobiler, diffundierender CoQ_{10}-Pool innerhalb der inneren Mitochondrienmembran.

Es wird vermutet, dass die Supplementierung von Coenzym Q_{10} zu einem verbesserten Elektronentransport in der mitochondrialen Atmungskette und damit zu einer Steigerung der Atmungsparameter führt. In der wissenschaftlichen Literatur wurde bereits mehrfach über eine Korrelation zwischen dem CoQ_{10}-Status und der Atmungsrate berichtet, was den Rückschluss nahelegt, dass physiologische CoQ_{10}-Konzentrationen allein die Atmungskette nicht sättigen können. Es war demnach zu erwarten, dass die zusätzliche Supplementierung von Coenzym Q_{10} eine Steigerung der mitochondrialen Atmung bewirkt. Studien zeigten bereits, dass CoQ_{10} in der Lage ist, das mitochondriale Membranpotenzial im Zusammenhang mit kurzzeitig induzierten Schäden nach UVA-Bestrahlung aufrechtzuerhalten, den Grad der mitochondrialen Dysfunktion zu verringern und somit zu einer schnelleren Regeneration des Energiestoffwechsels in menschlichen Fibroblasten beizutragen. Eine Verbesserung der mitochondrialen Parameter zeigte sich jedoch nicht nur auf zellulärer Ebene nach einer UV-Bestrahlung, sondern auch in Messungen derselben Parameter direkt in Biopsien menschlichen Epithelgewebes. Hier wurde eine Verringerung der mitochondrialen Atmung um etwa 10 % pro Jahrzehnt und eine Abnahme der ATP-verknüpften Atmung mit zunehmendem Spenderalter beobachtet, was der mitochondrialen Theorie des Alterns entspricht. Wurde den Biopsien jedoch Ubiquinol zugesetzt, kam es zu einer Regeneration der mitochondrialen Atmung und fast aller wichtigen Biomarker der Atmungskette. Die Tatsache, dass ein signifikanter Effekt von supplementiertem CoQ_{10} auf die Atmungsparameter besteht, lässt vermuten, dass dieser hauptsächlich durch eine Steigerung der Elektronentransportkette verursacht wird. Hierbei besteht der Verdacht, dass exogen zugeführtes CoQ_{10} einem möglichen Engpass (Elektronenklemme) der Elektronenwanderung in Komplex I/II und III entgegenwirkt und so den Transport zwischen den Komplexen erhöht.

Die humane 8-Oxoguanin-DNA-Glykosylase 1 (hOGG1)

Die DNA von humanen Zellen erleidet täglich an die 1.000 bis 1.000.000 oxidative Schäden. Derzeit sind über 20 dieser Oxidationsprodukte bekannt, die auf direkte oxidative DNA-Schädigung zurückzuführen sind. Eines der häufigsten Reaktionsprodukte ist das 7,8-Dihydro-8-oxoguanin – auch bekannt als 8-Oxo-Guanin (8-oxoG). Aufgrund der chemischen Reaktionsfreudigkeit der DNA, insbesondere der Purinbase Guanosin, und durch die permanente Generierung von ROS durch den natürlichen Zellstoffwechsel ist 8-Oxo-Guanin (8-oxoG) in der DNA ständig präsent und fällt daher nach DNA-Reparatur im Zellstoffwechsel laufend als endogenes Ausscheidungsprodukt an.

Eine Akkumulation dieser und weiterer DNA-Läsionen beeinträchtigt die Integrität der mitochondrialen Elektronentransportkette und mündet in der Folge in multiple Störungen der mitochondrialen Funktion. Neben ROS können auch zahlreiche weitere endogene und exogene Faktoren (z. B. UV-Licht, Arzneimittel) die Bildung von 8-oxoG fördern. Eine quantitativ ausreichende Reparatur der oxidativ geschädigten Guanin-Basen ist insbesondere mit fortschreitendem Alter daher oft nur zum Teil möglich. In diesem Zusammenhang konnte man jedoch nachweisen, dass die strukturellen Eigenschaften von CoQ_{10} zu einer Aktivitätssteigerung des Enzyms führen, welches für die Reparatur dieser Schäden verantwortlich ist – der humanen 8-Oxoguanin-DNA-Glykosylase 1 (hOGG1). Dabei kommt es zu einer Veränderung der Bifunktionalität dieses Enzyms und einer direkten Interaktion zwischen CoQ_{10} und der 8-Oxoguanin-DNA-Glykosylase 1. Wechselwirkungen zwischen hOGG1 und anderen Proteinen sind bereits nachgewiesen worden. So interagiert hOGG1 z. B. im Komplex I der Atmungskette mit dem mitochondrialen Protein NDUFB10 (NADH-Dehydrogenase (Ubiquinon) 1 beta subcomplex subunit.

Darüber hinaus wird angenommen, dass eine Supplementierung mit CoQ_{10} die Aktivität weiterer Enzyme fördert, welche zur Neutralisierung von ROS beitragen, darunter SOD und Glutamat-Dehydrogenase (GDH). Diese Enzyme, welche vor allem in den Mitochondrien vorhanden sind, benötigen Antioxidanzien als Cofaktoren, um ROS zu neutralisieren. Ein Aktivitätsanstieg dieser Enzyme wurde beispielsweise in Krebszellen von Ratten während einer Therapie mit dem Antiöstrogen Tamoxifen mit zusätzlicher CoQ_{10}-Gabe nachgewiesen.

Eine weitere Möglichkeit für CoQ_{10}-induzierte Effekte auf die ROS-Bildung nach oxidativem Stress könnten sogenannte Uncoupling Proteins (UCPs) sein. CoQ_{10} ist als Cofaktor für mitochondriale UCPs an der Verhinderung einer übermäßigen *mt*ROS-Produktion beteiligt. Insbesondere UCP2 und UCP3 sind für die Aufrechterhaltung einer niedrigen ROS-Konzentration verantwortlich.

Werden diese Proteine aktiviert, führt dies zu einer Entkopplung der oxidativen Phosphorylierung und damit zu einer Verringerung des Protonengradienten über die innere Mitochondrienmembran. Dadurch reduziert sich die ROS-Bildung und damit die Wahrscheinlichkeit der Interaktion von Elektronen mit Sauerstoff. UPCs werden durch Aktivatoren stimuliert, die normalerweise aus ROS selbst bestehen. Dieser negative Rückkopplungsmechanismus stellt einen Regulationsmechanismus dar und wirkt einer Überproduktion von ROS entgegen.

Vom Prooxidans und Zellregulator zum Antioxidans

Ein Molekül Coenzym Q_{10} (Ubiquinon$_{ox}$) kann schrittweise zwei Elektronen aufnehmen. Im ersten Schritt bildet sich durch die Aufnahme eines Elektrons das Semiquinon-Radikal (•QH). Die Aufnahme eines zweiten Elektrons führt zu Bildung von Ubiquinol$_{red}$ (QH_2), der reduzierten Form von Coenzym $Q_{10.}$ In Form des *Semiquinons* (•QH) ist Coenzym Q_{10} eine Quelle für die zelluläre und mitochondriale Bildung von Superoxidanion-Radikalen ($^{-}O^{\bullet}{}_2$) und konsekutiv von Wasserstoffperoxid (H_2O_2). Diese reaktiven Sauerstoffverbindungen können als sekundäre Messenger das zelluläre Redoxpotenzial, die Expression von Genen (z. B. Zellproliferation), Proteinen (z. B. Enzymfunktion, Transportprozesse) und Hormonen regulieren. Diese prooxidative Wirkung ist somit essenziell für multiple physiologische Funktionen des Metaboloms. Gleichzeitig ist Coenzym Q_{10} als *Ubiquinol* (QH_2) ein potentes lipidlösliches Antioxidans, das Mitochondrien, Zellmembranen, Zellorganellen und andere Strukturen (z. B. Lipide, DNA) direkt oder zusammen mit alpha-Tocopherol vor oxidativer Schädigung schützt und andere Antioxidanzien (z. B. Vitamin C, Vitamin E) regeneriert. Darüber hinaus beeinflusst Coenzym Q_{10} die Aktivität mehrerer hundert Gene. Beispielswiese wirkt Coenzym Q_{10} über die Hemmung der NfκB-abhängigen Genaktivierung der Produktion von Entzündungsfaktoren entgegen und beugt Zellläsionen vor.

Im Alter nimmt die Coenzym Q_{10}-Produktion ab

In Untersuchungen konnte gezeigt werden, dass der Gehalt vieler Organe (z. B. Herzmuskel, ZNS) an Coenzym Q_{10} (Ubiquinon$_{ox}$) ab dem 20. Lebensjahr abnimmt ∘ Abb. 4.26. Auch die Möglichkeit, Ubiquinon$_{ox}$ in Ubiquinol$_{red}$ umzuwandeln, wird aufgrund der abnehmenden Aktivität der Ubiquinon-abhängigen Reduktasen beeinträchtigt. Das im menschlichen Blutplasma, im Darm und in der Leber enthaltene Coenzym Q_{10} (Gesamt-Coenzym Q_{10}: Ubiquinol-Ubiquinon-Pool) liegt zu über 85 % in Form von Ubiquinol$_{red}$ vor. Nur ein kleiner Anteil von etwa 5 % besteht aus Ubiquinon$_{ox}$. Der durchschnittliche

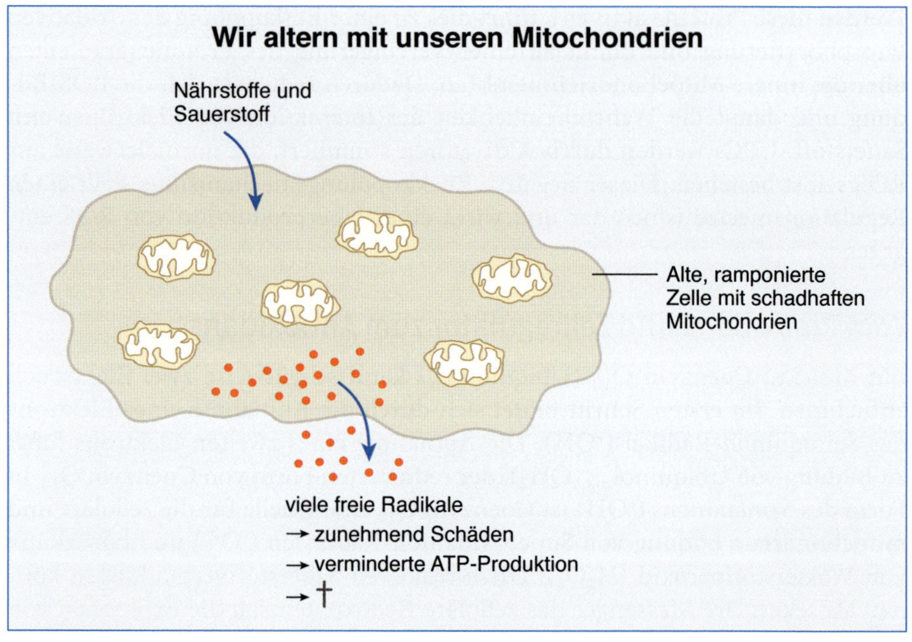

Abb. 4.26 Im Alter nimmt die Funktionsfähigkeit der Mitochondrien ab.

Coenzym Q_{10}-Blutspiegel, welcher als Normalwert und Referenz bei Gesunden in der Literatur angegeben wird, liegt zwischen 0,4–2,0 µg/ml bzw. 0,8–1,2 µg/ml (Cholesterinkorrigiertes CoQ_{10}: > 0,3 µmol/mmol Cholesterin). Richtwert für die therapeutische Effektivität ist ein Coenzym Q_{10}-Blutspiegel von > 2,5 µg/ml (3 pmol/l = 2,7 µg/ml) (z. B. Immunologie, Kardiologie, Diabetologie) bis hin zu > 4 µg/ml (z. B. Morbus Parkinson).

Der Coenzym Q_{10}-Blutpiegel ist bei Erkrankungen mit oxidativem Stress wie COVID-19 häufig erniedrigt, wobei der Spiegel an Ubiquinol stärker abgesenkt ist als der Spiegel an Ubiquinon. Das ist darauf zurückzuführen, dass oxidativer Stress Ubiquinol verbraucht und die Reduktion von Ubiquinon zu Ubiquinol in den Zellen verringert. Daher scheint das Verhältnis von Ubiquinol zu Ubiquinon im Blut ein sensibler Marker für das Ausmaß an oxidativem Stress im Körper zu sein. Das Dosis-Wirkungs-Verhältnis von Ubiquinol bleibt bei steigenden Dosierungen nahezu linear, so dass mit Ubiquinol bei neurologischen Erkrankungen (z. B. Morbus Parkinson, Long-COVID) auch Coenzym Q_{10}-Blutspiegel erzielt werden können, die in der Lage sind, die Blut-Hirn-Schranke zu überwinden. Insbesondere lösliche in einer Phospholipid-Matrix emulgierte Coenzym Q_{10}-Formen haben eine gute Bioverfügbarkeit.

Die Bioverfügbarkeit von Ubiquinol ($CoQH_2$) im Vergleich zu Ubiquinon wurde in verschiedenen Studien untersucht. Dabei zeigte sich, dass Ubiquinol aus Supplementen eine 2- bis 4,3-fach höhere Bioverfügbarkeit aufweist als Ubiquinon. So führte die tägliche Supplementierung von Ubiquinol nach 28 Tagen in einer Dosis-Findungs-Studie zu einem Plateau des Ubiquinol-Plasmaspiegels: Unter 90 mg Ubiquinol pro Tag stieg der Blutplasma-Spiegel von 0,57 auf 2,84 µg/ml, unter 150 mg Ubiquinol pro Tag stieg der Blutplasma-Spiegel von 0,65 auf 3,84 µg/ml und unter 300 mg Ubiquinol pro Tag stieg der Blutplasma-Spiegel von 0,66 auf 7,28 µg/ml. Die Halbwertszeit $t_{1/2}$ von Ubiquinon wird auf ungefähr 34 h und die des Ubichinols auf etwa 48 h geschätzt.

Coenzym Q_{10} und seine reduzierte Form Ubiquinol haben sich mittlerweile in der Prävention und Therapie einer Vielzahl von altersassoziierten, bioenergetischen, metabolischen, kardiovaskulären und neurodegenerativen Erkrankungen klinisch bewährt.

Immunoseneszenz

Coenzym Q_{10} wirkt der Immunoseneszenz entgegen. Eine Coenzym Q_{10}-Depletion ist mit ausgeprägten mitochondrialen Schäden assoziiert. Ein primärer Mangel an Coenzym Q_{10} führt zu einer Modifikation des transkriptomischen Profils der Zelle, wodurch zahlreiche Immunogene downreguliert werden. Dabei werden vor allem die Gene downreguliert, welche an zellulären Signalwegen von Interferon involviert sind. Demnach scheint Coenzym Q_{10} eine zentrale Rolle bei der antiviralen Abwehr zu spielen. Die Immunantwort wird vor allem durch Aktivierung von NFR2, Inhibierung der Th_{17}-Zellen und reduzierten Belastung mit dem stark pro-inflammatorischen Zytokin IL-17 verbessert. Auch der Transkriptionsfaktor STAT3 wird durch Supplementierung von Coenzym Q_{10} reduziert. STAT3 wird über den JAK/STAT Signalweg durch IL-6-ähnliche Proteine aktiviert, die unter anderem an der Expression der Akute-Phase-Proteine, während der Immunantwort beteiligt sind. Dabei regulieren diese unter anderem die Genexpression von Proteinen, die an der Regulation der Inflammation, Angiogenese und Apoptose eingreifen.

COVID-19, Long-COVID

In Bezug auf die Ausprägung der Entzündung, die im schlimmsten Fall im Zytokinsturm mündet, könnte die Supplementierung von Coenzym Q_{10} bei älteren und vulnerablen Gruppen den Verlauf von COVID-19 günstig beeinflussen. In einer Bevölkerungsstudie aus Israel wurden drei Arzneistoffe, welche den Schweregrad von COVID-19 verringern, identifiziert. Dazu zählen Ubiquinon sowie die beiden Cholesterinsenker Rosuvastatin und Ezetimib. Danach muss davon ausgegangen werden, dass RNA-Viren Cholesterin benötigen, um in Zellen einzudringen, Virionen aufzubauen und ihre strukturelle Integrität aufrechtzuerhalten. SARS-CoV-2 scheint den Mevalonatweg über Isopentylpyrophosphat (IPP)und Farnesylpyrophosphat (FPP) in Richtung zur Cholesterin-Biosynthese zu manipulieren auf Kosten der endogenen Bildung von Ubiquinon. Neben der Beeinträchtigung der endogenen Biosynthese kann auch die Störung der mitochondrialen Bioenergetik durch SARS-CoV-2 den Bedarf an Coenzym Q_{10} steigern.

Zudem kann COVID-19 Spuren am hämatologischen, pulmonalen und kardiovaskulären System hinterlassen, wie zum Beispiel Herzinsuffizienz bis hin zur Herzmuskelentzündung. SARS-CoV-2 dringt in Perizyten und Endothelzellen ein und verursacht eine mikro- und makrovaskuläre Dysfunktion. Ein Mangel an Coenzym Q_{10} könnte das Risiko für solche mikro- und makrovaskulären Komplikationen durch SARS-CoV-2 erhöhen. In zahlreichen Studien konnten die Coenzym Q_{10}-Spiegel zudem mit dem Schweregrad der Herzinsuffizienz in Verbindung gebracht werden: je weniger Coenzym Q_{10}, desto schwerer die Herzinsuffizienz. Auch in der adjuvanten Therapie von neuropsychiatrischen Langzeitfolgen bei Long-COVID könnte die regelmäßige Supplementierung von Coenzym Q_{10} hilfreich sein.

Empfehlung für die klinische Praxis

Prävention:

In Zeiten von Corona ist die tägliche Supplementierung von 50 bis 100 mg Coenzym Q_{10} empfehlenswert, vor allem für Menschen ab dem 40. Lebensjahr.

Therapie:

In der adjuvanten Therapie von COVID-19 und Long-COVID empfehle ich die tägliche Supplementierung von 200 bis 500 mg Ubiquinol. Gegenüber Tabletten, Dragees oder Kapseln werden flüssige Formulierungen von Patienten mit Schluckstörungen besser angenommen.

4.7 Pyrrolochinolinchinon (PQQ)

Pyrrolochinolinchinon (PQQ) oder Methoxatin wurde im Jahre 2003 als essenzieller Cofaktor entdeckt, der an einer Vielzahl von Stoffwechselprozessen involviert ist. PQQ zählt zur Familie der Quinon-Cofaktoren, den sogenannten

Quinoproteinen. Man nimmt an, dass es sich bei PQQ um einen wichtigen Redox-Cofaktor handelt, der als neues B-Vitamin wie Niacin und Riboflavin der Gruppe der B-Vitamine zugeordnet werden kann.

PQQ ist als Coenzym bei der Übertragung von Wasserstoff im Rahmen von Redoxprozessen beteiligt. Ähnlich wie Coenzym Q_{10} fördert PQQ die ATP-Produktion in den Mitochondrien. PQQ-abhängige Dehydrogenasen sind unter anderem für die Aufrechterhaltung des zellulären *N*icotinamid *A*denin *D*inukleotid (NAD^+)-Pools (= Sirtuin-Cofaktor) essenziell. PQQ steigert die NAD^+-abhängige Sirtuin-Aktivität und erhöht die Expression von Sirtuin-Targets, wie zum Beispiel des redoxsensitiven Transkriptionsfaktors NRF2. PQQ ist auch am Abbau der essenziellen Aminosäure L-Lysin (→ Lysin-Hydroxylase: Wundheilung, Kollagenbildung) beteiligt. Beim Redoxrecycling ist PQQ als Antioxidans 1.000-mal effektiver als andere Enediole wie Vitamin C, Menaquinon, Isoflavonoide und Polyphenole.

Zu den zentralen Aufgaben von PQQ zählen u. a. die Förderung der DNA-Reparatur, der mitochondrialen Biogenese, der Immunabwehr, der Reproduktion, des Wachstums sowie die Reduktion von Alterungsprozessen. Im Bereich des Immunsystems wird die Belastung mit Entzündungsfaktoren wie CRP, IL-6, MDA sowie des NLRP3-Inflammasoms reduziert. Im kardiovaskulären System schützt PQQ das Myokard vor ischämiebedingten Reperfusionsschäden durch oxidativen Stress. Die kognitive Funktion und Gedächtnisleistung wird durch PQQ (z. B. 5–20 mg/d) verbessert und im Darm die Schlussleistenkomplexe (z. B. Tight-Junctions) stabilisiert, die Bacteriodetes:Firmicutes-Ratio verbessert sowie die Verfügbarkeit an Butyrat erhöht.

PQQ und COVID-19

Eine Infektion mit SARS-CoV-2 kann das Myokard auf unterschiedliche Art angreifen und belasten – sowohl akut als auch langfristig. Manches resultiert in auffälligen Beschwerden, manche Veränderung ist auch nur bei Untersuchungen durch eine Bildgebung feststellbar. Gerade eine Herzmuskelentzündung (Myokarditis) steht dabei immer wieder im Fokus – auch weil es wenige Fälle einer impfinduzierten Myokarditis gibt. Aufgrund seiner antioxidativen, antiinflammatorischen und kardioprotektiven Eigenschaften wird PQQ bei Myokarditis nach einer COVID-19-Infektion oder -Impfung empfohlen.

4.8 Selen

Selen ist ein essenzielles Spurenelement, das in vielerlei Hinsicht für die menschliche Gesundheit wichtig ist, unter anderem wegen seiner antioxidativen, entzündungshemmenden, immunmodulierenden, antikarzinogenen und antiviralen Eigenschaften. Die gesundheitsfördernden Wirkungen von Selen und seinen Verbindungen sind auf seinen einzigartigen Mechanismus beim Einbau als 21. proteinogene Aminosäure Selenocystein in Selenoproteinen zurückzuführen, die von 25 separaten menschlichen Genen kodiert werden (humanes Selenoproteom). Selen spielt beim Schutz der Zellen vor oxidativem Stress, in der Stoffwechseleinstellung und Entzündungsreaktion eine Rolle.

Von den bisher identifizierten 25 Selenoprotein-Genen haben einige wichtige Aufgaben in der antioxidativen Abwehr, Redoxhomöostase und den Zellsignalwegen. Beispiele sind Glutathionperoxidasen (GSH-Px 1–4, 6), die Wasserstoff- und Lipidperoxide reduzieren, Iodothyronin-Deiodinasen (DIO), die Schilddrüsenhormone aktivieren, Thioredoxinreduktasen (Trx-R 1–3), die in der Homöostase von Thiolsystemen essenziell sind, sowie Selenoprotein-P (SELENOP), welches der Hauptträger für den Transport von Selen in die Zielorgane ist. Selenabhängige GSH-Px und Trx-R sind sehr wichtig für die optimale Funktionsfähigkeit von Immunzellen durch Minderung des oxidativen Stresses und Regulierung des Redox-Gleichgewichts.

Selen hat eine geringe therapeutische Breite ○ Abb. 4.27. Obwohl es in der Regel unbedenklich ist, kann die Supplementierung bei Personen, die bereits über die Nahrung ausreichend Selen zuführen, unerwünschte Wirkungen haben. In seltenen Fällen kann Selen Haarausfall, Erschöpfung, neurologische Störungen (z. B. Unruhe), gastrointestinale Nebenwirkungen (z. B. Erbrechen, Diarrhö) verursachen und wurde bei Personen mit hohen Selenausgangswerten mit einem erhöhten Risiko für Typ-2-Diabetes in Verbindung gebracht. Jedoch ist eine suboptimale Zufuhr von Selen in vielen Teilen der Welt (z. B. Europa) weit verbreitet. In Europa liefert beispielsweise eine ausgewogene Ernährung bei Erwachsenen kaum mehr als 45 µg Selen pro Tag. Entsprechend niedrig sind die durchschnittlichen Serumkonzentrationen in der Bevölkerung von Griechenland, den Niederlanden und Deutschland: 55 µg/l, 65 µg/l bzw. 75 µg/l. Finnland startete 1985 Anstrengungen für eine Selensupplementierung bei der gesamten Bevölkerung, wodurch die durchschnittliche Selenkonzentration im Plasma von etwa 70 µg/l auf Werte um 111 µg/l anstieg. Weltweit gibt es Schätzungen zufolge etwa eine Milliarde Menschen, die einen Selenmangel haben (< 100 µg/l). Der optimale Bereich für den Selenstatus wurde nach Rayman als Selenwerte im Serum zwischen 130 und 150 µg/l definiert.

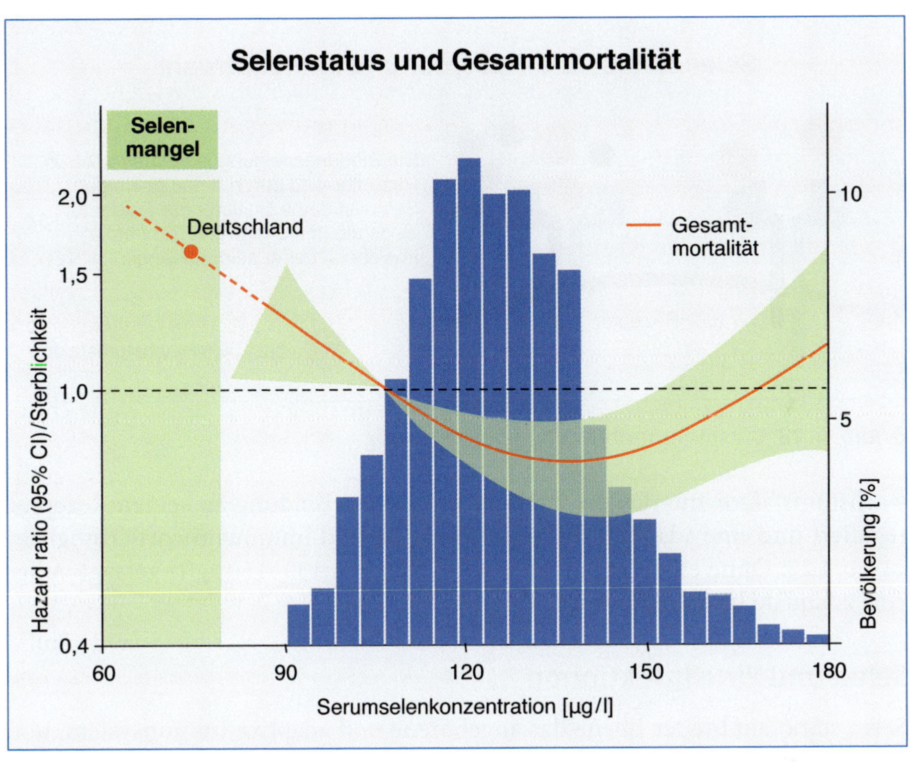

Abb. 4.27 Selenversorgung und allgemeine Sterblichkeit

Bis zum Jahr 2099 werden die selenarmen Böden (z. B. in Europa) infolge des Klimawandels weiter Selen und andere Mineralstoffe verlieren, besonders in landwirtschaftlichen Gebieten. Die geringe Selenaufnahme verursacht eine unzureichende Expression von Selenoproteinen, niedrige Selenwerte im Blutkreislauf und den Geweben sowie ein erhöhtes Risiko für einige chronische Erkrankungen. Selenmangel ist ein anerkannter Einflussfaktor für verschiedene pathophysiologische Zustände, wie Tumoren, Herz-Kreislauf-, Schilddrüsen-, neurodegenerative und/oder Infektionskrankheiten, Entzündung und Immundefizienz.

Die Sonderstellung des Selens im Zusammenhang mit der Problematik eines alternden und durch Krankheiten weiter supprimierten Immunsystems kann in Zeiten einer Corona-Pandemie nicht häufig genug betont werden. Zum einen ist Selen für die virale Abwehr des Immunsystems unverzichtbar, denn ein Selenmangel blockiert eine effiziente Immunantwort. Dabei erfüllt Selen seine zentrale immunologische Aufgabe unter anderem dadurch, dass es den T-Zell-

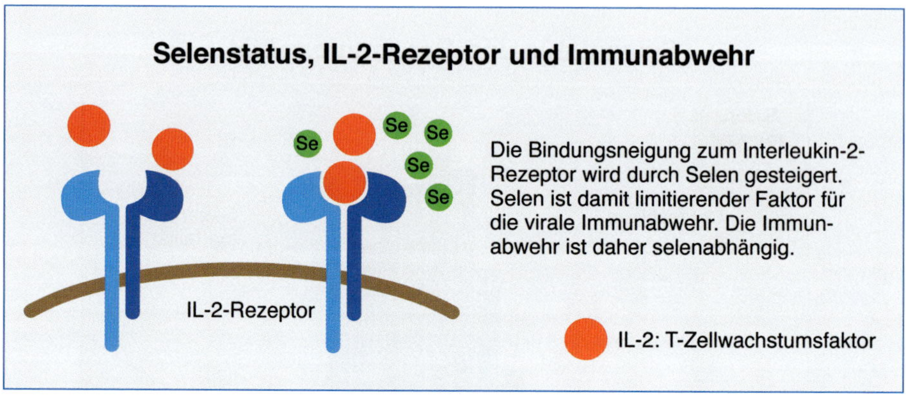

Abb. 4.28 Die Immunantwort ist selenabhängig.

wachstumsfaktor Interleukin 2 (IL-2) und dessen Bindung an seinen Rezeptor reguliert und eine adäquate T-Zellproliferation und Immunantwort ermöglicht Abb. 4.28. Ohne einen guten Selenstatus (Serum: 130–150 µg/l) versagt daher eine adäquate Immunantwort Abb. 4.29.

Selen und Virusinfektionen

Selen stärkt auf breiter Ebene das angeborene und adaptive Immunsystem, u. a. stimuliert es die Antikörperproduktion und fördert die Bildung von Interferon γ (IFN-γ). Andersherum gesagt, schwächt ein Selenmangel (Serum: < 100 µg/l) die angeborene und adaptive Immunität, erhöht die Pathogenität von Virusinfektionen und reduziert die Bildung von Antikörpern und Lymphozyten Abb. 4.29.

Bereits 2001 haben Studien gezeigt, dass ein Selenmangel nicht nur die Pathologie einer Infektion mit Influenzaviren steigert, sondern auch Modifikationen im Genom von Coxsackie-Viren begünstigt, wodurch ein avirulentes Virus aufgrund einer genetischen Mutation zu einem hoch virulenten Virus wird. Mit anderen Worten triggert ein Selenmangel das Versagen der gesamten Immunabwehr Abb. 4.30. Insgesamt können erniedrigte Selenspiegel dazu beitragen, dass gutartige Viren-Stämme zu pathogenen Stämmen mutieren. Da oxidativer Stress, der bei einem Selenmangel verstärkt auftritt und Entzündungen verursacht, die Viren zwingt, schneller zu mutieren, damit sie überleben können.

Virusinfektionen sind assoziiert mit einer Änderung des intrazellulären Redox-Status und einer Induktion ROS-bildender Enzyme wie den NADPH-Oxidasen/Dualoxidasen (NOX/DUOX) und Xanthinoxidase (XO), welche die

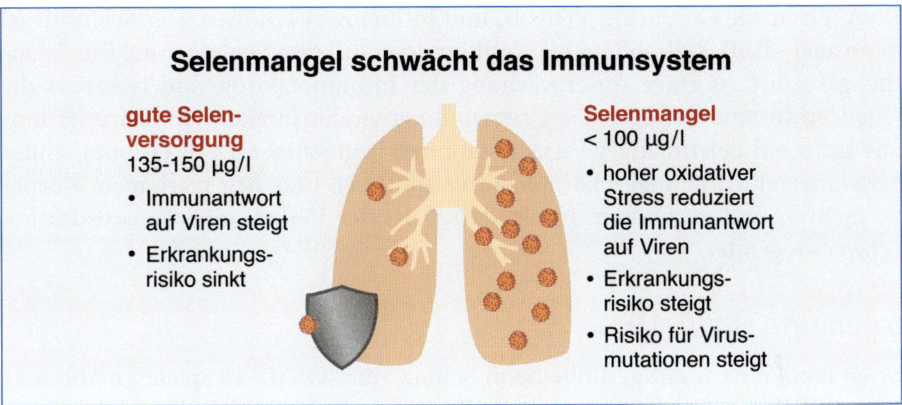

Abb. 4.29 Ein guter Selenspiegel verbessert die Immunantwort

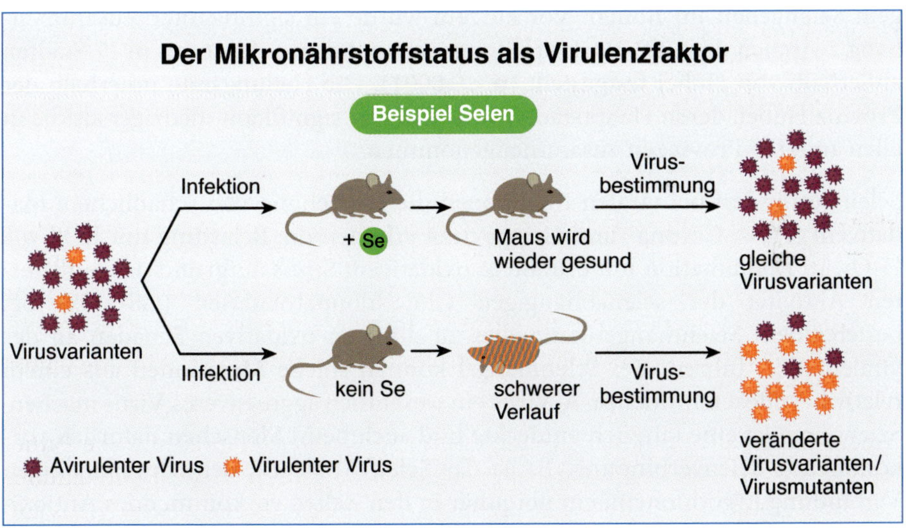

Abb. 4.30 Selenmangel begünstigt die Virusmutation.

Produktion von H_2O_2 fördern und in der Folge die antioxidativen Abwehrmechanismen stören. Die wichtigsten H_2O_2-Fänger-Enzyme sind die Glutathionperoxidasen (z. B. GSH-Px 1) und die Thioredoxin-Reduktasen (Trx-R). Zu den Viren, die den oxidativen Stress erhöhen, zählen zum Beispiel Grippeviren, das Respiratorische Synzytial-Virus (RSV) und das Humane Immundefizienz-Virus (HIV). Selenmangel ist ein nachgewiesener Risikofaktor für Virusinfektionen. Wie allgemein bekannt ist, kann ein Selenmangel beim Wirt die Virulenz von

RNA-Viren wie Coxsackie-Virus B_3 und Influenza A erhöhen. Der Selenspiegel kann auch die B-Zell-abhängige Antikörperproduktion beeinflussen. Ein Selenmangel führt zu einer Abschwächung der Immunreaktion und reduziert die Chancen für eine erfolgreiche Überwindung viraler Infektionen. Darüber hinaus kann ein Selenmangel Virusmutationen begünstigen (z. B. Grippe). Unter Selenmangelbedingungen können Viren mutieren und sich rascher im Körper vermehren und ausbreiten. Infolgedessen ist der Verlauf einer Virusinfektion schwerwiegender.

Selen und COVID-19

Selen kann eine wichtige Rolle beim Schutz vor COVID-19 spielen o Abb. 4.31 Bekanntlich begann die Coronavirus-Pandemie im Dezember 2019 in der Stadt Wuhan in der chinesischen Provinz Hubei. Hubei gehört wie viele chinesische Provinzen (z. B. Sichuan und Shaanxi) zu den Selenmangelgebieten mit niedrigem Selengehalt im Boden. Vor kurzem wurde ein signifikanter Zusammenhang zwischen der COVID-19-Heilungsrate und dem Selenstatus in 17 Städten außerhalb von Hubei festgestellt ($p < 0{,}0001$). Die Heilungsrate innerhalb der Provinz Hubei, deren Hauptstadt Wuhan ist, war signifikant niedriger als die in allen anderen Provinzen zusammengenommen.

Selen verhindert bei viralen Infektionen die Entstehung von schädlichem oxidativem Stress. Corona- und Grippeviren erhöhen die Belastung mit ROS wie H_2O_2. In Kombination mit erhöhtem oxidativem Stress aufgrund der reduzierten Aktivität der selenabhängigen Glutathionperoxidasen (GSH-Px) bei bestehendem Selenmangel kann dies zu direkten oxidativen Schäden an der viralen RNA führen. Bei Selenmangel können solche Mutationen aus einem relativ harmlosen Influenza-A-Virus ein wesentlich aggressiveres Virus machen. Selenonein ist eine kürzlich entdeckte und auch beim Menschen natürlich vorkommende Selenverbindung. Es ist das Selen-Analogon der schwefelhaltigen Verbindung Ergothionein, ein ubiquitär in den Zellen vorkommendes Antioxidans. In der Form von Selenonein kann Selen das Angiotensin-konvertierende Enzym (ACE) hemmen.

Im Tiermodell konnte man unter ACE-Hemmern und Angiotensin-II-Rezeptorblockern eine erhöhte Expression von ACE2-Rezeptoren im kardialen Gewebe beobachten. Die vermehrte Expression von membranständigen ACE2-Rezeptoren unter einer RAS-hemmenden Medikation könnte daher zu einem erleichterten Eintritt des Virus führen. Allerdings bezieht sich die Arbeit von Seko et al. zum Selenonein, nicht auf die Expression des Rezeptors für ACE, sondern beschreibt lediglich die hemmende Wirkung von Selen auf die Aktivi-

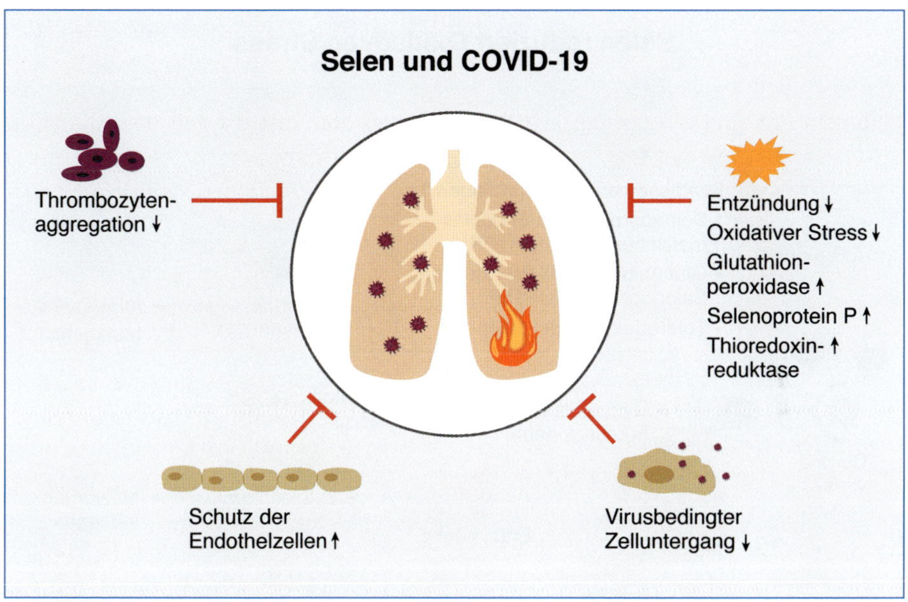

Abb. 4.31 Protektive Eigenschaften von Selen bei COVID-19.

tät des Enzyms. Dabei scheint eine direkte kompetitive Hemmung der Aktivität von ACE von Bedeutung zu sein (z. B. über die Bindung von Zink-Ionen im katalytischen Zentrum). Zudem ist diese Hemmung abhängig von der Struktur, in der Selen chemisch vorliegt, da zum Beispiel Selenverbindungen wie Natriumselenit keinen Effekt auf die Aktivität des Enzyms haben. Insofern ist es immer wichtig, eine hochdosierte Supplementierung unter Laborkontrolle durchzuführen. In Bezug auf die Expression von ACE und die Befürchtung, Selen könnte die Bildung von ACE2-Rezeptoren erhöhen, die den Eintritt von SARS-CoV-2-Viren erleichtern, ist der Einfluss einer Selen-Supplementierung unerheblich.

Darüber hinaus ist die virale Hauptprotease (M^{pro}, auch $3CL^{pro}$ genannt) an der Bildung des Coronavirus-Replikationskomplexes und damit an der Vervielfältigung von SARS-CoV-2 beteiligt. M^{pro} wird damit zu einem attraktiven Ziel für eine Therapie von COVID-19. Wie oben beschrieben, hat das zytosolische Selenoprotein GSH-Px 1 diverse antivirale Eigenschaften. Es wurde beobachtet, dass M^{pro} durch GSH-Px 1 inhibiert werden kann. Des Weiteren kann der Einfluss von Selen auf die Modulation H_2O_2-induzierter oxidativer Stressauswirkungen auf den TRPM2-Kanal (Transient Receptor Potenzial Melastatin 2) ebenfalls die virale Replikation von SARS-CoV-2 reduzieren.

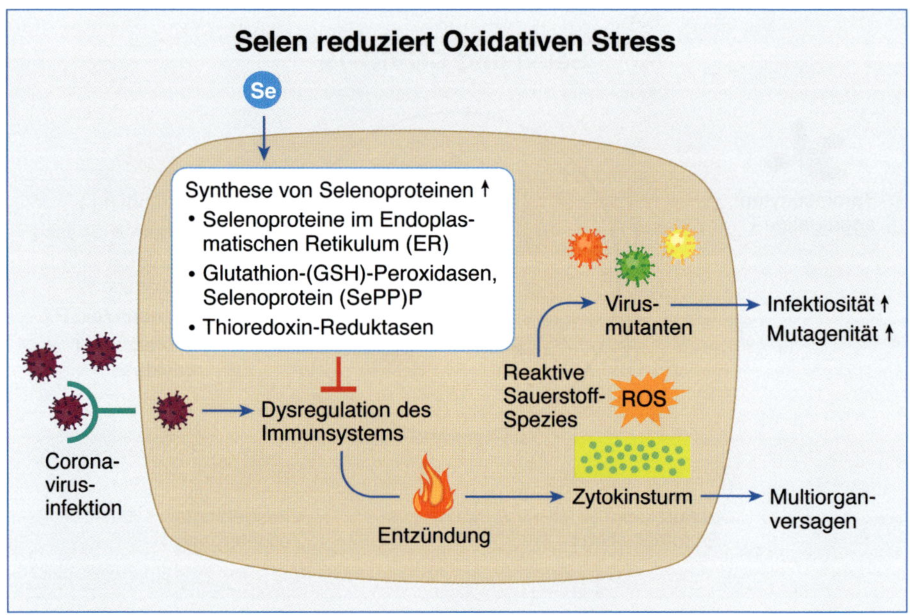

Abb. 4.32 Selen reduziert bei einer Coronavirus-Infektion den Oxidativen Stress und damit das Entzündungsgeschehen.

In einer deutschen Querschnittsstudie der Charité an COVID-19-Patienten konnte eine signifikante inverse Beziehung zwischen dem Selenstatus und Mortalitätsrisiko beobachtet werden. Dabei wurde nachgewiesen, dass bei COVID-19-Patienten der Selenspiegel im Blutserum sowie die Aktivität des Selenoproteins P (SePP) signifikant erniedrigt sind im Vergleich zu einer Kontrollgruppe. Bekanntlich verschlechtert sich bei zunehmender Entzündung ein möglicherweise bereits vorher bestehender niedriger Se-Status weiter, wie sich bei Sepsis und polytraumatischen Verletzungen gezeigt hat. Auch ein längerer Aufenthalt auf der Intensivstation unter entzündlichen und hypoxischen Bedingungen kann zu einem anhaltenden Se-Verlust beitragen. In Stichproben von COVID-Überlebenden war der Selen-Status signifikant höher als bei Nicht-Überlebenden (Serumselen: 53,3 µg/l vs. 40,8 µg/l) und während sich die Selenwerte mit der Zeit bei den Überlebenden erholten, blieben die Werte bei den Nicht-Überlebenden niedrig oder sanken sogar noch weiter. Ein abnehmender Se-Status ist demnach ein Surrogatmarker für die Schwere der Erkrankung und den Tonus pathologischer Stressoren wie Hypoxie sowie die Belastung mit proinflammatorischen Zytokinen. Selenmangel (< 100 µg/l) ist nach Arbeiten von Prof. Lutz Schomburg (Charité, Berlin) signifikant mit einem erhöhten Sterblichkeitsrisiko bei COVID-19 assoziiert!

Anti-Sars-CoV-2-Eigenschaften von Selen

- GSH-Peroxidasen ↑ : Scavenging von H_2O_2, oxidativer Stress ↓
- GSH-Px 1: Protease M^{pro} ↓
- Modulation von TRPM2, Synthese von Interferon γ ↑
- Entzündungshemmende Wirkungen (z. B. NfκB ↓, TNFα ↓, NLRP3-Inflammasom ↓)
- Aktivierung von NRF2
- Angeborenes und erworbenes Immunsystem ↑, Regulation des Th_{17}/Th_1-T_{reg}/Th_2-Gleichgewichts
- T-Lymphozytenproliferation ↑
- Ausgeprägte Gefäßschutzwirkung

Der Selenstatus stellt allgemein einen Risikofaktor für Virusinfektionen dar und ist bei Patienten vor der Infektion mit SARS-CoV-2 meistens erniedrigt. Der Selenbedarf steigt bei einer COVID-19-Erkrankung und mit zunehmender Entzündung. Dieser erhöhte Selenbedarf kann durch die entzündlichen und hypoxischen Bedingungen bei Aufenthalt in der Intensivstation noch verstärkt werden. Da die Selensupplementierung eine universell preiswerte und sichere Präventionsmaßnahme ist, empfehle ich, jeden Mangel immunrelevanter Mikronährstoffe auszugleichen, soweit möglich nach Durchführung von Laboruntersuchungen. Dies scheint für das Spurenelement Selen besonders wichtig zu sein. Es sollten Anstrengungen unternommen werden, Selen-Zielwerte zwischen 130 und 150 µg/l zu erreichen.

Empfehlung für die klinische Praxis

Prävention:

Zur Vorbeugung viraler Atemwegsinfektionen sollten ältere Menschen, Erwachsene und Jugendliche 100–300 µg Selen in Form von Natriumselenit oder Selenmethionin pro Tag einnehmen (etwa 2–3 µg Selen pro kg Körpergewicht pro Tag). Für die Prävention optimale Selenwerte im Serum liegen zwischen 130 und 150 µg/l.

Supportive Therapie: Klinikaufenthalt, schwerer Verlauf von COVID-19

a) Initial (Tage 1–7): 1.000 µg Natriumselenit pro Tag, in 100 ml 0,9 % NaCl als Kurzinfusion. Alternativ: 1.000 µg Natriumselenit pro Tag nüchtern als Trinkampulle peroral, für eine Woche.
b) Dann: 300–500 µg Selen als Natriumselenit täglich peroral.

4.9 Zink

Unter den essenziellen Mikronährstoffen, die für eine normale Funktion des Immunsystems nötig sind, spielt Zink eine zentrale Rolle. Zink kommt im Muskel (60 %), Knochen (30 %) und weiteren Organen (10 %) wie Gehirn, Niere, Leber, Prostata, Pankreas, Haut usw. vor. Zink ist ein essenzielles Spurenelement, das für Zellwachstum, -entwicklung und -differenzierung, für DNA-Synthese, RNA-Transkription sowie Zellaktivität und Zellteilung aller Organismen entscheidend ist.

Als Cofaktor und integraler Bestandteil von mehr als 3.000 Enzymen, wie verschiedener Dehydrogenasen (z. B. Alkohol-, Glutamat-, Laktat-, Malat-Dehydrogenase), Carboanhydrasen, Matrix-Metalloproteinasen, alkalischer Phosphatase reguliert Zink katalytische (z. B. Carboanhydrase), cokatalytische (z. B. Phospholipase C) und strukturunterstützende (z. B. Proteinkinase C) Funktionen. Daneben fungiert Zink als Enzyminduktor und Enzyminhibitor (z. B. diverse Phosphatasen), als Stabilisator biologischer Membranen und als Bestandteil genregulatorischer Transkriptionsfaktoren, deren DNA-Bindungsdomäne zinkhaltige schleifenartige Ausstülpungen enthalten – sogenannte Zink-Finger-Proteine – welche die DNA-Bindung ermöglicht. Aufgrund der Beteiligung an zellulären Phosphorylierungsprozessen ist Zink in der Lage, als intrazelluläres Signalmolekül zu agieren und somit die Wirkung von Wachstumsfaktoren, Hormonen und Zytokinen zu modifizieren. Außerdem ist es in der Anordnung von Multiproteinkomplexen (z. B. T-Zell-Co-Rezeptoren = Proteinkomplex auf der Oberfläche von T-Zellen) involviert.

Basierend auf der regulatorischen, katalytischen und strukturerhaltenden Funktion vieler Enzyme und Transkriptionsfaktoren verfügt Zink über einen enormen Einfluss auf die stark proliferierenden Zellen des Immunsystems, wie zum Beispiel bei der Zinkmangelkrankheit (z. B. Acrodermatitis enteropathica) beschrieben. Dabei führt die Gen-Mutation SLC39A4, codierend für den intestinalen Zink-Importeur ZIP 4, zu einem schweren Zinkmangel-Syndrom, welches sich durch folgende immunologische Kardinalsymptome äußert: Thymusatrophie, quantitative und funktionelle Minderung von Lymphozyten sowie erhöhte Infektanfälligkeit.

Ein Zinkmangel wirkt sich sowohl auf das innate als auch auf das adaptive Immunsystem aus. Zinkmangelzustände führen beim Menschen zu einer allgemein gestörten Immunfunktion und sind häufig mit einem sekundären Immundefekt assoziiert. Im Falle einer Entzündung beeinflusst Zink u. a. Chemotaxis, Phagozytose und oxidativen Burst innater Immunzellen. Zinkmangel führt zur verminderten Chemotaxis dieser Zellen, wohingegen hohe Konzentrationen von 500 µmol Zink als Chemotaxis-fördernd beschrieben werden. Die Hemmung der NADPH-Oxidase durch erhöhte als auch erniedrigte Zinkkonzentrationen führt zu einer reduzierten Bildung reaktiver Sauerstoffspezies und folglich zur verminderten Phagozytose. Eine Zink-vermittelte Komplexbildung mit NETs (Neutrophile extrazelluläre Fallen) bewirkt ebenfalls eine Einschränkung der Phagozytosefähigkeit innater Immunzellen. Außerdem vermitteln Chemokine wie MCP-1 ein intrazelluläres Zinksignal, welches die Monozytenadhäsion an Endothelzellen und somit die Auswanderung dieser ins Gewebe begünstigt. Ein Zinkdefizit führt ebenso zur numerischen und funktionellen Minderung von NK-Zellen. NK-Zellen erkennen und eliminieren unter anderem Virus-infizierte Zellen oder Tumorzellen über Zink-vermittelte MHC-I-Detektion. Die durch Zinkmangel bedingte, herabgesetzte lytische Funktion dieser Zellen basiert vermutlich auf der verminderten IL-2-Stimulation durch T-Zellen. Auch die Aktivität sowie die Anzahl dendritischer Zellen (u. a. Langerhans Zellen der Haut) sind unter einer defizitären Versorgung beeinträchtigt. Störungen der Zinkhomöostase wirken sich im Rahmen des adaptiven Immunsystems besonders stark auf Bildung, Reifung und Funktion von T-Zellen aus. Daneben führt ein Zinkdefizit auch zu einer verminderten B-Zell-Reifung und zu einer verringerten T-Zell-abhängigen Antikörperproduktion.

Im Thymus erfolgt die Reifung von Thymozyten (Prä-T-Lymphozyten) zu T-Lymphozyten unter Vermittlung von Thymulin. Dieses Peptidhormon benötigt Zink als Cofaktor für seine biologisch aktive Form. Folglich beeinflusst Zinkmangel die T-Zellreifung negativ und bewirkt, wie im Mausmodell gezeigt wurde, eine Thymusatrophie mit einem 50%igen Verlust an Thymozyten. Außerdem führt ein Zinkdefizit zu einem erhöhten Glukokortikoid-Spiegel, welcher im Zusammenhang mit einer modifizierten Bcl-2-Expresssion zur vermehrten Prä-T-Lymphozyten-Apoptose führen kann. Schließlich bedarf die IL-2-abhängige Proliferation von aktivierten T-Zellen eines intrazellulären Zinksignals.

Zink nimmt ebenfalls eine entscheidende Rolle bei T-Zell-Differenzierungsprozessen ein. Beispielsweise führt ein Zinkmangel, welcher durch Diarrhöen verursacht wurde, bei Kindern zu einer verminderten Rate an naiven T-Zellen. Des Weiteren sinkt in einer defizitären Situation die CD4+/CD8+-Ratio, wobei Anzahl und Funktionsfähigkeit von CD4+-Zellen unter diesen Bedingungen abnimmt. Ebenso kommt es zu einer Th_1/Th_2-Imbalance mit verringerter Anzahl an Th_1-Lymphozyten und deren Zytokin-Produktion (IL-2, IFNγ, TNFα) während Th_2-Zellen und damit die IL-4- und IL-10-Produktion wenig beeinflusst werden. Unter physiologischen Bedingungen führt Zink zu einer verstärkten Th_1-Antwort mittels erhöhter Interferon-γ-Produktion. Dies hat eine vermehrte Anzahl an Makrophagen, höhere Konzentrationen von Komplementfaktoren und freien Radikalen wie NO zur Folge und trägt somit zu einer verbesserten Abwehr intrazellulärer Pathogene bei.

Problem: Phytatanteil in der Ernährung

Da eine hohe Phytatzufuhr die Bioverfügbarkeit von Zink um bis zu 50 % verringert, wurden im Juli 2019 die Zufuhrempfehlungen für Zink von Seiten der DGE aktualisiert. Der tägliche Zinkbedarf eines Erwachsenen beträgt je nach Phytatgehalt seiner Nahrung 10–16 mg, und der Normbereich der Zinkkonzentration im Serum liegt zwischen 84 und 159 µg/dl. Der individuelle Zink-Bedarf kann gegenüber diesen Durchschnittswerten aber krankheits- und medikationsbedingt deutlich höher liegen.

Zinkmangel und vulnerable Gruppen

Ein Zinkmangel kommt bei älteren Menschen häufig vor. Eine Studie bei einer Gruppe älterer Europäer ergab, dass 44 % von ihnen einen Zinkmangel und 20 % einen starken Zinkmangel hatten. Zinkmangel ist mit Thymusinvolution, reduzierter Lymphozytenproliferation, Produktion von Interleukin-2 und Antikörperantwort auf T-Zell-abhängige Antigene assoziiert. Der subklinische Zinkmangel könnte für die hohe Inzidenz von Infektionen und degenerativen Pathologien im Alter verantwortlich sein. Da Zink zum Beispiel an der Synthese von Knochenmatrixbestandteilen beteiligt ist, stellt ein Zinkmangel auch ein Risikofaktor für altersbedingte Osteoporose dar.

Zinkmangel schwächt das Immunsystem

Wie oben beschrieben, unterstützt Zink wesentliche Komponenten des angeborenen und des adaptiven Immunsystems, die die drei wesentlichen Abwehrlinien einschließen: epitheliale Barrieren, zelluläre Abwehrmechanismen und Antikörper. Ein ernährungsbedingter Zinkmangel hat eine erhöhte Anfälligkeit für oxidative Schädigungen der Membranfraktionen mehrerer Gewebe zur Folge. Zink reguliert den Vitamin-A-Haushalt über das Retinol bindende Protein (RBP). Das Spurenelement steigert nicht nur die zelluläre, sondern auch die humorale Immunantwort.

Die für die zelluläre Immunabwehr verantwortlichen T-Lymphozyten machen im Thymus unter dem Einfluss des Hormons Thymulin einen Reifungsprozess durch. Dieser Prozess der T-Zelldifferenzierung ist ausschließlich zinkabhängig, da nur der Zink-Thymulin-Komplex immunaktiv ist ○ Abb. 4.33. Bei einem

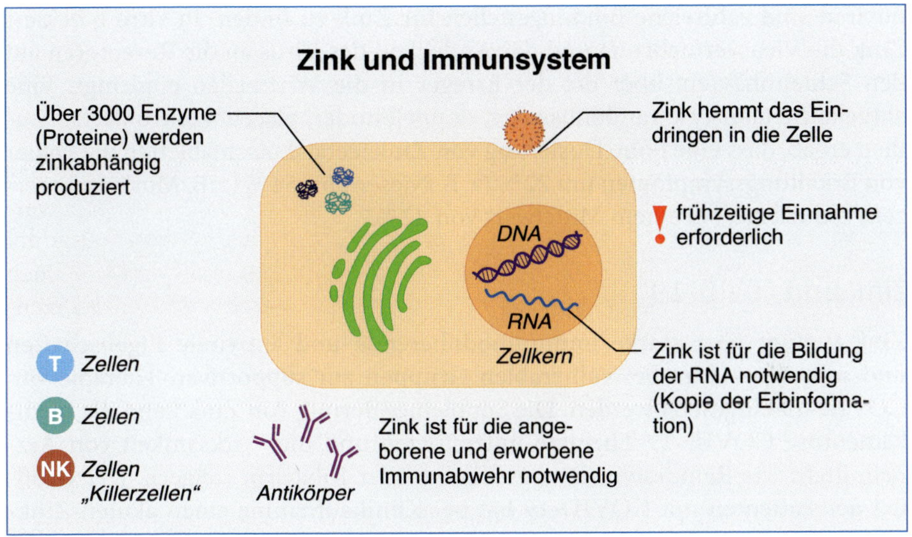

Abb. 4.33 Zink spielt bei der Funktion des Immunsystems eine entscheidende Rolle.

Zinkmangel fallen die Konzentrationen des Zink-Thymulin-Komplexes im Blut ab und die Aktivität verschiedener Immunzellen (z. B. Killerzellen) wird stark beeinträchtigt. Die Folge ist eine allgemeine Abwehrschwäche, die mit einer erhöhten Anfälligkeit für virale Infektionen einhergeht. Ein Zinkmangel führt zur Überproduktion von proinflammatorischen Mediatoren. Darüber hinaus kommt es zu einer Thymusatrophie, einer Verringerung der Anzahl naiver B-Zellen, einer Dysbalance zwischen Typ1- und Typ2-T-Helferzellen sowie einer Zunahme von Typ17-T-Helferzellen. Die Zahl der regulatorischen T-Zellen nimmt hingegen ab.

Zink und Atemwegsviren

Zink zeigt durch Hemmung der RNA-Synthese, der viralen Replikation, der DNA-Polymerase, der reversen Transkriptase und der viralen Protease nachweislich antivirale Eigenschaften. Außerdem besitzt Zink eine lokale antivirale Wirkung, vor allem im Rachenraum. Eine Erkältung wird hauptsächlich durch Atemwegsviren verursacht, die über 100 Serotypen aufweisen. Die wichtigsten darunter sind Rhinoviren, die durch Tröpfcheninfektion oder Schmierinfektion (z. B. Händeschütteln) übertragen werden. Ein Körper mit bereits geschwächtem Immunsystem bietet Atemwegsviren ein ideales Milieu, um sich zu vermehren. Zink hat eine direkte antivirale Wirkung. An der Oberfläche von Rhinoviren sind zahlreiche Bindungsstellen für Zink zu finden. In vitro blockiert Zink die Virusvermehrung und das Andocken des Virus an die Rezeptoren auf den Schleimhäuten, über die der Erreger in die Wirtszellen eindringt. Eine aktuelle Metaanalyse randomisierter, doppelblinder, placebokontrollierter Studien ergab, dass eine hohe Dosierung von Zinkacetat-Lutschtabletten die Dauer von Erkältungssymptomen um 22 % (z. B. Niesen) bis 54 % (z. B. Muskelschmerzen) reduzierte, bei einem Mittelwert von 42 %.

Zink und COVID-19

Zink verfügt über starke immunmodulierende und antivirale Eigenschaften und sollte vor allem bei vulnerablen Gruppen zur supportiven Therapie von COVID-19 eingesetzt werden. Die Supplementierung von Zink kann die medikamentöse COVID-19-Therapie unterstützen und die Wirksamkeit von Arzneimitteln wie Remdesivir, Dexamethason oder Ribavirin steigern. Der Großteil der Patienten mit COVID-19 hat bei Klinikaufnahme einen akuten Zinkmangel. Aufgrund der Ergebnisse präklinischer Studien wird angenommen, dass Zink die Vermehrung von RNA-Viren, darunter SARS-CoV-1, durch direkte Unterdrückung der RNA-abhängigen RNA-Polymerase hemmen kann. Aus diesem Grund kann Zink möglicherweise auch die Replikation von SARS-CoV-2 hemmen. Eine aktuelle RCT-Studie belegt, dass die Supplementierung von 2x25mg Zink pro Tag die Mortalität und Schwere der COVID-19-Erkrankung senken kann. Einige Studien haben ergeben, dass ein Zinkmangel die Interaktion von ACE2 mit dem SARS-CoV-2-Spikeprotein begünstigt und erhöhte Zinkwerte dementsprechend eine ACE2-Expression hemmen, was zu einer reduzierten viralen Interaktion führt.

Anti-Sars-CoV-2-Eigenschaften von Zink

- Angeborenes und erworbenes Immunsystem ↑
- Regulation des Th_{17}/Th_1-T_{reg}/Th_2-Gleichgewichts
- Inhibition der ACE2-Expression
- Inhibition der RNA-abhängigen RNA-Polymerase
- Entzündungshemmende Wirkungen (z. B. Il-1 β ↓, TNFα ↓, NLRP3-Inflammasom ↓)
- Aktivierung von NRF2
- T-Lymphozyten ↑, Zytokinsturm-Risiko ↓
- Antioxidatives Abwehrsystem ↑ (z. B. SOD)
- Barrierefunktion der Schleimhäute (z. B. Atemwegsepithel) ↑
- Ausgeprägte Gefäßschutzwirkung

Fallberichte von 4 Patienten zeigten eine signifikante Verbesserung der symptomatischen Erkrankungsparameter nach einem Tag Hochdosistherapie mit Zink-Lutschtabletten. Dies legt den Schluss nahe, dass die Zinktherapie in der klinischen Genesung eine Rolle spielen konnte. Eine kürzlich durchgeführte prospektive Untersuchung der Nüchtern-Zinkspiegel im Serum bei COVID-19-Patienten (n = 47) mit einem medianen Alter von 34,0 Jahren (Spanne: 18–77 Jahre) zum Zeitpunkt der Klinikaufnahme zeigte, dass COVID-19-Patienten signifikant niedrigere Zinkspiegel im Serum aufwiesen (74,5 µg/dl vs. 105,8 µg/dl) als die gesunden Kontrollen (n = 45) ▫ Abb. 4.34 (p < 0,001). Bei 57,4 % der COVID-19-Patienten wurde ein Zinkmangel festgestellt. Patienten mit Zinkmangel hatten ein schwereres Krankheitsspektrum mit einer höheren Komplikationsrate (70,4 % vs. 30,0 %, p = 0,009), bei einer OR von 5,54. Außerdem entwickelten diese COVID-19-Patienten häufiger ein akutes Atemnotsyndrom (ARDS) (18,5 % vs. 0 %, p = 0,06), hatten öfter längere Klinikaufenthalte (Mittelwert 7,9 vs. 5,7 Tage, p = 0,048), erhielten mit höherer Wahrscheinlichkeit Kortikosteroide (44,4 % vs. 10 %, p = 0,02) und hatten eine erhöhte Mortalität (5 (18,5 %) vs. 0 (0 %), p = 0,06).

Diese Daten werden durch eine weitere vor kurzem veröffentlichte retrospektive Beobachtungsstudie mit 249 COVID-19-Patienten erhärtet. Ein Zinkspiegel < 50 µg/dl zum Zeitpunkt der Klinikaufnahme korrelierte signifikant mit einem schlechteren klinischen Krankheitsbild, einer längeren Zeit bis zur Stabilisierung und einer höheren Mortalität. Ein Zink- und Selenoprotein-P-Status innerhalb der Referenzbereiche ist bei COVID-19-Patienten ein Indikator für eine hohe Überlebenswahrscheinlichkeit, und es wird angenommen, dass die Korrektur eines diagnostisch nachgewiesenen Zink- und/oder Selenmangels durch eine individualisierte Supplementierung die Genesung unterstützen kann.

In einer jüngeren multizentrischen Kohortenstudie erhielten 1.006 von 3.473 hospitalisierten Patienten mit Reverse-Transkriptase-Polymerase-Kettenreaktion- (RT-PCR-) positiver SARS-CoV-2-Infektion Zink mit einem Ionophor. Die Supplementierung von Zink (50 mg ein bis zweimal täglich) mit dem Ionophor Hydroxychloroquin war mit einem um 24 % reduzierten Sterblichkeitsrisiko im Krankenhaus verbunden (HR: 0,76, 95 %-KI: 0,60–0,96, p = 0,023).

Zink hat komplexe immunmodulierende, antioxidative, entzündungshemmende und antivirale Wirkungen. Zink kann außerdem die RNA-abhängige RNA-Polymerase von RNA-Viren wie SARS-CoV-2 hemmen.

Zink kann demnach das Risiko, die Dauer und Schwere von SARS-CoV-2-Infektionen reduzieren, insbesondere bei Populationen mit hohem Zinkmangel-

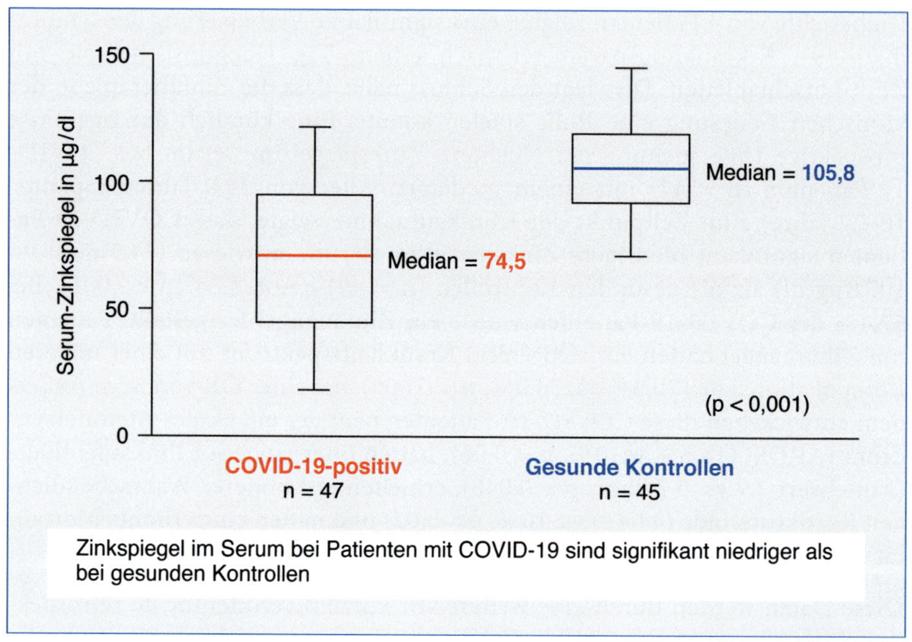

Abb. 4.34 Bei COVID-19-Patienten finden sich häufig niedrigere Zinkspiegel.

risiko wie Patienten mit chronischen Grunderkrankungen und älteren Menschen. In einer aktuellen Meta-Analyse mit 1398 COVID-19 Patienten reduzierte die Supplementierung von Zink im Vergleich zur Kontroll-Gruppe das Sterblichkeitsrisiko um 43 % (OR: 0,57; $p < 0{,}001$) (Abb. 4.35).

Empfehlung für die klinische Praxis

Prävention:

Klinische Studien haben die Wirksamkeit von Zinkpräparaten zur Prävention und Behandlung viraler Atemwegsinfektionen bestätigt. Zink kann die Dauer und Schwere von Erkältungen signifikant reduzieren. Um Virusinfektionen der Atemwege vorzubeugen, sollten ältere Menschen, Erwachsene und Jugendliche täglich 10–20 mg Zink supplementieren.

Supportive Therapie: Klinikaufenthalt, schwerer Verlauf von COVID-19

Für die therapeutische Wirksamkeit bei akuten Infektionen (z. B. Halsschmerzen oder Schnupfen) sind eine ausreichend hohe Zinkkonzentration sowie der direkte Kontakt der Zinkionen mit der Virusoberfläche notwendig. In der The-

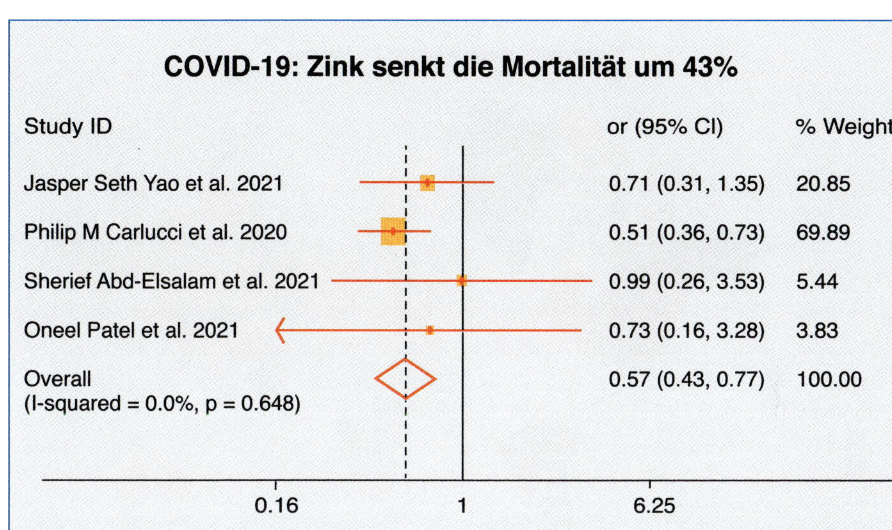

Abb. 4.35 Eine Meta-Analyse zeigt den positiven Einfluss von Zink auf die Mortalität.

rapie akuter Atemwegsinfektionen sollten daher Lutschtabletten mit Zink (z. B. Zinkacetat oder -gluconat) angewendet werden, damit die freien Zinkionen ihre virushemmende Wirkung entfalten können.

a) Initial (Tage 1–2): 20–50 mg Zink intravenös plus 7,5 g Vitamin C pro Tag; begleitend: 100–150 mg Zink über den Tag verteilt peroral für 7 Tage (z. B. Zink-Lutschtabletten mit Zinkacetat oder Zinkgluconat).
b) Dann: 20–50 mg Zink pro Tag peroral (z. B. Zink-Lutschtabletten mit Zinkacetat oder Zinkgluconat).

4.10 Omega-3-Fettsäuren

Weltweit sind über eine Milliarde Menschen von einem Mangel an den langkettigen, maritimen Omega-3-Fettsäuren Eicosapentaensäure (EPA) und Docosahexaensäure (DHA) betroffen. Wie aktuelle Verzehrserhebungen aus Europa, Amerika und Südostasien zur diätetischen Versorgung mit Omega-3-Fettsäuren (→ Omega-3-Index ≤ 4 %) belegen, dürfte dieser Mangel ähnliche besorgniserregende Ausmaße angenommen haben, wie der seit Jahren evidente, aber von deutschen Gesundheitsbehörden nachhaltig ignorierte Vitamin-D-Mangel Abb. 4.36. Betroffen sind vor allem vulnerable Gruppen wie ältere Menschen,

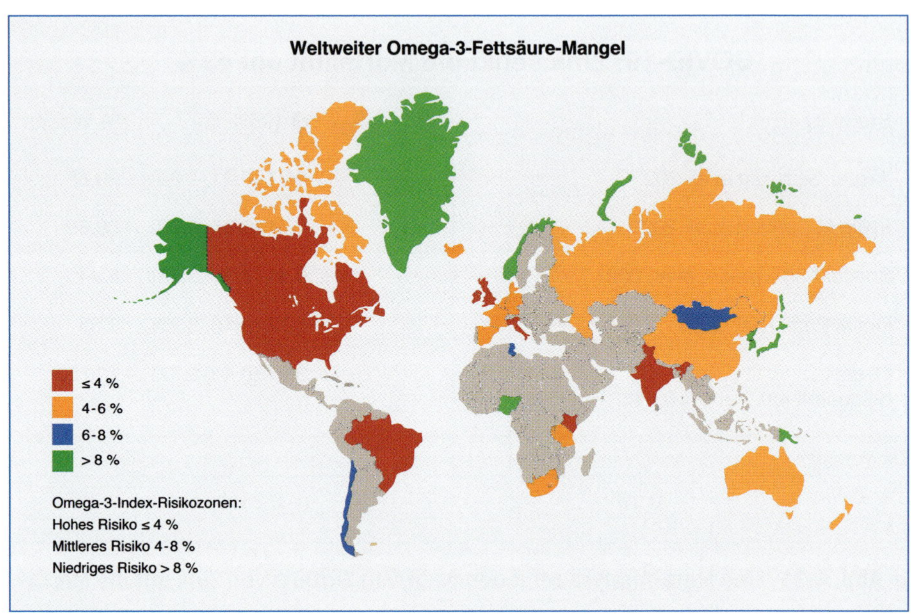

Abb. 4.36 Weltweit herrscht ein Mangel an Omega-3-Fettsäuren.

Schwangere, Stillende, Kinder und Heranwachsende. Beispielsweise supplementieren in Deutschland nur etwa 11,5 % der Schwangeren EPA und DHA, bei Vegetariern und Veganern ist die Versorgung ähnlich schlecht.

Zellgesundheit und Omega-3

EPA und DHA werden in Phospholipiden der Zellmembranen des gesamten Körpers aufgenommen und finden sich besonders in Erythrozyten, im ZNS, Myokard und den Mitochondrien. Die Membranen der Erythrozyten bestehen fast ausschließlich aus Phospholipiden und besitzen kaum integrale Membranproteine. Daher hat ihre Fettsäurezusammensetzung eine hohe präanalytische Stabilität und reflektiert die diätetische Versorgung mit EPA und DHA, die zudem mit der Zusammensetzung in den Myokardzellen vergleichbar ist.

Omega-3-Index – Marker für die diätetische Versorgung

Der HS-Omega-3-Index gibt beispielsweise den Prozentsatz an EPA und DHA an einer Gesamtzahl von 26 Fettsäuren – gemessen in den Erythrozyten – an. Dabei ist die Konzentration an EPA und DHA im Blutplasma lediglich eine Momentaufnahme, während der Wert aus den Membranen der Erythrozyten einen Langzeitwert erbringt. Für die Verwendung der Erythrozyten zur Bestimmung des Omega-3-Indexes spricht auch, dass die Zusammensetzung der Fettsäuren in den Erythrozyten eine geringe biologische Variabilität aufweist. Ein Omega-3-Index > 8 % gilt als neuro-, vaskulo- und kardioprotektiv. In Interventionsstudien konnte beispielweise gezeigt werden, dass EPA/DHA die Herzfrequenzvariabilität (HRV) steigern, antiarrhythmisch wirken, den Gefäßtonus und Blutdruck senken sowie die Thrombozytenreaktivität, Triglyceride und proinflammatorische Zytokine (z. B. IL-1β, TNFα) reduzieren. Dies unterstreicht eine Meta-Analyse der American Heart Association aus 2019, bei der pro 1000 mg EPAI/DHA das kardiovaskuläre Risiko um 17 % gesenkt werden kann.

COVID-19 und Omega-3

Offensichtlich ist in Regionen mit niedrigem Omega-3-Index wie den USA und einigen europäischen Ländern (z. B. England, Italien) die COVID-19 bedingte Mortalität höher im Vergleich zu Ländern mit einer guten diätetischen Versorgung an EPA und DHA und entsprechend höherem Omega-3-Index > 8 %. Oxidativer Stress gepaart mit Inflammation sind bekanntlich treibende Faktoren einer Corona-Infektion, die oft in COVID-19 mündet. Aufgrund einer Hyperinflammation kann diese zu massiven Organschäden (Niere, Myokard, Lunge) führen und ist mit einer hohen Mortalität bei den Betroffenen assoziiert.

Neben der akuten Erkrankung nach einer Infektion mit dem Coronavirus gibt es nach der Genesung zunehmend auch Langzeitfolgen, die häufig erst Wochen später nach der Erstinfektion mit dem Coronavirus auftreten (z. B. Long-COVID). Wie Studien aus Italien an Coronapatienten zeigen, leidet der Großteil der Patienten auch 2 Monate nach der Genesung unter Symptomen wie Atemnot, Fatigue, Geruchsstörungen, Husten, Brust- und Gelenkschmerzen. Diese Symptome erinnern an das Chronic Fatigue Syndrom (CFS) nach dem Pfeifferschen Drüsenfieber oder der tumorbedingten Fatigue bei Krebspatienten. Aber auch schwerwiegende Spätfolgen wie Schlaganfall und Thrombosen können die Folge sein, da bei den Betroffenen häufig eine endotheliale Dysfunktion mit gesteigerter Blutgerinnungsneigung vorliegt.

Die ausgeprägten endothel-, epithel-, kardio- und neuroprotektiven Effekte sowie die antiinflammatorischen und immunmodulatorischen Eigenschaften von EPA und DHA sowie die ersten Ergebnisse aus Interventionsstudien stellen eine klare Indikation für den präventiven und therapeutischen Einsatz von den langkettigen, mehrfach ungesättigten und maritimen Omega-3-Fettsäuren EPA und DHA dar, um die physiologische Resilienz bei einer Coronavirusinfektion zu steigern ○ Abb. 4.37.

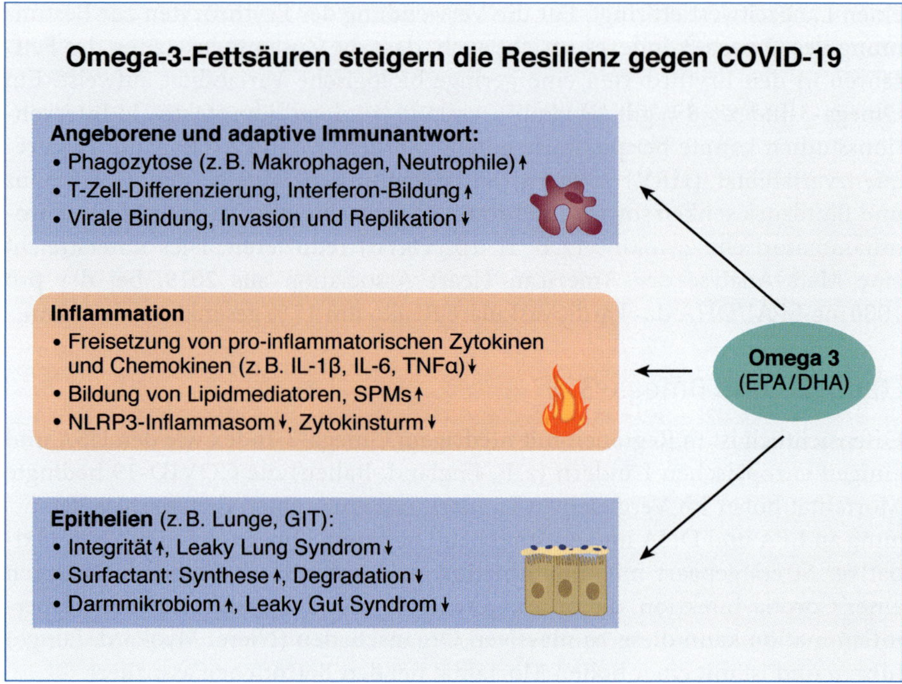

Abb. 4.37 Omega-3-Fettsäuren unterstützen den Körper an verschiedenen Stellen bei der Bewältigung einer Coronavirus-Infektion.

Anti-SARS-CoV-2-Eigenschaften von EPA/DHA

Immunmodulation

Die Omega-3-Fettsäuren steigern auf breiter Ebene die angeborene und erworbene Immunität. Bekanntlich werden EPA und DHA im gesamten Körper in Membran-Phospholipide eingebaut, so auch in die Membranen von zahlreichen Immunzellen. Zu diesen zählen unter anderem Makrophagen, B-Zellen, T-Zellen, NK-Zellen, dendritische Zellen, Mastzellen, Basophile, Eosinophile und Neutrophile. Neutrophile zählen zu den Immunzellen der angeborenen Immunität und stellen mit einem Anteil von bis zu 60 % den häufigsten Anteil an weißen Blutkörperchen dar. Neutrophile sind die ersten Immunzellen, welche schnell an den Ort einer Entzündung angelockt werden und die Abwehr und Ausscheidung von Pathogenen vorantreiben. EPA und DHA steigern beispielsweise die Bildung von Neutrophilen im Knochenmark und in der Milz, steigern deren phagozytische Kapazität und die Produktion von Pro-resolving Mediatoren wie Protektine, Resolvine und Maresine, welche die Auflösung einer Entzündung fördern. Darüber hinaus verbessern EPA und DHA die Phagozytoseaktivität der Makrophagen und reduzieren die Sekretion von proinflammatorischen Zytokinen IL-1β, TNFα und IL-6 (z.B. Resolvin D1 (RvD 1, 2, 5), Protectin D1 (PD1)). Das NLRP3-Inflammasom und der Transkriptionsfaktor NfκB werden von EPA/DHA downreguliert und die inflammatorische Response reduziert. DHA aktiviert zudem den redoxsensitiven Transkriptionsfaktor NRF2. Darüber hinaus steigern EPA und DHA die antivirale Response via Modulation von Interferonen, welche die virale Replikation hemmen. EPA und DHA aktivieren B-Zellen und steigern die Bildung von Antikörpern. Auch die Aktivierung von T-Zellen wird durch EPA und DHA gefördert, indem sie die Funktion von Antigenpräsentierende Zellen (APC) wie Makropagen und B-Zellen verbessern. Die inflammatorische Antwort des Atemwegsepithels auf Rhinoviren wird signifikant durch DHA gehemmt (z. B. IL-6-Freisetzung ↓).

Inflammation

Die antiinflammatorische und entzündungsauflösende Wirkung der Omega-3-Fettsäuren EPA und DHA erfolgt auf verschiedenen, zum Teil miteinander verlinkten Ebenen:

- Arachidonsäure: In der Phase der Ausbildung einer Entzündung wirken EPA und DHA über Substrathemmung der Synthese proinflammatorischer Eicosanoide aus Arachidonsäure entgegen. Dabei verdrängen Eicosapentaensäure (EPA) und Docosahexaensäure (DHA) Arachidonsäure kompetitiv von den eicosanoidbildenden Enzymen (z. B. COX, LOX). Arachidonsäure (ARA) ist ein Hauptbestandteil der Phospholipide von Entzündungszellen wie Makrophagen. Ein höherer Gehalt an EPA begünstigt die Synthese von Eicosanoiden der Serie 3 und 5 (z. B. PGE3, LTB5), die gegenüber den aus ARA gebildeten Eicosanoiden weit geringer ausgeprägte bzw. keine proinflammatorischen Effekte aufweisen.
- NLRP3-Inflammasom: Die antiinflammatorische Wirkung von EPA und DHA beruht zum Teil auch auf der Hemmung des NLRP3-Inflammasoms, wie man bereits vor 20 Jahren nachweisen konnte. Die vermehrte Belastung mit IL-1β bleibt folglich aus und damit wird die Entzündungsreaktion unterbunden. IL-1β ist das Hauptzytokin für inflammatorisches Fieber, Immunreaktionen und metabolische Erkrankungen.
- Der durch NLRP3-Inflammasom ausgelöste Zytokinsturm kann schwerste systemische Entzündungen hervorrufen, mit tödlichem Ausgang. Als Zeichen der durch SARS-CoV-2 ausgelösten Aktivierung des NLRP3-Inflammasoms sind im Blutplasma der Infizierten erhöhte Spiegel der entzün-

dungsfördernden Mediatoren IL-1β und IL-18 nachweisbar. Proteine des Virus, die so genannten Viroporine (z. B. Viroporin 3a) können das NLRP3-Inflammasom aktivieren. Unter den weiteren Folgeerkrankungen einer COVID-19 Infektion, die mit dem NLRP3-Inflammasom in Verbindung stehen, sind vor allem schwere Entzündungen der Atemwege, der Haut, des Herz-Kreislauf-Systems, des Gastrointestinaltrakts und der Nieren zu nennen. In Bezug auf das ZNS konnte sogar in einzelnen Fällen schwere Entzündungen des Gehirns oder der Hirnhaut beobachtet werden. Bemerkenswert ist, dass unter den betroffenen COVID-19-Fällen auch solche mit mildem oder moderatem Verlauf sowie Kinder waren. Der Lipidmediator aus DHA, das Resolvin D1, hemmt beispielweise die Aktivierung des NLRP3-Inflammasoms.

- Specialized Pro-resolving Mediators (SPMs) bzw. Oxylipine: Die Entzündungs-auflösenden Lipidmediatoren werden in der Fachliteratur als Specialized Pro-resolving Mediators bezeichnet. SPMs gelten als Schlüsselmediatoren zur Beendigung von Infekten und zur Vermeidung und Linderung von entzündlich geprägten Erkrankungen. Von den wichtigen SPMs, die aus den langkettigen, mehrfach ungesättigten Omega-3-Fettsäuren DHA und EPA gebildet werden, sind die Resolvine, Protektine und Maresine zu nennen. DHA und EPA sind über die Synthese von Endothel- und Epithel-protektiven Lipidmediatoren (z. B. Resolvine, engl. to resolve = auflösen) für die Phase der programmierten Auflösung bzw. Beendigung von Entzündungen wichtig (Heilungsphase). Aus der Grundlagenforschung weiß man, dass aus EPA antiinflammatorische Hormone wie Leukotriene, Resolvine und Prostaglandine der Gruppen 3 und 5 entstehen, während aus DHA vor allem entzündungshemmende SPMs wie Protektine, Resolvine und Maresine gebildet werden. Die antientzündlichen Eigenschaften von DHA könnten demnach im Vergleich zu EPA stärker ausgeprägt sein, denn auch die Bildung von SPMs aus DHA ist breiter aufgestellt. Wenn man aber berücksichtigt, dass sowohl aus EPA als auch aus DHA antiinflammatorisch wirkende Hormon-Derivate entstehen, wird klar, dass beide langkettigen, maritimen Fettsäuren zur Entzündungshemmung benötigt werden.
- Aktivierung des Masterregulators NRF2 (z. B. DHA): Der Master Regulator NRF2 zählt zu den wichtigsten Mechanismen einer Zelle, sich gegen oxidativen/nitrosativen Stress und Inflammation zu schützen. NRF2 ist ein Transkriptionsfaktor, der über 500 Gene im humanen Genom reguliert. Durch die Aktivierung von Genen des Antioxidant-Response-Element (ARE) im Zellkern, werden Zellschutz und Detoxifikationsprozesse ausgelöst. Dabei schützt NRF2 u. a. vor oxidativem/nitrosativem Stress, silent Inflammation und Mitochondriopathien.

Oxidativer Stress

DHA und EPA besitzen antioxidative Eigenschaften und wirken der Lipidperoxidation entgegen, indem sie zum Beispiel die Bildung von F2-Isoprostanen, die bei der Oxidation von Arachidonsäure entstehen, reduzieren. Darüber hinaus induzieren EPA und DHA die Aktivierung von MAPK-Phosphatasen und fördern die Bildung des wichtigsten zellulären Antioxidans L-Glutathion (GSH).

Omega-3-Index und Krankheitsverlauf bei COVID-19

Ein guter Omega-3-Index kann die Morbidität und Mortalität bei COVID-19-Patienten verringern, wie eine aktuelle Pilotstudie aus Kalifornien zeigt. Im Rahmen dieser Pilotstudie wurden die Blutproben von 100 Patienten, die aufgrund einer schweren SARS-CoV-2-Infektion in ein Krankenhaus eingeliefert wurden, untersucht. Dabei wurde der Omega-3-Index der Betroffenen erfasst und dessen Einfluss auf den Krankheitsverlauf ermittelt.

Dazu wurden die 100 Patienten in Abhängigkeit von ihrem Omega-3-Index in vier Gruppen eingeteilt. Die Patienten mit dem niedrigsten Omega-3-Index bildeten die erste Gruppe, die Patienten mit dem höchsten Index die vierte Gruppe. Im Verlaufe der Pilotstudie starben 14 Patienten am tödlichen COVID-19-Krankheitsverlauf. Beim Abgleich mit dem Krankheitsverlauf zeigte sich, dass diese Betroffenen aus den ersten drei Gruppen mit einem Omega-3-Index von < 5,7 % stammten. In der Gruppe mit dem höchsten Index starb nur eine Person. In der Stichprobe war das COVID-19-Sterberisiko viermal so hoch, wenn der Omega-3-Index < 5,7 % war ($p = 0.07$). Obwohl das klassische Signifikanzniveau nicht erreicht wurde, zeigte die Studie doch einen klaren Trend, der für den Einsatz von Omega-3-Fettsäuren und anderen immunrelevanten Nährstoffen in Zeiten von COVID-19 spricht.

In einer ersten Interventionsstudie an 128 kritisch kranken Patienten mit COVID-19 konnte die tägliche Supplementierung von 1.000 mg Omega-3-Fettsäuren signifikant die 1-Monatssterblichkeit auf der Intensivstation reduzieren als auch Lungen- und Nierenfunktionsparameter verbessern.

Eine aktuelle Fall-Kontroll-Studie aus dem Jahre 2022 zur diätetischen Versorgung mit Omega-3-Fettsäuren an hospitalisierten Patienten mit SARS-CoV-2-Infektion zeigt, dass ein niedriger Omega-3-Index (4,15 %) gegenüber einem guten Omega-3-Index (> 7,58 %) die Wahrscheinlichkeit für einen schweren Krankheitsverlauf von COVID-19 signifikant ($p = 0{,}001$) erhöht.

Aus Arbeiten an der LMU ist bekannt, dass Patienten unter der Therapie mit ASS oder Vitamin-K-Antagonisten mit einem höheren Omega-3-Index länger

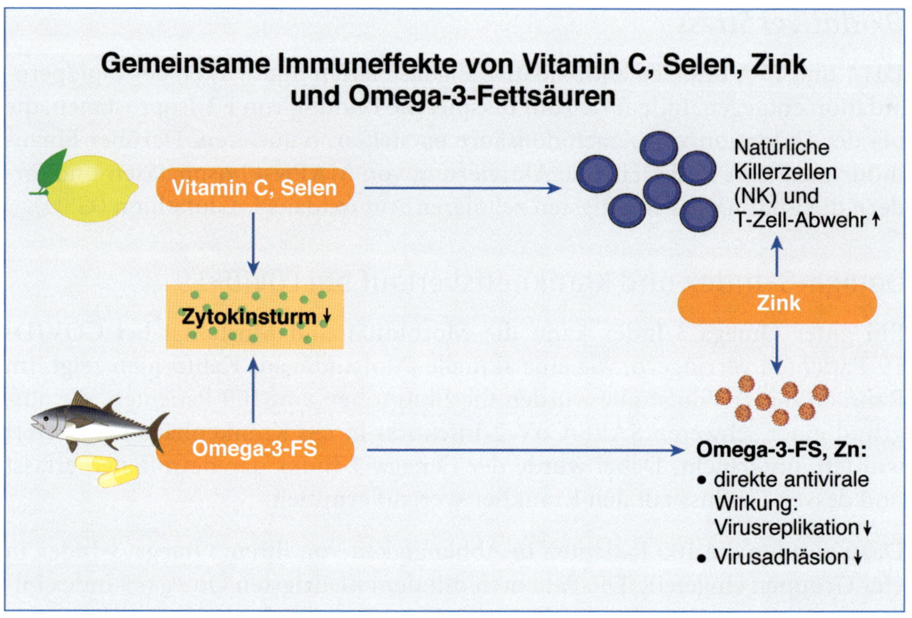

Abb. 4.38 Omega-3-FS, Vitamin C, Selen und Zink ergänzen sich in ihrer immunstärkenden Wirkung.

leben, gegenüber solchen mit einem niedrigen Index. Da man bei hohen Dosierungen von Omega-3-Fettsäuren über einen langen Zeitraum einen Anstieg der Blutungskomplikationen im Jahr um 0,1 % beobachtet hat, wird von einem Omega-3-Index von > 16 % unter Supplementierung von EPA und DHA abgeraten!

Dosierung und Sicherheit

In Zeiten von Corona sollte man täglich etwa 2.000 mg EPA und DHA substituieren. Bei einer Infektion mit dem Virus empfehle ich 2.000 bis 4.000 mg pro Tag zu ergänzen (z. B. als Algen- oder Fischöl).

Übrigens: Die Relation zwischen dem Risiko für Vorhofflimmern und der diätetischen Versorgung mit EPA und DHA, dem so genannten Omega-3-Index, ist U-förmig, mit minimalem Risiko für Vorhofflimmern im Zielbereich von > 8 bis 11 %!

Die Omega-3-Fettsäuren EPA und DHA gehören zu einer Kategorie von Supplementen, die als GRAS (Generally Recognized As Safe) bezeichnet werden. Die Sicherheit von EPA und DHA in täglicher Supplementierung von bis zu 5 g

EPA/DHA wird auch von der European Food Safety Authority (EFSA) bestätigt. Zur optimalen Wirksamkeit sollte man Omega-3-Fettsäuren immer kombinieren mit Antioxidanzien (z. B. Tocopherole), da die Lipidperoxidation die Wirksamkeit der Fettsäuren limitiert.

4.11 Vitamin K

COVID-19 und Komorbiditaten sind assoziiert mit einem diätetischen Mangel an MK-7. Matrix GLA Protein (MGP) ist ein Inhibitor der Kalzifizierung (z. B. Arterien, Lunge) und schützt extrazelluläre Matrix-Proteine vor enzymatischem Abbau. Elastische und kollagene Fasern sind essenzielle Bestandteile der extrazellulären Matrix in der Lunge, wo MGP vor allem exprimiert wird. MGP schützt elastische Fasern vor der Verkalkung im Gefäß- und Lungensystem.

COVID-19-Patienten weisen einen hohen Anteil an inaktivem MGP (ucMGP) auf, einem funktionellen Marker für MK-7. Bei schwerer COVID-19-Pneumonie setzen Makrophagen in der Lunge vermehrt Matrix-Metallo-Proteinasen (MMP) frei. MMP steigern die Kalzifizierung elastischer Fasern und steigern das Risiko für eine Lungenfibrose.

In einer aktuellen Studie der Universität Maastricht an 135 COVID-19-Patienten und 184 gesunden Kontrollen wurden die Spiegel an ucMGP, Prothrombin und Desmosin (= Komponente des Faserporteins Elastin) untersucht. Dabei zeigte sich der Anteil an ucMGP war signifikant erhöht ($p < 0.001$), insbesondere bei schwerwiegendem Verlauf ($p < 0{,}001$) und die ucMGP-Spiegel korrelierten signifikant mit Desmosin ($p < 0{,}001$). Aufgrund der antientzündlichen und endothelprotektiven Eigenschaften dürfte MK-7 neben Vitamin D, Vitamin C, Selen und Omega-3-Fettsäuren die physiologische Resilienz gegen COVID-19 und seine Langzeitfolgen steigern.

Vitamin K bei älteren COVID-Patienten

Wie zahlreiche Studien belegen, wird der Prozess des pathologischen Alterns vor allem durch zwei dynamische, koexistierende Prodrome getragen, die mit einem zunehmenden Mobilitäts- und Funktionalitätsverlust assoziiert sind: Eine altersabhängige Verschlechterung des Immunsystems (Immunoseneszenz) sowie eine sich langsam entwickelnde, niederschwellige, aber persisitierende gewebebezogene und systemische Entzündung (Inflammageing oder Oxi-Inflammageing). Oxi-Inflammageing und Immunoseneszenz sind somit Ausgangspunkte für die altersbedingte Abnahme der Vitalität und die meisten

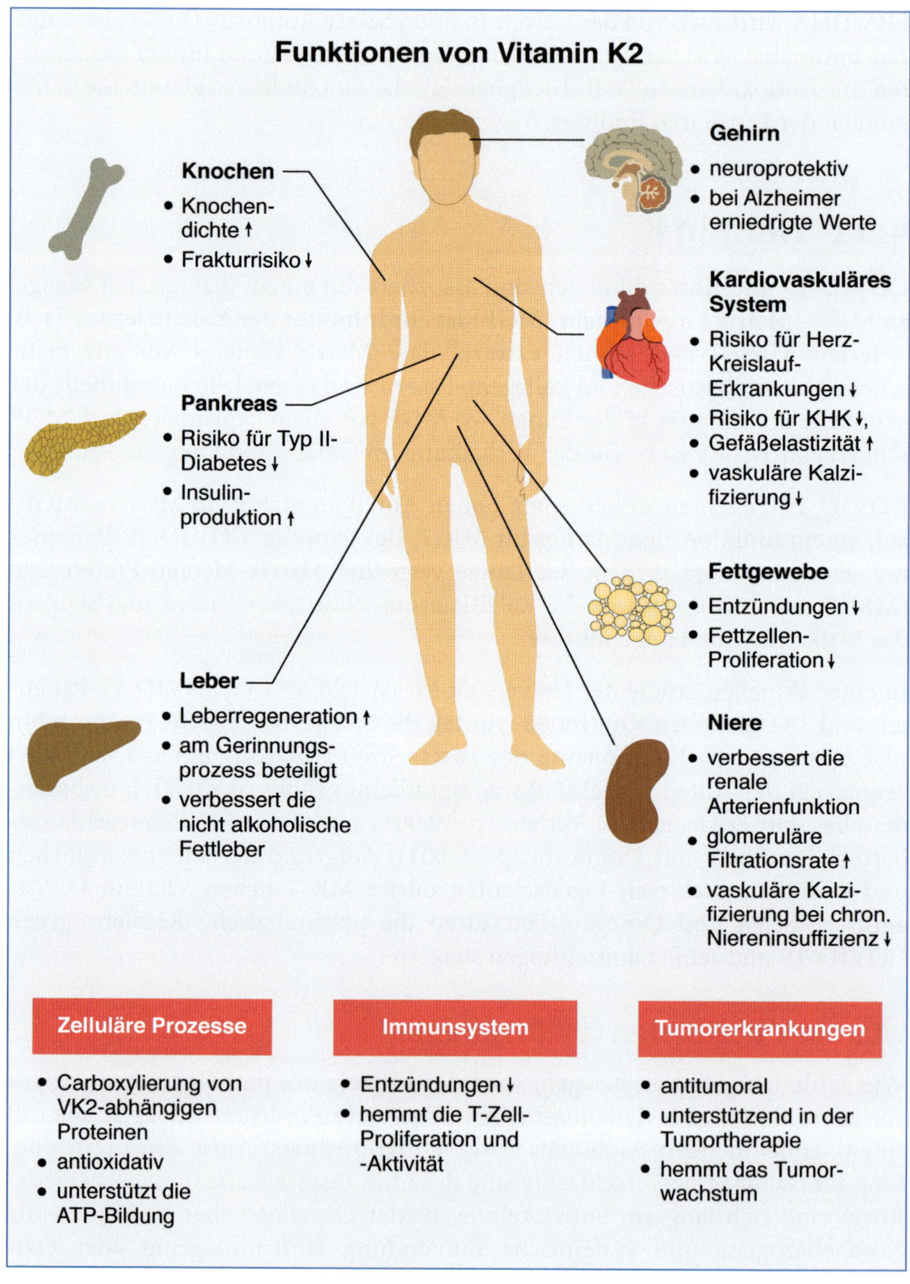

Abb. 4.39 Vitamin K ist an zellulären Prozessen, dem Immunsystem und bei der Tumorabwehr beteiligt.

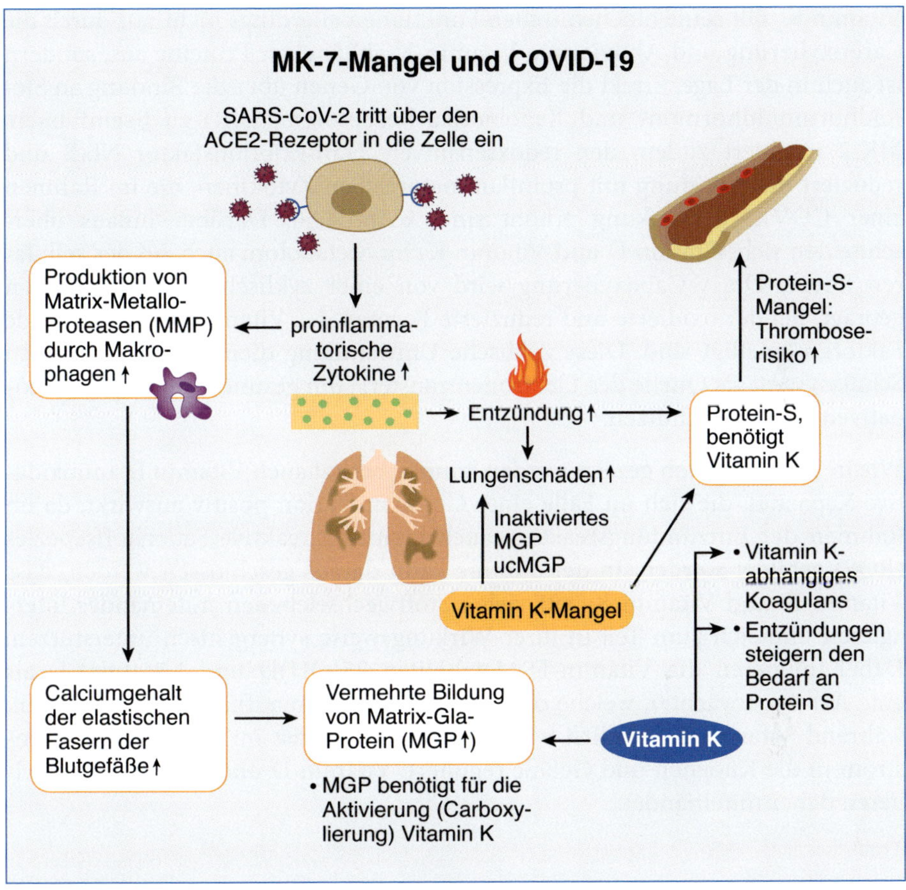

Abb. 4.40 Ein Vitamin-K-Mangel steigert das Thromboserisiko und die vaskuläre Kalzifizierung in den Arterien.

chronischen Alterskrankheiten (z. B. Infektionen, Bluthochdruck, Diabetes, Krebs). Diese Ausgangssituation fördert jedoch auch schwere COVID-19-Verläufe.

Vitamin-K-abhängige Proteine sind nicht nur an der Blutgerinnung und dem Knochenstoffwechsel beteiligt, sondern auch für den Schutz der Blutgefäße wichtig. Das Vitamin-K-abhängige Matrix-Gla-Protein (cMGP) wirkt als starker Inhibitor der vaskulären Kalzifizierung der Ablagerung von Kalzium in den Arterienwänden sowie altersbedingten Verschleißerscheinungen der Blutgefäße entgegen und schützt somit die Arterien vor einer atherosklerotischen Mikrokalzifizierung.

Vitamin K_2 übt seine biochemischen Funktionen allerdings nicht nur durch die Carboxylierung und Aktivierung Vitamin-K-abhängiger Proteine aus, sondern ist auch in der Lage, direkt die Expression von Genen über die Bindung an Steroidhormonidhormon- und Xenobiotika-Rezeptoren (SXR) zu beeinflussen. MK-7 inhibiert zudem den redoxsensitiven Transkriptionsfaktor NfκB und reduziert die Belastung mit proinflammatorischen Zytokinen, die im Rahmen einer COVID-Erkrankung erhöht sind, o Abb. 4.40. Darüber hinaus überschneiden sich Vitamin D und Vitamin K_2 im Metabolom auch auf der zellulären Ebene. Die γ-Caboxylierung wird von einer zyklischen Transformation geprägt, bei der oxidierte und reduzierte Formen des Vitamin K_2 als treibende Faktoren beteiligt sind. Diese zyklische Umwandlung dient im antioxidativen Schutzsystem als Quelle des Elektronentransfers, um gesunde Zellen gegen oxidativen Stress zu schützen.

Wie in Tierversuchen gezeigt werden konnte, besitzt auch Vitamin D antioxidative Kapazität, die sich im Falle einer Coronainfektion positiv auswirkt, da im Rahmen der Entzündungsreaktion auch vermehrt reaktive Sauerstoffsepezies (ROS) gebildet werden. In der Summe kann daraus geschlossen werden, dass Vitamin D und Vitamin K_2 auf vielen Stoffwechselebenen miteinander interagieren und sich zum Teil in ihrer Wirkungsweise synergistisch unterstützen. Dabei fungieren die Vitamin-D-Metaboliten 25(OH)D und $1{,}25(OH)_2D$ als eine Art Turmwächter, welche die intestinale Kalziumaufnahme kontrollieren, während Vitamin K_2 ähnlich wie ein Verkehrspolizist im Blut den Kalziumstrom in die Knochen und Gefäße reguliert. Vitamin D und Vitamin K korrellieren daher miteinander.

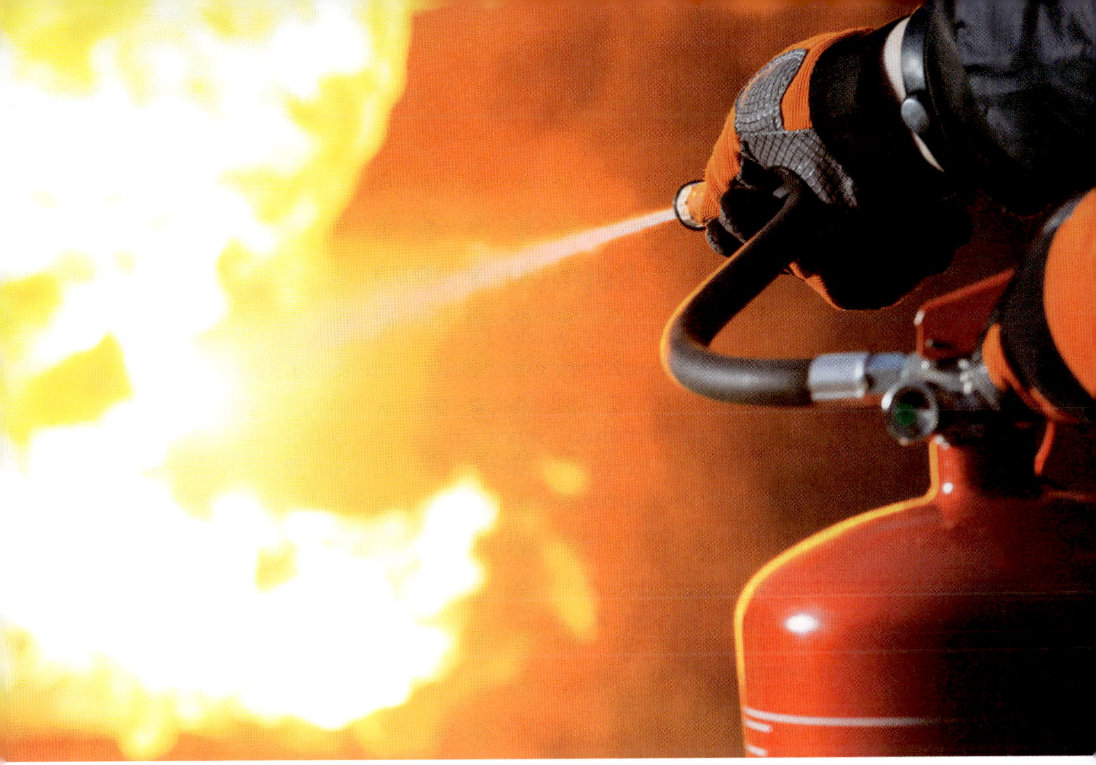

5 COVID-Protect und NRF2-Aktivatoren: Oxidativer Stress und antioxidative Schutzmechanismen

Nach fast 3 Jahren stellt die durch das SARS-CoV-2 ausgelöste Pandemie das deutsche Gesundheitssystem noch immer vor große Herausforderungen. Neben verschiedenen Impfstoffen gibt es zurzeit keine wirksamen Therapien zur Behandlung der durch SARS-CoV-2 verursachten Lungenkrankheit COVID-19. Oxidativer Stress gepaart mit Inflammation sind bekanntlich treibende Faktoren in der Pathogenese von COVID-19 und Post-COVID. Hierdurch verursachte Läsionen der Gefäßintegrität und der tiefen Atemwege bestimmen wesentlich die Morbidität und Mortalität bei schweren Krankheitsverläufen von COVID-19. Eine gezielte Aktivierung der körpereigenen Immunantwort durch antiinflammatorisch, antioxidativ wirksame sowie immunrelevante Nährstoffe wie Selen, Vitamin D/A oder Vitamin C sowie eine Vielzahl an sekundären Pflanzeninhaltsstoffen kann antivirale Therapien im Kampf gegen die Corona-Pandemie sinnvoll ergänzen. Dabei stellt der sogenannte NRF2-Signalweg, der durch eine Vielzahl an Phytaminen (z. B. Sulforaphan, Curcuminoide, Polyphenole) aktiviert wird ein attraktives therapeutisches Ziel dar.

5.1 Der Master-Regulator NRF2

Der Master Regulator NRF2 (Nuclear Factor Erythroid-derived 2-like 2) zählt zu den wichtigsten Mechanismen einer Zelle, sich gegen oxidativen Stress und Inflammation zu schützen. NRF2 ist ein redoxsensitiver Transkriptionsfaktor, der über 500 Gene im humanen Genom reguliert. Durch die Aktivierung von Genen des Antioxidant-Response-Element (ARE) im Zellkern werden Zellschutz und Detoxifikationsprozesse ausgelöst. Dabei schützt NRF2 u. a. vor oxidativem/nitrosativem Stress, Silent Inflammation und Mitochondriopathien.

Untersuchungen zeigen, dass NRF2 für viele Erkrankungsbilder eine grundlegende Verbesserung bringen kann.

So wurden positive Effekte bei

- Herzerkrankungen,
- Autoimmunerkrankungen,
- neurodegenerativen Erkrankungen,
- Nierenerkrankungen,
- Sepsis,
- chronischen Lungenerkrankungen,
- metabolischem Syndrom,
- chronischer Virusaktivierung (z. B. EBV, Herpes)

u. v. m. nachgewiesen.

In Tierversuchen konnte gezeigt werden, dass ein Knock-Out der NRF2-Funktion mit einem Anstieg dieser Erkrankungen assoziiert ist. Aber es gibt auch eine steigende Anzahl von humanen Studien, die positive Effekte für die menschliche Gesundheit belegen.

5.2 Oxidativer Stress und freie Radikale

In biologischen Systemen ist die Balance zwischen der Generierung und Beseitigung von prooxidativ und zellschädigenden Substanzen wichtig zur Aufrechterhaltung der zellulären Redox-Balance. Redoxreaktionen sind essenzielle Stoffwechselprozesse in der Biologie. Reaktive Sauerstoffspezies (ROS) wie Superoxidanion-Radikale ($^{-}O2\bullet$) und Wasserstoffperoxid (H_2O_2) bzw. reaktive Stickstoffspezies (RNS) Stickstoffmonoxid ($NO\bullet$) und Perxoynitrit ($ONOO^{-}$) spielen eine zentrale Rolle bei der Zellkommunikation und Zellsignalisierung (z. B. Regulation des Zellzyklus, Promotion der Zellproliferation, Apoptose) und damit für die Zellgesundheit.

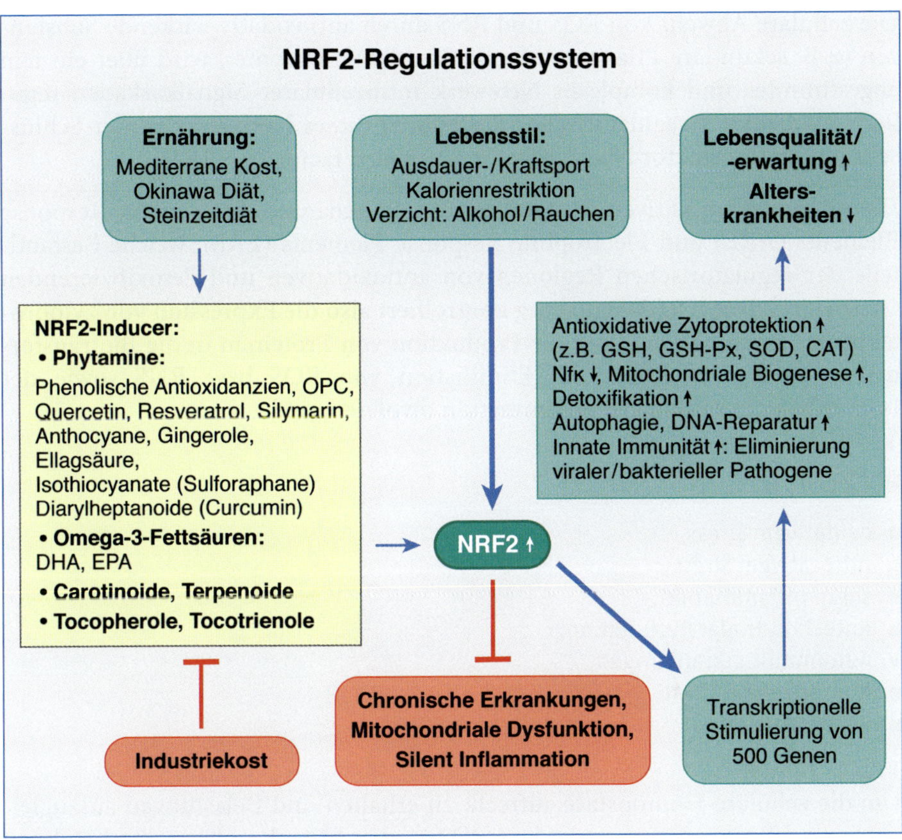

Abb. 5.1 NRF2 als Drehscheibe im Zellschutz.

NRF2 und antioxidative Schutzmechanismen

Liegt in den Zellen jedoch eine Imbalance zwischen ROS bzw. RNS und antioxidativen Schutzmechanismen zugunsten der Pro-Oxidanzien vor, entsteht oxidativer Stress. Die Bildung von ROS bzw. RNS in den Zellen kann durch eine Vielzahl an enzymatischen Reaktionen ausgelöst werden, zum Beispiel Enzyme, die molekularen Sauerstoff als Substrat benutzen, wie die NADPH-Oxidasen, die Xanthin-Oxidoreduktase (XO), Lipoxygenasen (LOX), Myeloperoxidase (MPO), NO-Synthase (NOS) und Cyclooxygenase (COX). Daher muss die Belastung mit reaktiven Sauerstoff- (ROS) und Stickstoffverbindungen (RNS) streng kontrolliert werden, um Läsionen an biologischen Molekülen wie Nukleinsäuren (z. B. DNA), Proteinen und Lipiden zu vermeiden.

Die zelluläre Abwehr von ROS und RNS durch antioxidativ wirkende Substanzen (z. B. sekundäre Pflanzenstoffe, antioxidative Enzyme), wird über ein fein abgestimmtes und komplexes Netzwerk intrazellulärer Signalkaskaden reguliert. Elementarer regulatorischer Bestandteil dieses Netzwerks ist der Schlüsseltranskriptionsfaktor Nuclear factor E2-related factor 2 (NRF2).

Dieser bindet im aktiven Zustand an das so genannte Antioxidant Response Elements (ARE) und Electrophile Response Elements (ERE), welche Bestandteile der regulatorischen Regionen von antioxidativen und detoxifizierenden Genen sind. Der NRF2-Signalweg kontrolliert also die Expression von zytoprotektiven Genen, welche über die Produktion von Proteinen in die Biotransformation (z. B. Detoxifikation), Elimination von ROS bzw. RNS sowie der Immunresponse inklusive Inflammation involviert sind.

NRF2 schützt vor:

- oxidativem Stress,
- nitrosativem Stress,
- silent Inflammation,
- mitochondrialer Dysfunktion,
- Autoimmunerkrankungen,
- Neurodegeneration,
- Gefäßschäden.

Um die zelluläre Homöostase aufrecht zu erhalten und Belastungen auszugleichen, sind Enzymsysteme wie die SOD2 in den Mitochondrien, die Katalasen (CAT) und die GSH-Px wichtig. NRF2 aktiviert viele dieser Systeme und kann somit zu einer grundlegenden Stabilisierung der Zellgesundheit führen. Dabei spielt das Ansprechen der mitochondrialen Aktivität und die Aktivierung des Glutathionsystems eine entscheidende Rolle. Bemerkenswert sind vor allem die positiven Effekte auf die Zellen des Immunsystems ○ Abb. 5.2.

NRF2 gehört zu einer Familie von Transkriptionsfaktoren, welche eine Batterie von zytoprotektiven Genen mittels ARE aktiviert. Dieser Master Regulator wird ubiquitär in humanen und murinen Zellen exprimiert, jedoch ist die Expression in Geweben, die an der Detoxifikation beteiligt sind (z. B. Gastrointestinaltrakt, Lunge, Niere), am höchsten. Im engeren Sinne gehört NRF2 zur Familie der Cap'n collar basic region leucine Zipper Proteine (CNC-bZIP) und reguliert sowohl die konstitutive als auch die durch oxidativen Stress induzierte Expression von mehr als 100 zellprotektiven Enzymen (z. B. Hämoxygenase-1 (HO-1), NADPH-Quinon-Oxidoreduktase 1 (NQO1), Glutamate-Cysteine Ligase Cata-

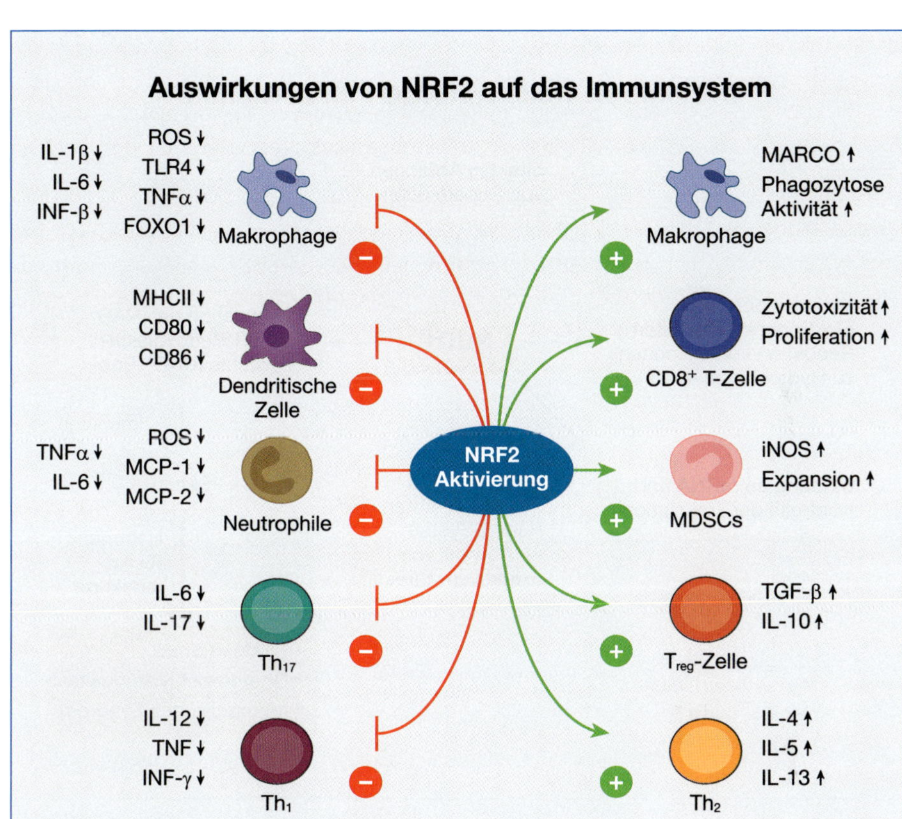

Abb. 5.2 NRF2 moduliert die Zellen des Immunsystems.

lytic Subunit (GCLC)). Auch eine Reihe von Phase-II-Enzymen, die für die anschließende Konjugation mit wasserlöslichen Molekülen und damit für die Elimination verantwortlich sind, unterliegt auch der Regulation durch NRF2. Aufgrund der anhaltenden Inhibierung durch Keap1 und einer sehr kurzen Halbwertszeit von nur 10 bis 30 Minuten, liegt NRF2 in der Regel in den Zellen in einem sehr niedrigen Ausgangslevel vor.

NRF2 aktiviert die:

- Mitophagie, mitochondriale Biogenese, Autophagie,
- Glutathion Synthese (→ Hemmung NfκB, Chelateffekte, Detoxifikation u. v. m.),
- Gluthathion-Peroxidase (→ Entgiftung von Peroxiden),

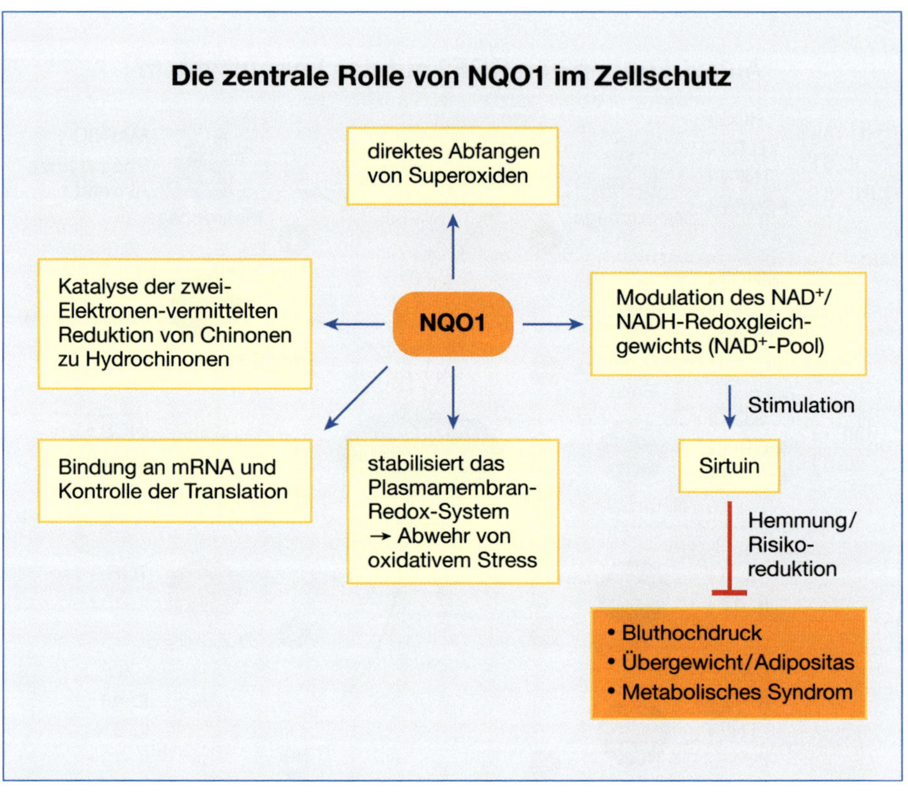

Abb. 5.3 Neben NRF2 ist auch NQO1 ein wichtiger Faktor zur Steuerung der Zellgesundheit und Vermeidung von Krankheiten.

- SOD 1+2 (→ Entgiftung von Superoxidanion-Radikalen, antioxidativer Schutz der Zelle und der Mitochondrien),
- Katalase (→ Abbau von Peroxiden),
- Enzyme der Leberentgiftungsphase 1+2,
- Metallothionein-Synthese (→ Chelatierung von toxischen Metallen),
- NAD(P)H:Quinon-Akzeptor-Oxido-Reduktase 1 (NQO1 → Enzym mit antioxidativer Schutzwirkung, hochinduzierbar durch Keap1/**NRF2**/ARE-Signalweg),
- DNA-Reparatur,
- Entfernung geschädigter Proteine (→ wichtig bei Neurodegeneration),
- IL 10-Bildung (→ $Th_1/Th_2/Th_{17}/T_{reg}$-Balance).

5.3 Die NRF2-Regulation

Unter normalen physiologischen Bedingungen ruht NRF2 im Zytosol an seinem Aktin-gebundenen Inhibitor Keap1 (Kelch-like ECH-associated protein 1). Dieser inhibiert die Translokation des Transkriptionsfaktors in den Zellkern und initiiert dessen Degradierung, indem Keap1 zum einen NRF2 im Zytosol sequestriert und darüber hinaus durch permanente Ubiquitinylierung die proteasomale Degradation von NRF2 fördert.

Keap1-abhängige Regulation von NRF2

Oxidativer Zellstress modifiziert die Cystein-Thiole (z. B. Cys151, Cys273, Cys288) von Keap1, was einem Abbau von NRF2 vorbeugt. NRF2 dissoziiert

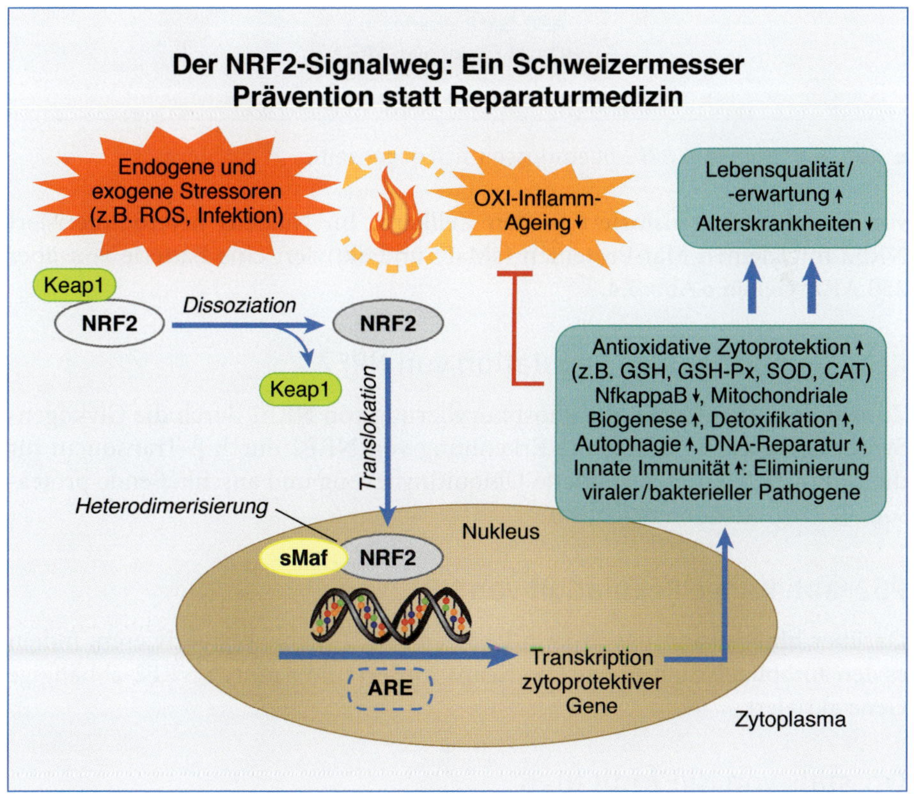

Abb. 5.4 Der NRF2-Signalweg und seine wichtige Funktion im Entzündungsgeschehen.

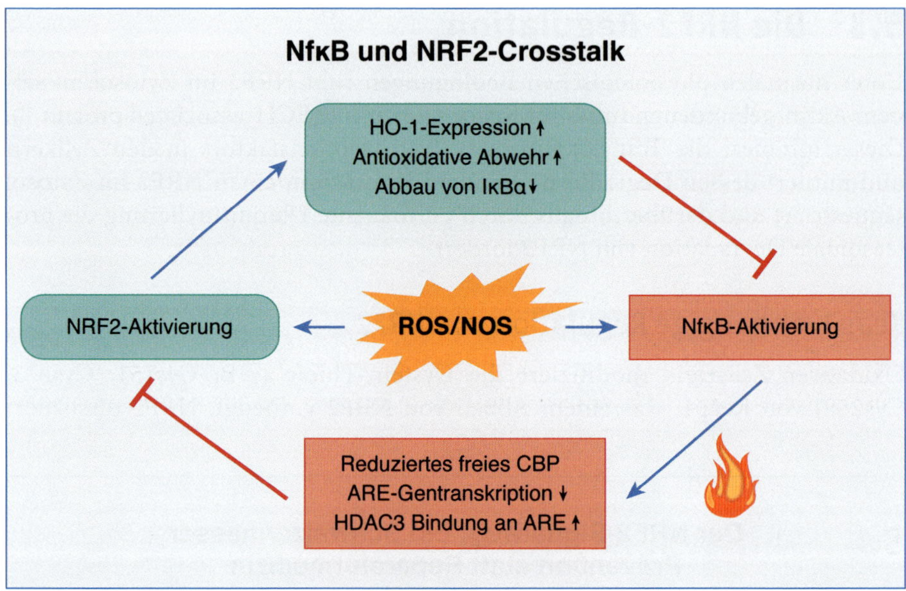

Abb. 5.5 NfκB und NRF2 beeinflussen sich gegenseitig.

von Keap1 und transloziert in den Zellkern. Im Nukleus heterodimerisiert NRF2 mit kleinen Maf-Proteinen (sMaf) und aktiviert eine Batterie von über 250 ARE-Genen Abb. 5.4.

Keap1-unabhängige Regulation von NRF2

Zum anderen kann auch die Phosphorylierung von NRF2 durch die Glykogen-Synthase-Kinase 3 (GSK3) die Erkennung von NRF2 durch β-Transducin für die Cullin 1- (CUL1)-vermittelte Ubiquitinylierung und anschließende proteasomale Degradation erleichtern.

P62-abhängige Regulation von NRF2

Darüber hinaus kann das Protein P62 den NRF2-Signalweg aktivieren, indem es den autophagischen Abbau von Keap1 fördert und dadurch NRF2-abhängige Gene aktiviert.

Crosstalk von NRF2 mit NfκB

Einige wissenschaftliche Arbeiten zeigen, dass das NRF2-Gen eine Bindungsstelle für die Büchse der Pandora NfκB hat und ein Heterodimer aus p65/p50 bilden kann. Der NRF2-Signalweg inhibiert die Aktivierung von NfκB, indem der Abbau und die Freisetzung des NfκB-Inhibitors IκB-α verringert wird sowie durch die gesteigerte Expression der Hämoxygenase-1 (HO-1) und das antioxidative Schutzsystem, welches ROS neutralisiert und Umweltgifte beseitigt. In der Folge wird die ROS-assoziierte NfκB-Aktivierung supprimiert. Zudem konnte man in humanen Monozyten nachweisen, dass die Hämoxygenase-1 (HO-1) die Lipopolysaccacharid (LPS)-induzierte Expression von TNFα und IL-1β hemmt durch die Suppression der NfκB-Aktivierung ○ Abb. 5.5.

Zum anderen verringert die NfκB-vermittelte Transkription die Aktivierung von NRF2 über eine reduzierte Gentranskription von ARE und Reduktion des Co-Aktivators CBP für die Transkription. NfκB steigert zudem die Affinität der Histon-Deacetylase 3 (HDAC3) an die ARE-Region, was der transkriptionellen Aktivierung von NRF2 entgegenwirkt.

5.4 Aktivierung von NRF2

Es ist möglich, NRF2 durch die Ernährung und Nahrungsinhaltsstoffe (z. B. Phytamine) direkt zu aktivieren ○ Abb. 5.6. Viele NRF2 Aktivatoren finden sich in zwei der weltweit wirkungsvollsten Ernährungsformen wieder: die traditionelle Okinawa Ernährung und die mediterrane Ernährung. Phytamine wie Sulforaphan, Curcuminoide, Polyphenole, Tocopherole sowie langkettige, maritime und mehrfach ungesättigte Omega-3-Fettsäuren (z. B. DHA) sind in der Lage, NRF2 direkt zu stimulieren. (siehe folgende Aufzählung). Neben einer Kalorienrestriktion und Bewegung spielt die Darmgesundheit ebenfalls eine große Rolle. So wird angenommen, dass das Darmmikrobiom (z. B. Bifidobakterien) die Reaktion auf eine Immuntherapie (z. B. NRF2-Aktivatoren) durch die Produktion kurzkettiger Fettsäuren und deren anschließenden Einfluss auf das Epigenom (z. B. von Melanomzellen) beeinflussen kann. In aktuellen Studien wurde festgestellt, dass kurzkettige Fettsäuren (z. B. Butyrat, Pentanoat) die epigenetische Umprogrammierung von T-Zellen durch Hemmung von Histon-Deacetylasen der Klasse 1, Erhöhung der mTOR-Aktivität in CD8+ T-Zellen und Steigerung der Expression von CD25 und IL-2 auslöst, was beispielsweise die Anti-Tumor-Aktivität von CD8+ T-Zellen steigert, die mit diesen kurzkettigen Fettsäuren behandelt wurden.

Folgende sekundäre Pflanzeninhaltsstoffe (Phytamine) aktivieren NRF2:

- Brokkoli, Rosenkohl, Blumenkohl (z. B. Sulforaphan),
- Kalmegh bzw. Andrographis paniculata (z. B. Andrographolide),
- Zwiebeln (z. B. Quercetin),

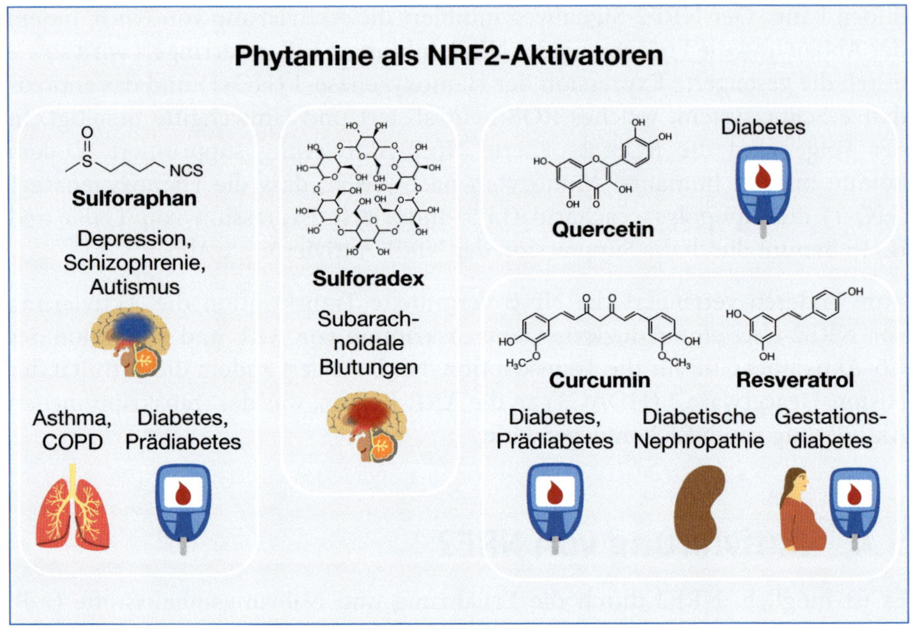

Abb. 5.6 Phytamine sind bei der Vorbeugung von Erkrankungen besonders wichtig.

- Gelbwurz-Extrakt (z. B. Curcumin),
- Mariendistel (z. B. Silymarin, Silybin),
- Ginkgo biloba (z. B. Ginkgoflavonglykoside),
- Granatapfel (z. B. Ellagsäuren),
- grüner Tee (z. B. Polyphenole, EGCG-Catechine),
- Oliven, Auberginen, Fruchtschalen (z. B. Terpenoide),
- grüner Kaffee (z. B. Chlorogensäure),
- Heidelbeeren, Himbeeren (z. B. Anthocyane),
- Weintrauben (z. B. Resveratrol),
- Nährstoffgruppen: Omega-3-Fettsäuren (z. B. DHA), Vitamin D, Vitamin C, Vitamin E (Tocopherole), Coenzym Q_{10}, Magnesium, Selen, u. v. m.

5.5 Einsatz der NRF2-Wirkung in der Praxis

Der Einsatz von NRF2-aktivierenden Maßnahmen spielt eine große Rolle bei der Behandlung von entzündlichen, chronisch-degenerativen Erkrankungen. Aber auch zum Schutz von gefährdeten Patienten, die eine verantwortungsvolle Lebensführung etablieren möchten.

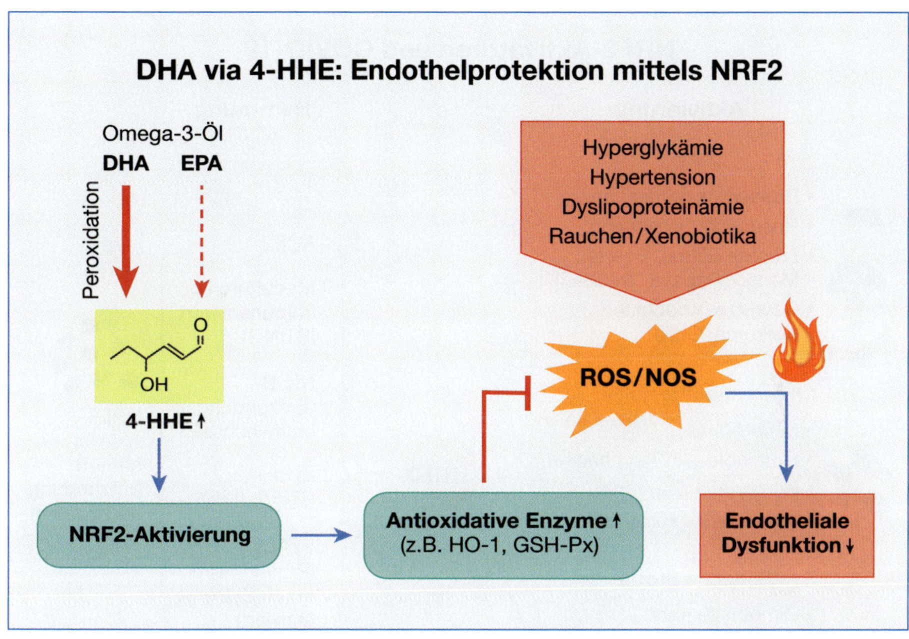

Abb. 5.7 Omega-3-Fettsäuren führen zu einer Aktivierung von NRF2, dadurch werden antioxidative Enzyme aktiviert und Entzündungen vermindert.

In der Mikronährstoffmedizin sowie in der funktionell medizinischen Praxis spielen die Faktoren oxidativer Stress, nitrosativer Stress, silent Inflammation und Mitochondropathien als Wurzel von Erkrankungen eine zentrale Rolle. Das Ausschalten der Ursachen dieser Risikofaktoren ist Basis der Therapie. Dazu zählen als Erstmaßnahme die Darmgesundheit (Mikrobiom) und eine Ernährungsumstellung. Es gibt jedoch auch Patienten, die schon vieles richtig machen und trotzdem erkranken. Oftmals haben diese Patienten genetische Polymorphismen, die eine schlechte Methylierung, eine Entzündungsneigung, eine stark eingeschränkte Leberentgiftung sowie eine hohe mitochondriale Belastung mit sich bringen.

Bei allen diesen Patienten sollte, insbesondere in Zeiten von COVID-19, NRF2 aktiviert werden. Dazu sollten NRF2-Aktivatoren direkt in Konzentratform angewendet werden. Diese wird optimalerweise langsam eingeschlichen und zum Beispiel in Form von Kapseln mit Phytamin-Konzentraten von 3×1 auf 3×2 Kapseln gesteigert.

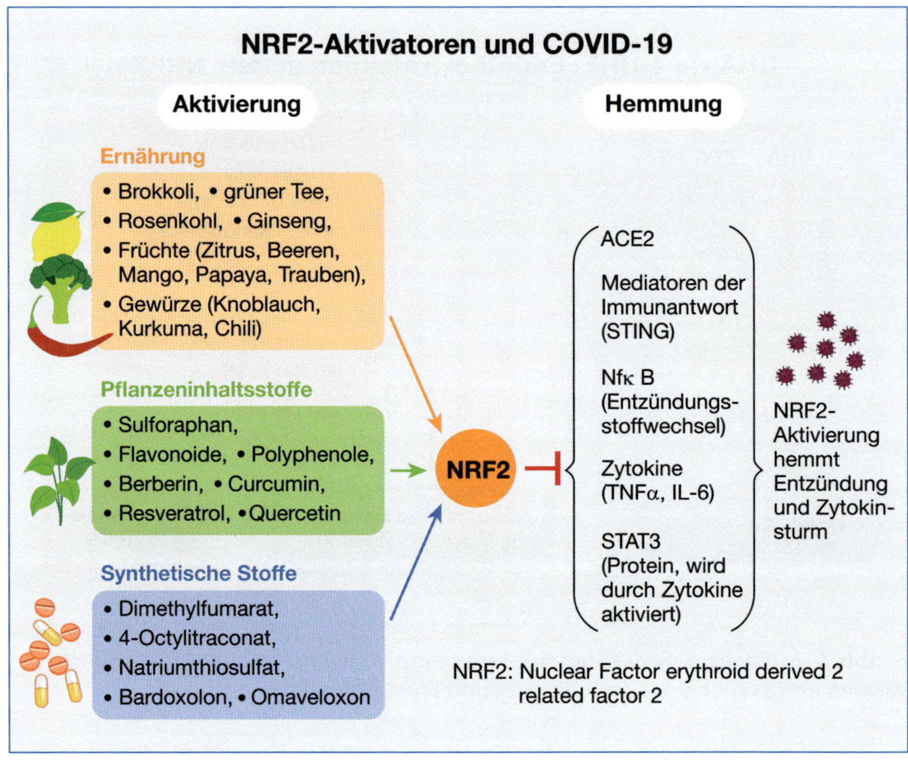

Abb. 5.8 Eine gesunde Ernährung mit Mikronährstoffen und sekundären Pflanzeninhaltsstoffen sowie bestimmte synthetische Stoffe aktivieren NRF2. NRF2 spielt bei einer SARS-CoV-Infektion eine wichtige Rolle.

Labor

Im Labor sieht man eine deutliche Abnahme der Schwermetallbelastung, eine verbesserte mitochondriale Funktion (BHI), einen Rückgang der Lipidperoxidation, eine Abnahme des nitrosativen Stresses und eine verbesserte Leberentgiftung.

Patientenberichte über NRF2-Aktivatoren

In der Praxis für nutritive und funktionelle Medizin kommen NRF2-Aktivatoren regelmäßig zum Einsatz. Nach der Einnahme berichten Patienten allgemein von verbesserter Energie, Rückgang von Entzündungssymptomen, verbessertem Nachtschlaf, ausgeruhter und wacher zu sein, verbesserter Haut u. v. m. Abb. 5.9

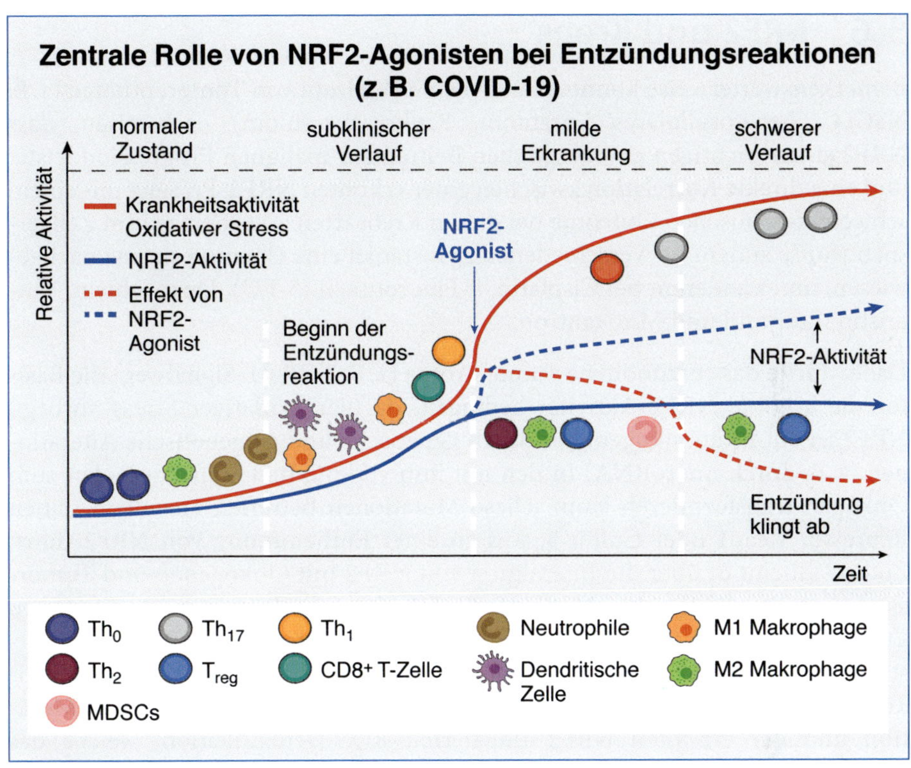

Abb. 5.9 NRF2-Agonisten beeinflussen den Schweregrad einer Infektionskrankheit (z.B. COVID-19).

Anmerkung: Es gibt auch Patienten, die NRF2-Aktivatoren erfolgreich kurzfristig in höherer Dosierung zum wirkungsvollen Abpuffern von Schüben einer rheumatischen Erkrankung nutzen. Nebenwirkungen wurden bisher nicht berichtet.

Merke

NRF2-Aktivatoren sollten in der Praxis der Mikronährstoffmedizin bei allen Formen von chronisch entzündlichen Erkrankungen (z.B. Infektionen mit SARS-CoV-2, COVID-19, Post-COVID), Gefäßerkrankungen, Diabetes mellitus Typ-1 und Typ-2, Autoimmunerkrankungen (z.B. Multiple Sklerose), Formen von Energielosigkeit wie Long-COVID, Chronic Fatigue Syndrom (CFS), Burnout, Depressionen und Entgiftungsstörungen eingesetzt werden.

5.6 NRF2 und Krebs

Bemerkenswerterweise konnte man bei einer Vielzahl von Tumorentitäten (z. B. NSCLC, hepatozelluläres Karzinom, Pankreaskarzinom) nachweisen, dass NRF2 einen wichtigen pathologischen Beitrag zur malignen Progression leistet und eine direkte Korrelation zwischen einer erhöhten NRF2-Präsenz mit einem schlechten klinischen Outcome bei diesen Krebsarten assoziiert ist. Im Zellversuch wurde zudem bei verschiedenen Zytostatika eine Chemoresistenz nachgewiesen, unter anderem bei Cisplatin, 5-Fluorouracil (5-FU), Doxorubicin, Vincristin, Etoposid und Mitoxantron.

Dabei dürfte das entzündliche Tumorstroma (z. B. TGF-β1-Signalweg) die Basis für die erhöhte NRF2-Aktivität bedingen, da hier oxidativer Stress vorliegt. NRF2 ist ein Protoonkogen, das durch genetische und epigenetische Alterationen (z. B. durch microRNA) in den mit ihm verknüpften Signalkaskaden zum Onkogen transformieren kann. Diese Mutationen betreffen vor allem seinen Repressor Keap1 oder Cullin 3, was zu einer Enthemmung von NRF2 führt. Zudem scheint es über die Interaktion von NRF2 mit Onkogenen und Tumorsuppressoren, wie K-ras, c-Myc oder EGFR, als auch über einen modifizierten Enzymstoffwechsel (z. B. G6PDH) zu einer gesteigerten Proliferation und verstärktem Tumorwachstum zu kommen. Weiterhin wird zum Beispiel beim Pankreaskarzinom eine direkte aktivierende Assoziation zwischen der K-ras-Mutation und der erhöhten NRF2-induzierten ROS-Detoxifikation, welche das Tumorwachstum begünstigt, angenommen. Des Weiteren kann NRF2 einen malignen Phänotyp ausbilden über die NRF2-induzierte Apoptoseresistenz via Induktion der Bcl-2- und Bcl-xL-Gene und Interaktion mit p53 oder mit NfκB, die Aktivierung des Ubiquitin-Proteasom-Signalwegs sowie die Interaktion mit dem TGF-β1-Signalweg durch direkte Hemmung von Smad-Proteinen wie Smad3. Das Ergebnis sind maligne Zellen mit erhöhter Fähigkeit zur Angiogenese, Invasion und Motilität. Bei all diesen Prozessen scheinen die hypoxischen Bedingungen im Microenvironment der Krebszelle von zentraler Bedeutung zu sein.

Vor kurzem konnte gezeigt werden, dass eine Aktivierung der Anti-Krebs-Immunität (z.B. durch T-Zell- und NK-Zell-basierte Immuntherapie) im tumortragenden Wirt sehr effektiv ist. Da die Aktivierung von NRF2-immunsuppressiven Effekten von myeloiden Suppressorzellen sowie Apoptose-induzierenden Effekten von regulatorischen T-Zellen entgegenwirkt, ist zu erwarten, dass auch die Gabe von NRF2-Aktivatoren eine immunstimulierende Therapie gegen Krebszellen sein kann. In der Behandlung von Krebspatienten mit NRF2-Inducern bestehen jedoch berechtigte Bedenken, da es durch die Aktivierung von NRF2 in Krebszellen möglicherweise zu einer Stimulation der malignen Progression kommen könnte. Dabei dürfte allerdings der Einfluss von NRF2-Inducern auf NRF2-abhängige Krebszellen vernachlässigbar sein, da NRF2 bereits in malignen NRF2-abhängigen Tumoren maximal aktiviert ist, wobei die intratumorale Heterogenität und das Microenvironment des Tumors sorgfältig beachtet werden müssen. In geeigneten präklinischen Tierstudien sollte daher zunächst der Einsatz von NRF2-Aktivatoren in der Therapie von NRF2-abhängigen Krebsarten überprüft werden.

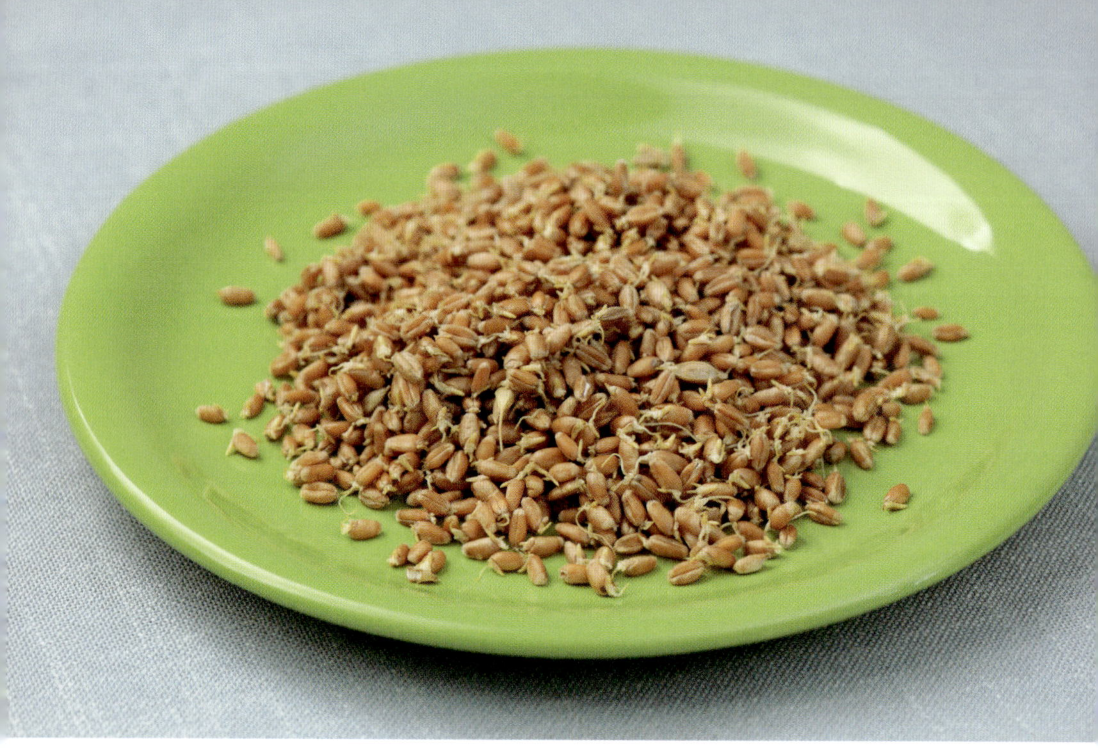

6 Das Polyamin Spermidin

Spermidin oder N-(3-Aminopropyl)butan-1,4-diamin, gehört zur Gruppe der natürlichen Polyamine, zu denen auch Spermin und Putrescin zählen. Spermidin wird endogen im menschlichen Körper gebildet, kann aber auch exogen über die Nahrung zugeführt werden. Darunter sind fermentierte Sojaprodukte (z. B. Natto), Weizenkeime, Hartkäse und verschiedene Obst- und Gemüsesorten (z. B. Äpfel, Birnen, Erbsen, Brokkoli) reichhaltige Spermidin-Quellen ◻ Tab. 6.1. Neben der exogenen Zufuhr und der Synthese in körpereigenen Zellen werden Polyamine auch durch Darmmikrobiota gebildet.

Die Spermidin-Blutspiegel werden durch die diätetische Zufuhr (z. B. Weizenkeime: 24,3 mg/100 g), die Synthese von Darmmikrobiota und endogene Biosynthese bestimmt. Im Vergleich zu jüngeren weisen ältere Menschen signifikant reduzierte Blutspiegel an Spermidin auf. Mit zunehmendem Alter entwickelt Spermidin vitaminähnliche Eigenschaften und scheint essenziell zu werden.

Der endogene Polyaminmetabolismus ist streng reguliert. Seine Störung beeinträchtigt zahlreiche physiologische Zellfunktionen. Der Hauptort der Polyamin-Absorption ist der Dünndarm – vor allem der Zwölffingerdarm und das proximale Jejunum. Im Tierversuch konnte bei Ratten eine rasche Aufnahme

Tab. 6.1 Lebensmittel und Spermidingehalt

Lebensmittel	Spermidin-Gehalt (mg/100 g)
Weizenkeime	24,3
Sojabohnen, getrocknet	20,7
Käse (z. B. Cheddar)	19,9
Pilze	8,8
Erbsen	6,5
Brokkoli	3,6
Blumenkohl	3,0
Kartoffel, gekocht	1,2
Birnen	5,3

von bis zu 76 % markierter Polyamine aus dem Jejunum in den Blutkreislauf beobachtet werden. In einigen Humanstudien konnte eine signifikante Erhöhung der Spermidin-Blutkonzentration durch die orale Zufuhr polyaminreicher Nahrung erzielt werden. Spermidin ist in eine Vielzahl zellulärer Prozesse involviert, seine immunmodulierenden, endothel-, kardio- und neuroprotektiven Eigenschaften machen es in der Prävention und Therapie zahlreicher altersassoziierter Erkrankungen sowie im Bereich Healthy Aging interessant:

Spermidin: Eigenschaften (Auswahl) Abb. 6.1

- **Zellviabilität:** Seneszenz ↓, Stressresistenz ↑, Schutz vor oxidativem/nitrosativem Stress, Stabilisierung von Nukleinsäuren
- **Autophagie:** Transkriptionelle Regulation autophagierelevanter Gene
- **Mitochondrien:** Mitophagie dysfunktionaler Mitochondrien, Stimulierung der mitochondrialen Biogenese
- **Endothel:** NO-Bioverfügbarkeit ↑, Vasotonus ↓
- **Immunsystem:** Immunoseneszenz ↓, Inflammation ↓, Immunmodulation

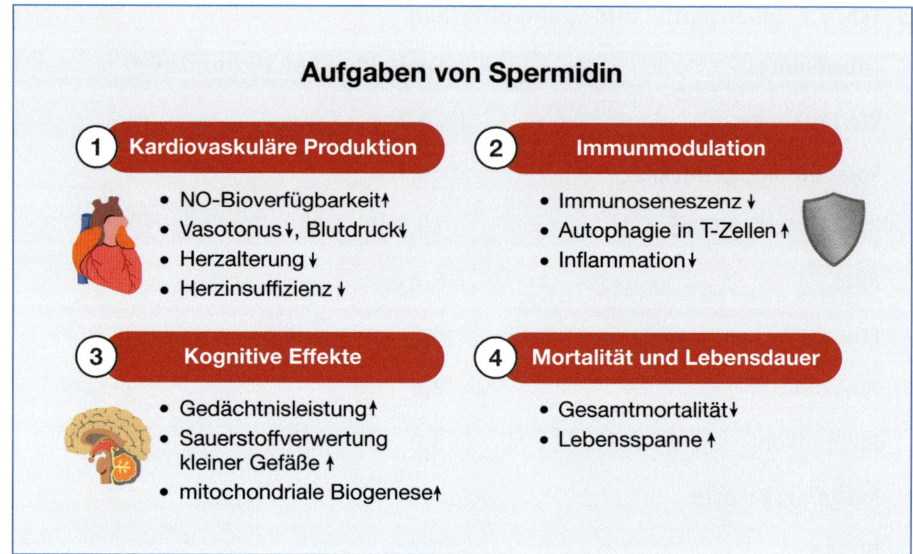

Abb. 6.1 Spermidin ist an vielen Prozessen im Körper beteiligt.

6.1 Autophagie-Induktor

Spermidin wirkt immunmodulierend und kann unter anderem die Produktion proinflammatorischer Zytokine in dendritischen Zellen reduzieren. Darüber hinaus kann Spermidin den zellulären Recycling-Prozess der Autophagie aktivieren Abb. 6.2. Die Autophagozytose von dysfunktionalen Organellen sowie von toxischen Proteinen ist mit den zytoprotektiven Wirkungen assoziiert: Reduktion von zellulärem Stress und der zellulären Seneszenz.

Bei der Autophagie werden die zur intrazellulären Degradation vorgesehenen Proteine und Organellen von einer Isolationsmembran umschlossen. Es bildet sich ein Doppelmembranvesikel, das Autophagosom. Die äußere Membran des Autophagosoms fusioniert anschließend mit einem Lysosom. Die dabei freigesetzten Hydrolasen degradieren das eingeschlossene Material und Grundbausteine werden recycelt. Derzeit wird die Autophagie als einer der bedeutendsten Mechanismen zur Bekämpfung von Alterungsprozessen im Organismus angesehen. Die Induktion der Autophagie ist möglicherweise eine Option zur Modulation zellulärer pathologischer Prozesse. Spermidin könnte dabei durch die Induktion der Autophagie altersbedingte Erkrankungen des neurologischen und kardiovaskulären Bereich günstig beeinflussen Abb. 6.2.

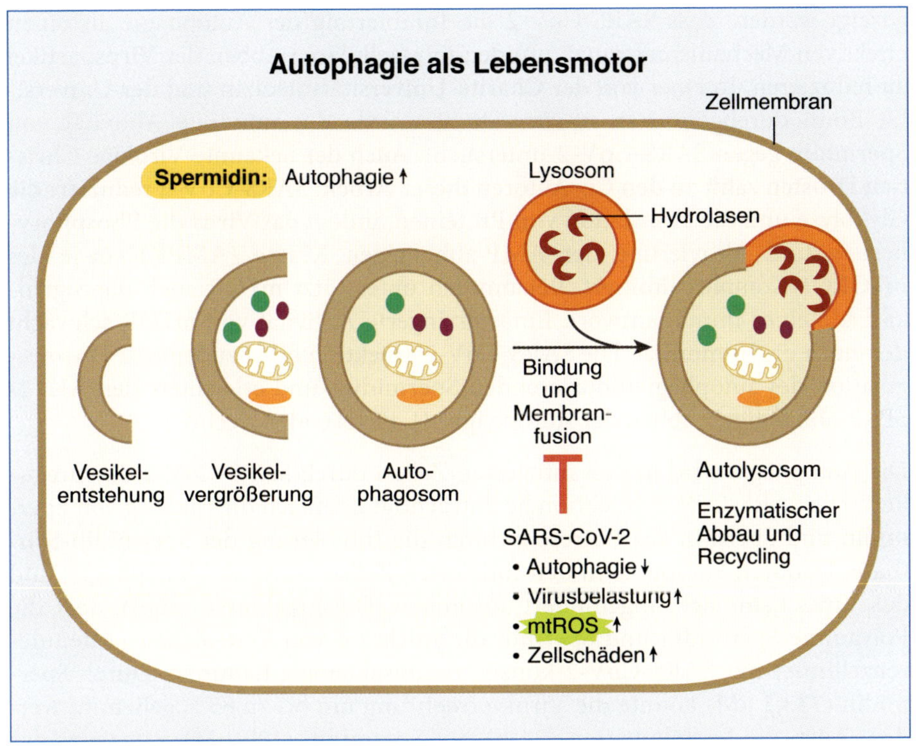

Abb. 6.2 Regulation des zellulären Recycling-Prozesses und Autophagie durch Spermidin.

6.2 Spermidin gegen COVID-19

Die Immunreaktion des adaptiven Immunsystems sinkt im Alter. Bei diesem auch als Immunoseneszenz beschriebenen Vorgang kommt es unter anderem zu einer Reduktion der B- und T-Zellfunktion sowie des immunologischen Gedächtnisses. Zudem fällt im Alter auch die Aktivität der Autophagie ab. Ältere Menschen haben folglich ein erhöhtes Risiko gegenüber Infektionskrankheiten und zeigen eine geringere Immunantwort nach Impfungen. *In-vitro*-Untersuchungen konnten zeigen, dass die Vorbehandlung von Immunzellen älterer Personen (> 60 Jahre) mit Spermidin die Autophagie und Funktionsfähigkeit von T-Zellen signifikant erhöht.

SARS-CoV-2 und andere Viren haben Strategien entwickelt, um dem autophagosomalen Abbau zu entgehen. In zellkulturbasierten Untersuchungen konnte gezeigt werden, dass SARS-CoV-2 die Inhibierung der Autophagie als einen effektiven Mechanismus nutzt, um den intrazellulären Abbau der Viruspartikel zu reduzieren. In einer von der Charité-Universitätsmedizin und der Universität Bonn durchgeführten *in-vitro*-Studie wurde die antivirale Aktivität von Spermidin gegen SARS-CoV-2-untersucht. Auch der bekannte Virologe Christian Drosten zählt zu den Co-Autoren dieser Arbeit. SARS-CoV-2 reduziert die Glykolyse und die Translation von Proteinen, indem das Virus die Phosphorylierung und Aktivierung der AMP-abhängigen Kinase (AMPK) sowie des mTORC1-Komplex limitiert. Bekanntlich unterstützt mTOR auch die Signalkaskade einer Immunantwort. Eine verringerte Aktivität von mTOR schwächt demnach die Immunität. Die SARS-CoV-2-Infektion führt zudem zur Downregulation des autophagieinduzierenden Spermidins und erleichtert den AKT1/SPK2-abhängigen Abbau der Autophagie 31 auslösenden Beclin-1.

Die Autophagie wird in den infizierten Zellen durch SARS-CoV-2 downreguliert. Die SARS-CoV-2-Infektion beeinträchtigt demnach die Bildung von Spermidin und Spermin aus Putrescin durch die Inhibierung der Spermidin-Synthase. Dadurch kommt es in den infizierten Zellen nicht zur Autophagie, und das Virus kann sich ungehindert ausbreiten. Die Ergebnisse zeigen, dass die Polyamine Spermidin und Spermin die Infektion von Vero-Zellen (Affennierenzelllinie) mit SARS-CoV-2 konzentrationsabhängig hemmen. Durch Spermidin (333,3 µM) konnte die Virusvermehrung um bis zu 85 % gehemmt werden. Auch die Vorinkubation (24 h) mit Spermidin (100 µM) reduzierte das SARS-CoV-2-Wachstum um 70 %, was für die langanhaltende antivirale Wirkung des Polyamins spricht. Das ebenfalls in dieser *in-vitro*-Studie getestete und als Bandwurmmittel bekannte Niclosamid (10 µm) hemmte die Virusvermehrung sogar um über 99 %.

Die bisherige Datenlage zu Anwendung von Spermidin beim Menschen ist allerdings noch sehr begrenzt. Eine zentrale Frage, die sich bei der Erforschung von Spermidin bei SARS-CoV-2-Infektionen stellt, ist vor allem seine Bioverfügbarkeit. Damit Spermidin auch beim Menschen wirken kann, muss man durch die orale Einnahme ausreichend hohe Spiegel im Zielgewebe (z. B. Lunge) erreichen. Bisher konnten in älteren Studien auch bei hochdosierter Anwendung von Spermidin nur Spitzenkonzentrationen im Blut von 10–20 µM erreicht werden.

6.3 Anti-Aging, Geroprotektion

In einer prospektiven Kohortenstudie wurde die Korrelation zwischen einer Diät mit hohem Anteil an Spermidin und der allgemeinen Mortalität untersucht. In die Studie waren 829 Probanden im Alter von 45 bis 84 Jahren eingeschlossen. Hierbei wurde die Ernährung mithilfe von validierten Fragebögen in Zeitabständen von fünf Jahren zwischen 1995 und 2010 ausgewertet. Es zeigte sich im Vergleich zwischen der niedrigsten mit der höchsten diätetischen Spermidinzufuhr eine signifikante Reduktion des Mortalitätsrisikos. Die theoretische Differenz des chronologischen Alters der Probanden betrug 5,7 Jahre.

6.4 Kognition

Eine erste randomisierte, plazebokontrollierte Doppelblindstudie wurde 2018 zum Einfluss von Spermidin auf die Gedächtnisfunktion von älteren Erwachsenen publiziert. In dieser an der Charité durchgeführten und vom Bundesministerium für Bildung und Forschung (BMBF) geförderten Studie supplementierten die Probanden (Alter: 60–80) über einen Zeitraum von 3 Monaten täglich 1,2 mg Spermidin oder ein Plazebo. Im Vergleich zu Plazebo war eine moderate Verbesserung der Gedächtnisleistung (→ Memonic Discrimination Performance) nachweisbar. Die Supplementierung von Spermidin könnte demnach im Alter eine potenzielle Interventionsstrategie zur Verbesserung der kognitiven Leistungsfähigkeit darstellen.

Die klinische Erforschung von Spermidin hat vor etwa 4 Jahren begonnen. Weitere Daten aus klinischen Studien werden in den kommenden Jahren mit Spannung erwartet. Diese könnten die Evidenz für die positiven Effekte von Spermidin auf altersassoziierte Erkrankungen stärken und neue Ansatzpunkte und Indikationen für diese interessante Substanz liefern.

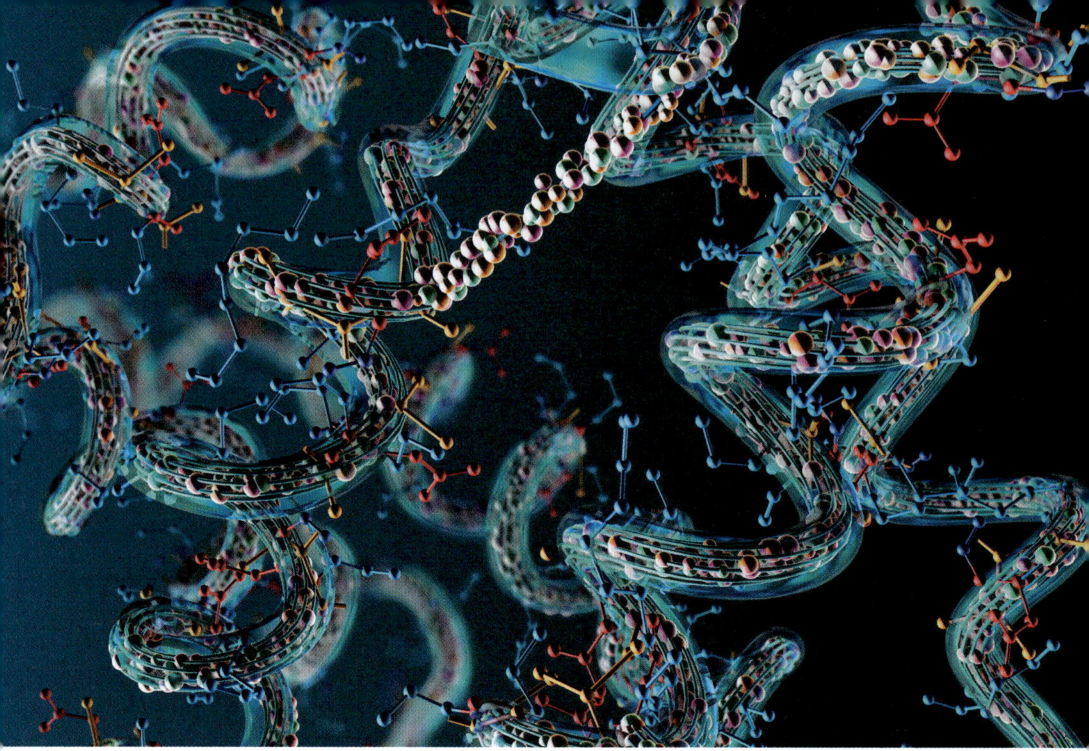

7 Die Aminosäure L-Arginin

L-Arginin ist mit vier Stickstoffatomen pro Molekül die stickstoffreichste Aminosäure im Körper. L-Arginin ist eine proteinogene, bedingt essenzielle Aminosäure, die neben ihrer Funktion als Proteinbaustein in zahlreichen Stoffwechselwegen involviert ist, unter anderem als Vorstufe von Stickstoffmonoxid (NO) in der Regulation des Immunsystems, der Blutrheologie und des Gefäßtonus. In katabolen Phasen wie einer COVID-19 Infektion kann L-Arginin durch immunologische, hormonelle und zytotoxische Einflüsse eine überlebenswichtige Bedeutung bekommen. L-Arginin kann die Thymusdrüse, deren Zellgehalt sowie die Bildung von T-Lymphozyten steigern. Darüber hinaus ist eine vermehrte zytolytische Aktivität von natürlichen Killerzellen beschrieben. Auch die Bildung der lymphozytären IL-2-Produktion und Aktivität der IL-2-Rezeptoren ist für L-Arginin nachgewiesen.

Ein Mangel an L-Arginin ist neben Störungen der Immunität mit einer gesteigerten Entzündung der Darmschleimhaut assoziiert, was unter anderem mit einer Störung des Darmmikrobioms und vermehrten Ansammlung von Entzündungszellen sowie einer Zunahme der Anzahl an Blutgefäßen in der Darmwand einhergeht ◦ Abb. 7.1. Der Abbau der semi-essenziellen Aminosäure L-Arginin in myeloischen und vaskulären Zellen wird vor allem durch die Enzyme Arginase und NO-Synthase reguliert. So baut das Mangan-abhängige

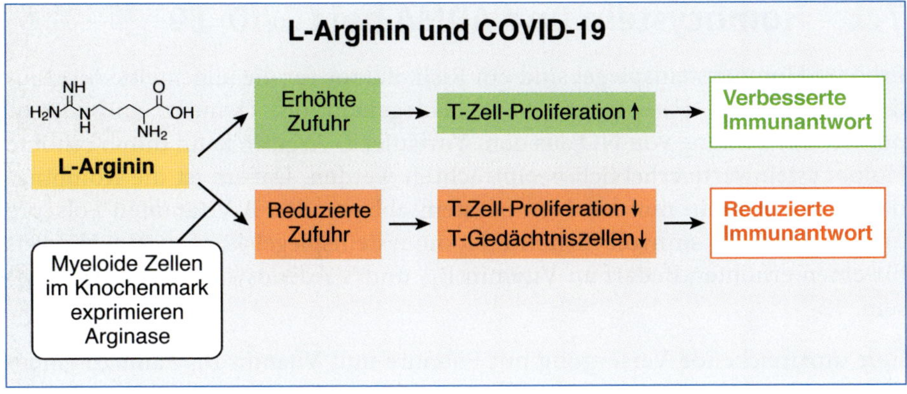

Abb. 7.1 Eine erhöhte Zufuhr von L-Arginin kann die Immunantwort verbessern, ein Mangel kann diese verschlechtern.

Metalloenzym Arginase (ARG) L-Arginin zu Harnstoff und Ornithin ab. Bei einer Infektion mit SARS-CoV-2 und mit zunehmender Schwere des Krankheitsverlaufs von COVID-19 erfolgt eine Hochregulation der Arginase 1 (ARG1), die den zirkulierenden Blutspiegel an L-Arginin und somit die Verfügbarkeit von NO über die endotheliale NO-Synthase (eNOS) reduziert, zu Gunsten der Bildung von L-Ornithin, Polyaminen und L-Prolin über die beiden Enzyme Ornithin-Decarboxylase (ODC) und Ornithin-Aminotransferase (OAT). Die Induktion der ARG1 ruft eine Dysfunktion des Immunsystems mit Inflammation und endothelialer Dysfunktion hervor und stimuliert die Proliferation glatter Gefäßmuskelzellen, die Kollagensynthese, die Thrombozytenaggregation und begünstigt eine Vasokonstriktion mit Thrombose, Fibrose, arterieller Verdickung und Versteifung. Zusammengenommen münden diese Faktoren in einen Gefäßverschluss und Organversagen. Die Supplementierung von L-Arginin und L-Citrullin kann die zirkulierenden Blutspiegel an L-Arginin bei SARS-CoV-2 Infizierten stabilisieren.

Übrigens: Ein gesunder Mensch, der sich ausgewogen ernährt, nicht raucht, regelmäßig Sport treibt (z. B. 5-mal pro Woche) und normale ADMA-Spiegel (0,3–0,5 µmol/l) aufweist, ist in der Regel für ein gesundes Gefäßsystem ausreichend mit Arginin versorgt. Lebensstilfaktoren, die den Bedarf an Arginin steigern sind: Infektionen mit SARS-CoV-2, Stress, Rauchen, Fehlernährung, Schwangerschaft und Wachstum. Gefäßkrankheiten mit einem deutlich erhöhten Argininbedarf sind z. B. Arterienverkalkung, Nierenfunktionsstörungen, Bluthochdruck und Durchblutungsstörungen. Bei diesen Erkrankungen kann auch eine gesteigerte Aktivität des Arginin-abbauenden Enzyms Arginase eine Rolle spielen.

7.1 Homocystein und ADMA bei COVID-19

Erhöhte Homocysteinspiegel sind ein Risikofaktor für die allgemeine Mortalität, Schlaganfall, Hirnatrophie, Makuladegeneration, Demenz und Osteoporose. Die Bildung von NO aus dem Vorläufer L-Arginin kann durch erhöhte Homocysteinwerte erheblich beeinträchtigt werden. Darum ist die Kombination von L-Arginin mit den Homocystein-abbauenden B-Vitaminen Folsäure und Vitamin B_{12} sinnvoll. Erhöhte Homocysteinspiegel können ein Hinweis für einen erhöhten Bedarf an Vitamin B_{12} und S-Adenosyl-Methionin (SAM) sein.

Eine unzureichende Versorgung mit Folsäure und Vitamin B_{12} kann zu einem Anstieg der Homocysteinwerte (> 9 µmol/l) im Blutplasma führen. Dieses gefäßschädigende Stoffwechselprodukt fördert arterielle Veränderungen, welche einen Elastizitätsverlust der Arterien (arterielle Gefäßsteifigkeit) zur Folge haben und nicht nur die Entstehung von Bluthochdruck begünstigen, sondern auch einen negativen Einfluss auf die Progression und Schwere von COVID-19 aufweisen. Erhöhte Homocysteinspiegel steigern zudem das Risiko für Gefäßkomplikationen (z. B. Schlaganfall), Hirnatrophie, AMD, Demenz und Osteoporose.

Die Ergebnisse zweier Meta-Analysen aus dem Jahr 2015 und 2017 bestätigen erneut den Zusammenhang zwischen erhöhten Homocysteinwerten, Herz-Kreislauf-Erkrankungen und der allgemeinen Mortalität. Eine Meta-Analyse von 12 Studien mit über 23.623 Probanden bestätigt den Zusammenhang zwischen erhöhten Homocysteinwerten und Herz-Kreislauf-Erkrankungen. Dabei hatten Personen mit den höchsten Homocysteinwerten gegenüber denjenigen mit den niedrigsten Spiegeln eine signifikante um 66 % erhöhte koronare Sterblichkeit, eine signifikante um 68 % erhöhte kardiovaskuläre Sterblichkeit und eine signifikante um 93 % erhöhte Gesamtsterblichkeit. Darüber hinaus war jede Erhöhung des Homocysteinspiegels um 5 µmol/l mit einem Anstieg der Gesamtsterblichkeit um 27 % und der kardiovaskulären Sterblichkeit um 32 % verbunden. Die Ergebnisse einer weiteren Meta-Analyse von 11 prospektiven Studien mit 27.737 Probanden bestätigen den Zusammenhang zwischen erhöhten Homocysteinwerten und der allgemeinen Mortalität. Dabei hatten Personen mit den höchsten Homocysteinwerten gegenüber denjenigen mit den niedrigsten Spiegeln eine signifikante um 80 % (RR: 1,80; 95 %, CI:1,51; 214) erhöhte allgemeine Sterblichkeit. Darüber hinaus war jede Erhöhung des Homocysteinspiegels um 5 µmol/l mit einem Anstieg der allgemeinen Mortalität um 33,6 % assoziiert.

Tab. 7.1 Homocysteinwerte und Krankheitsverlauf

Gruppe	Homocystein (µmol/l)
Kontrolle (n=34) Mittleres Alter: 32,65±9,03	8,17±0,30
COVID-19-Patienten (n=74)	
Milder Verlauf (n=74) Mittleres Alter: 57,96±16,66	12,73±0,54
Schwerer Verlauf (n=43) Mittleres Alter: 71,22±11,22	15,62±1,37

ADMA ist in der Schulmedizin die gebräuchliche Abkürzung für den kardiovaskulären Risikofaktor *asymmetrisches Dimethylarginin*. Diese toxische Substanz blockiert die gefäßschützenden Effekte von L-Arginin, indem es das Enzym *endotheliale NO-Synthase* (eNOS), welches Arginin in NO umwandelt, konzentrationsabhängig hemmt. Erhöhte ADMA-Spiegel können deshalb einen relativen Mangel an L-Arginin auslösen, der die Schutzwirkung von NO auf die Blutgefäße und die Immunresponse reduziert. Normalerweise wird ADMA durch das Entgiftungsenzym Dimethylarginin-Dimethylaminohydrolase (DDAH) im Körper abgebaut, sodass die ADMA-Konzentrationen im Blut niedrig gehalten werden. Erhöhte Homocysteinwerte und oxidativer Stress können das ADMA-Entgiftungsenzym hemmen. Deshalb sollte bei der Einnahme von L-Arginin neben der Gabe von L-Citrullin zur besseren gefäßschützenden und immunstärkenden Wirkung auf eine ausreichende Zufuhr von Homocysteinabbauenden B-Vitaminen (z. B. B_2, B_9, B_6, B_{12}) und antioxidativen Nährstoffen wie Vitamin C, Vitamin E oder Coenzym Q_{10} geachtet werden. Generell haben erhöhte Homocysteinplasmaspiegel einen ungünstigen Einfluss auf den Krankheitsverlauf bei COVID-19 und sollten bei mit SARS-CoV-2 Infizierten labormedizinisch überprüft und entsprechend durch die Supplementierung von Folsäure und Vitamin B_{12} kompensiert werden ◘ Tab. 7.1.

In einer aktuellen randomisierten, doppelblinden und plazebokontrollierten Studie, die im September 2021 von der Fachzeitschrift *The Lancet* publiziert wurde, erhielten hospitalisierte Patienten mit schwerer COVID-19-Erkrankung täglich 2 × 1,66 g L-Arginin. Im Vergleich zu Plazebo konnte die Supplementierung von L-Arginin signifikant die Imunantwort stärken, die Notwendigkeit einer Atemunterstützung ($p < 0{,}01$) sowie die Dauer des Krankenhausaufenthaltes ($p < 0{,}001$) reduzieren ○ Abb. 7.2.

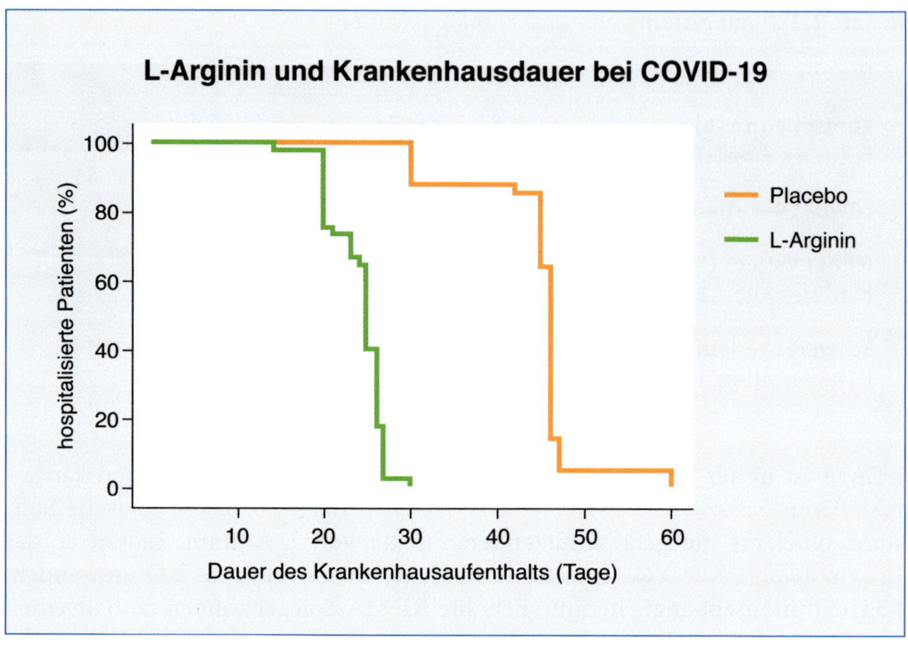

Abb. 7.2 L-Arginin verkürzt die Krankenhausdauer bei COVID-19.

Empfehlung für die klinische Praxis

Dosierung in der Prävention

In Zeiten viraler Pandemien sollte man vor allem bei vulnerablen Gruppen (z. B. Senioren) auf eine gute diätetische Versorgung mit L-Arginin und L-Citrullin achten. Dabei empfehle ich die tägliche Supplementierung von 3× 2 g L-Arginin + L-Citrullin.

Supportive Therapie: Klinikaufenthalt, schwerer Verlauf von COVID-19

Initial (Tag 1): Infusion mit 5 bis 10 g L-Arginin kombiniert mit Vitamin C
Gefolgt: täglich 10 g L-Arginin + L-Citrullin oral plus 2.000–5.000 mg Vitamin C

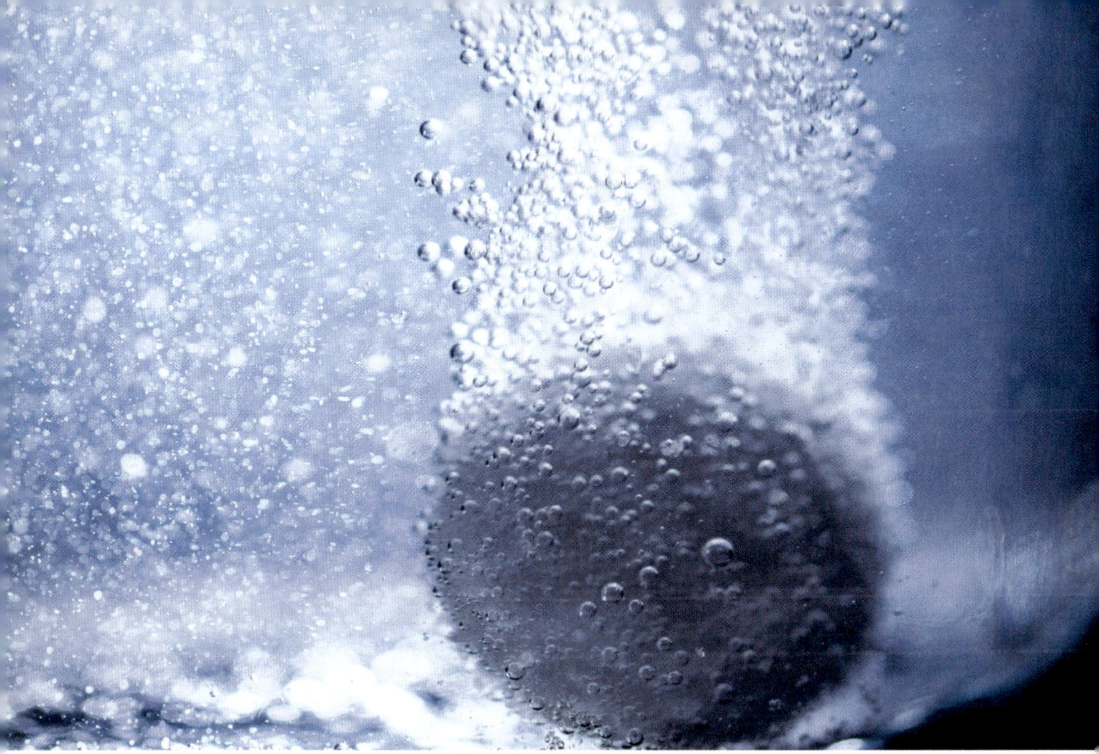

8 N-Acetylcystein (NAC) und L-Glutathion

N-Acetylcystein (NAC) ist eine interessante Substanz zur Behandlung der Coronavirus-Krankheit. Bei der Überprüfung der bestehenden pathologischen Studien zu COVID-19 wurde festgestellt, dass eine reichliche Schleimsekretion, die Bildung einer hyalinen Membran (unterstützend beim akuten Atemnotsyndrom) und interstitielle fibröse Exsudation wichtige Merkmale von COVID-19 sind und somit Ziele des Arzneimittels sein können. Darüber hinaus können verschiedene extrapulmonale Organschäden bei COVID-19 mit einem Zytokinsturm in Verbindung gebracht werden. NAC ist ein wichtiges Antioxidans und weist entzündungshemmende Eigenschaften auf. In klinischen Studien wurde gezeigt, dass NAC mukolytische Wirkungen bei Bronchitis zeigt, die Symptome bei akutem Atemnotsyndrom lindert und die fibröse Exsudation bei der interstitiellen Lungenerkrankung hemmt. Diese Ergebnisse deuten darauf hin, dass NAC möglicherweise eine therapeutische Wirkung bei COVID-19 hat.

Darüber hinaus senkt NAC die Serumspiegel von TNFα, IL-1β, IL-6, IL-8, IL-10 und IL-17 bei Patienten mit Sepsis, schweren Verbrennungen, akutem Leberversagen oder Peritonealdialyse und kann auch den Zytokinsturm bei COVID-19 hemmen. Die antivirale Wirkung von NAC auf andere Atemwegsviren kommt auch COVID-19-Patienten zugute. Die potenziellen Mechanismen von

NAC bei der Behandlung von COVID-19 legen nahe, dass die Rolle von NAC bei der Behandlung von COVID-19 weiter erforscht werden sollte.

Höhere Raten an schweren Erkrankungen und Todesfällen durch die COVID-19-Infektion bei älteren Menschen und solchen, die Komorbiditäten aufweisen, deuten darauf hin, dass alters- und krankheitsassoziierte biologische Prozesse diese Personen vulnerabler für Stressfaktoren und Umwelttoxine inklusive infektiöser Erreger wie Coronavirus SARS-CoV-2 machen. Hierbei spielt vor allem die Verfügbarkeit an L-Glutathion (GSH) eine Rolle. Ernährungsfaktoren können zur Entwicklung eines endogenen Mangels an GSH bei Patienten mit schwerer COVID-19 Erkrankung beitragen. Insbesondere der unzureichende Verzehr von frischem Gemüse und Obst (natürliche GSH-Quellen) scheint ein wichtiger, aber noch nicht etablierter Risikofaktor zu sein, der für den GSH-Mangel bei Patienten mit schwerer COVID-19-Erkrankung verantwortlich ist.

Pharmakologische und biochemische Funktionen von N-Acetylcystein (NAC), Übersicht

- Glutathion-Prodrug – zelluläre GSH-Repletion,
- Immunsystem: CD4-T-Helferzell- und NK-Zell-Aktivität,
- Regulator der Körperzellmasse bzw. Muskelproteinbilanz,
- Protektion der Epithelien (z. B. Lunge), Spaltung von Disulfidbrücken (z. B. Lunge, Blase), Depolymerisierung der Muzine, Reduktion der Viskosität und Adhäsivität des Schleims,
- Inhibierung von ACE, Reduktion der Angiotensin II-Produktion,
- Protektion des Endothels: Steigerung der NO-Bioverfügbarkeit über Hemmung der Inaktivierung von NO durch Sauerstoffradikale (z. B. Superoxid-Anion-Radikal),
- Reduktion der Homocystein-Plasmaspiegel, Erhöhung der renalen Homocystein-Clearance,
- Reduktion der Proteinglykosilierung,
- Erhöhung der HDL-Spiegel,
- Xenobiotika-Entgiftung und Leberzellschutz.

In der klassischen Schulmedizin wird die therapeutische Bedeutung des N-Acetylcysteins (NAC) in der Regel auf seine Rolle als Mukolytikum bei Atemwegserkrankungen reduziert ○ Abb. 8.1. NAC ist aber weit mehr als nur ein Mukolytikum. Als Glutathion-Prodrug spielt es eine herausragende Rolle im antioxidativen, antientzündlichen Schutzsystem des Organismus und für die Funktionsfähigkeit des Immunsystems. Das Tripeptid L-Glutathion ist über-

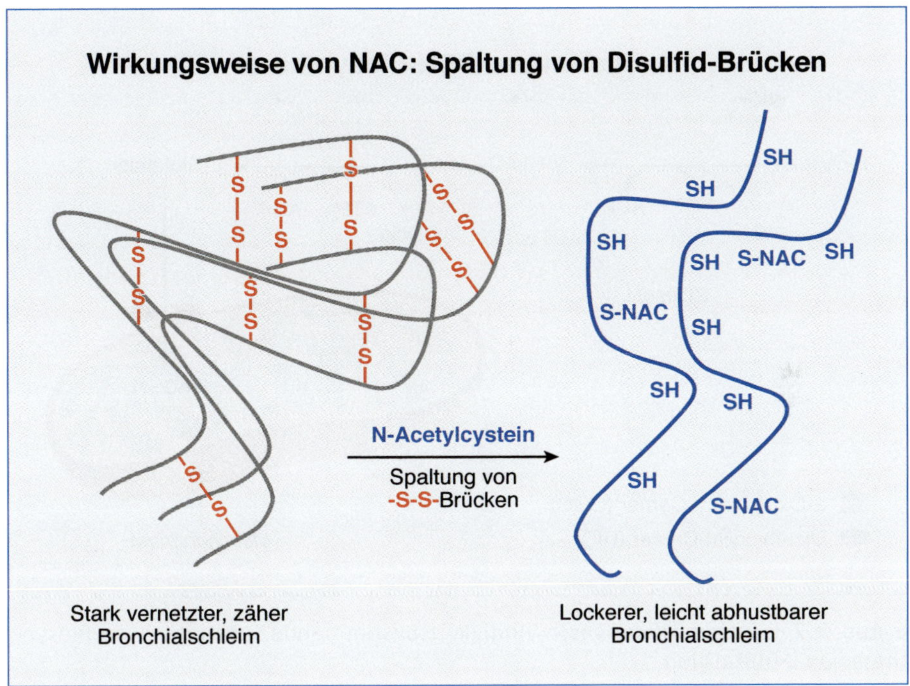

Abb. 8.1 N-Acetylcystein kann Disulfidbrücken spalten und verflüssigt dadurch den zähen Schleim. Der Schleim lässt sich dann leichter abhusten.

wiegend im Zytosol lokalisiert (bis zu 90 %), ein Anteil (etwa 10 %) befindet sich in den Mitochondrien sowie ein kleinerer Anteil im endoplasmatischen Retikulum und im Zellkern. Die endogene Glutathion-Biosynthese hängt entscheidend von der Verfügbarkeit der schwefelhaltigen Aminosäure L-Cystein ab. Da L-Cystein leicht oxidiert, wird das chemisch stabilere N-Acetylcystein in der Regel therapeutisch eingesetzt. Nach oraler oder intravenöser Applikation wird N-Acetcystein in der Leber deacetyliert und das daraus entstehende L-Cystein zur Biosynthese von L-Glutathion verwendet.

Cystein bzw. N-Acetylcysteins (NAC) übernehmen im menschlichen Organismus wichtige biologische Stoffwechselfunktionen.

Die zwei Hauptwirkungen des NAC machen es zu einer vielversprechenden pathobiochemischen Rationale in der Prävention und Therapie von COVID-19. Einerseits hat NAC einen regulierenden Effekt auf mukusproduzierende Zellen und Drüsen (z. B. Bronchialtrakt, Blase). Es wirkt mukolytisch, indem es Disulfidbrücken in der Matrix von Mukopolysacchariden und DNA-Fasern des

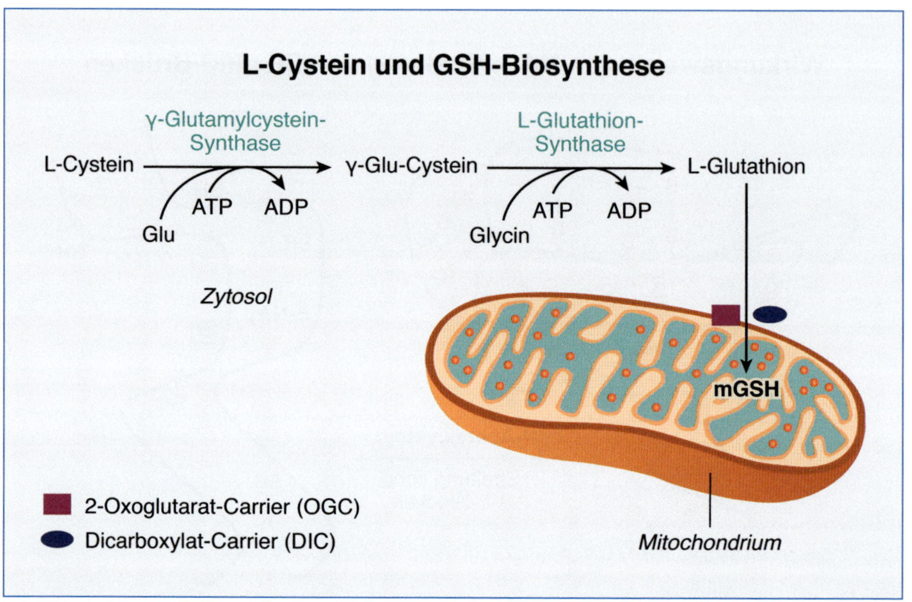

Abb. 8.2 L-Cystein ist das geschwindigkeitsbestimmende Substrat bei der Biosynthese von L-Glutathion.

Bronchialschleims spalten kann, was die Viskosität und Klebrigkeit des entsprechenden Sekrets reduziert Abb. 8.1.

Andererseits steigert NAC die Bioverfügbarkeit des Tripeptids L-Glutathion, dessen Spiegel bei inflammatorischen Prozessen erniedrigt ist. L-Cystein ist dabei das geschwindigkeitsbestimmende Substrat bei der hepatischen Biosynthese von L-Glutathion Abb. 8.2.

Ein Mangel an GSH könnte zudem die gesteigerte Aktivierung des von Willebrand-Faktors (vWF) begünstigen, der in eine Koagulopathie bei COVID-19 Patienten mündet. Neben NAC kann auch S-Adenosyl-Methionin (SAM) den zellulären GSH-Spiegel erhöhen. GSH ist auch in entscheidendem Maße am Metabolismus und der Entgiftung aldehydischer Lipidperoxidationsprodukte beteiligt. Die 4-Hydroxyalkenale, deren bedeutendster Vertreter das 4-Hydroxynonenal (HNE) ist, sind bereits in niedrigen Konzentrationen zytotoxisch, genotoxisch und mutagen.

Übrigens: Ein GSH-Mangel und der damit verbundene erhöhte oxidative Stress modifiziert die regulatorischen Gene von Vitamin D epigenetisch, mit der

Folge, dass die unterdrückte Genexpression die Biosynthese von Vitamin D verringert und letztlich zu einem sekundären Mangel an Vitamin D führt.

8.1 NAC bei COVID-19

Coronaviren besitzen eine Virushülle, die aus einer Lipidmembran mit eingelagerten Proteinen besteht. Die bei den Coronaviren aus der Membran herausragenden Proteine (vor allem das Spike-(S)-Protein) verleihen dem Virus sein charakteristisches Aussehen. Bekanntlich sind in der RNA die Informationen für multiple Virusproteine kodiert. Dabei handelt es sich um das RNA-Genom umgebende Nukleokapsid-Protein und drei Membranproteine. Zu diesen zählen das Spike-(S)-Glykoprotein, das Membran-(M)-Glykoprotein und das Hüll-(E)-Protein. Darüber hinaus trägt das vor kurzem neu entdeckte SARS-CoV-2 an seiner Oberfläche ein Hämagglutinin (HE). Die verschiedenen viralen Proteine erfüllen unterschiedliche Funktionen für die Integrität der viralen Struktur, die Virusreplikation, die Penetration in die Wirtszelle sowie für die Pathogenität und Virulenz. Die Hüll-(E)- und S-Proteine des SARS-CoV-2 (z. B. NH2-…S-Cys-G-S-Cys-Cys-K…-COOH) enthalten Disulfid(-S-S-)-bindungen, die wie beim zähen Schleim ebenfalls durch NAC gespalten werden können, was die Infektiosität des Virus abschwächt.

Darüber hinaus hemmt NAC den redoxsensitiven Transkriptionsfaktor NfκB und wirkt so einer Überflutung des Körpers mit Entzündungsfaktoren wie Il-1 oder TNFα, die im Rahmen eines Zytokinsturms mit ausgeprägten Gewebeläsionen und häufig letalem Verlauf auftreten, entgegen. Derzeit werden die ersten Ergebnisse einer offenen Phase-II-Studie an Patienten mit schweren COVID-19-Verlauf mit Spannung erwartet, die begleitend zur normalen COVID-19-Therapie mit 6.000 mg NAC täglich intravenös maximal über einen Zeitraum von 3 Wochen behandelt werden.

Weitere Wirkungen von NAC sind eine Verbesserung der immunkompetenten Körperzellmasse, was sich für den Heilungsprozess positiv auswirkt.

Eine aktuelle Kohortenstudie aus Griechenland an 82 Patienten mit COVID-19-Pneumonie zeigt, dass die tägliche Supplementierung von 2 × 600 mg NAC (1.200 mg/d) die Schwere des Krankheitsverlaufs, die Notwendigkeit der mechanischen Beatmung sowie die Sterblichkeit bei den Betroffenen signifikant reduziert. In einer aktuellen Observationsstudie mit 19.802 COVID-19-Patienten war die hochdosierte Supplementierung von NAC im Vergleich zu Nicht-Anwendern mit einer signifikant um 44 % reduzierten Mortalität (OR: 0,56; 95 %; CI 0,47–0,67) assoziiert.

8.2 Das CG-Mangelsyndrom

Glutathion und sein Prodrug NAC sind von zentraler Bedeutung für die Immunfunktion, die Regulation der Stickstoffbilanz und den Erhalt immunkompetenter Körperzellmasse. In vergleichenden Untersuchungen des *Deutschen Krebsforschungszentrums in Heidelberg* konnten an Patienten mit HIV-Infektion, Sepsis, Lungenkrebs und chronisch entzündlichen Darmerkrankungen gemeinsame biochemische und immunologische Anomalien im Metabolismus der Aminosäuren Cyst(e)in, Glutamin und des Tripeptids L-Glutathion sowie T-Zelldysfunktion nachgewiesen werden. Diese auch als CG-Mangelsyndrom bezeichnete Fehlregulation ist assoziiert mit einer signifikanten Reduktion der Cyst(e)in- und Glutamin-Plasmaspiegel, einem Anstieg der Glutamat-Plasmaspiegel, einer übermäßigen Harnstoffproduktion, progressivem Abbau immunkompetenter Muskelzellmasse und einer stark verminderten Aktivität der natürlichen Killerzellen (NK-Zellen) ◘ Tab. 8.1 Die dabei in der Skelettmuskelzelle auftretende Glutathion-Depletion korreliert mit dem Absinken der intrazellulären Glutamat-Konzentration und dem Anstieg der Glutamat-Plasmaspiegel. Erhöhte Glutamat-Plasmaspiegel stören die Cysteinaufnahme durch NK-Zellen und Makrophagen.

◘ **Tab. 8.1** CG-Mangelsyndrom assoziierte Erkrankungen

Erkrankung	Cystin	Glutamin	Glutamat	Harnstoff-Produktion	NK-Zell-funktion
HIV-Infektion	↓↓	↓↓	↑	n. d.	↓↓
Trauma, Sepsis	↓↓	↓↓	↑	↑↑	↓↓
CED: Morbus Crohn, Colitis ulcerosa	↓↓	↓↓	(↑)	↑↑	↓↓
COPD, Lungenkrebs	↓↓	↓↓	↑	↑↑	↓↓
Exzessive körperliche Belastung	n. d.	↓	↑	↑	↓↓
Chronic fatigue Syndrome	↓↓	↓↓	n. d.	n. d.	↓↓

n. d. = nicht dokumentiert

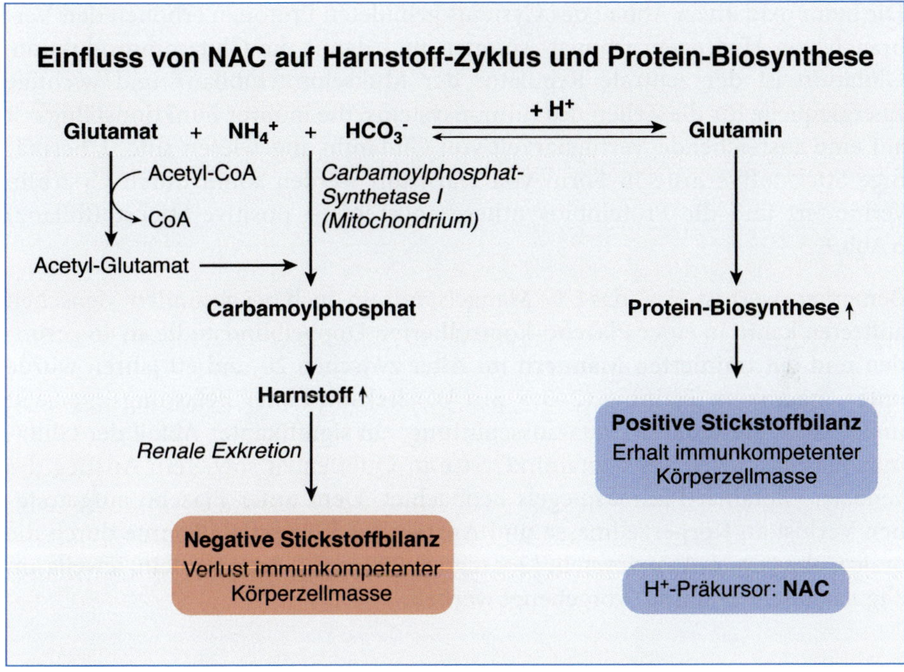

Abb. 8.3 NAC kann ein CG-Mangelsyndrom ausgleichen und den Glutamin-Plasmaspiegel anheben, zugunsten der Protein-Biosynthese.

Der massive Abfall der Cyst(e)in-Plasmaspiegel führt bei Erkrankungen des Immunsystems wie HIV-Infektionen, Tumorerkrankungen oder entzündlichen Darmerkrankungen (CED) zu einer biochemischen Fehlregulation, bei der der aus dem Aminosäureabbau in der Leber anfallende Stickstoff im Rahmen des Harnstoffzyklus vermehrt in Harnstoff umgewandelt und über die Nieren ausgeschieden wird. Die daraus resultierende negative Stickstoffbilanz ist mit einem Verlust an immunkompetenter Körperzellmasse vergesellschaftet.

Das Enzym Carbamoylphosphat-Synthetase I (CPS I) steuert in den Mitochondrien die Reaktion zwischen Hydrogencarbonat-Anionen (HCO_3^-) und Ammonium-Ionen (NH_4^+) zu Carbamoylphosphat und damit den primären und geschwindigkeitsbestimmenden Schritt des Harnstoffzyklus. Dabei wird die Harnstoffsynthese durch Protonen generierende und konsumierende Stoffwechselprozesse maßgeblich beeinflusst. Protonen entstehen im Organismus vorwiegend bei der Oxidation der SH-Gruppe der proteinogenen Aminosäure Cystein zu Sulfat. Im Gegensatz dazu steigert beispielsweise eine hohe anaerobe Belastung mit starker muskulärer Laktatausschüttung den Protonenkonsum.

Die beim oxidativen Abbau des Cysteins gebildeten Protonen erhöhen den Verbrauch von Hydrogencarbonat-Anionen und damit die Glutaminproduktion. Glutamin ist der zentrale Regulator der Mukselproteinbilanz und wichtige Energiequelle für die Zellen des Immunsystems, die in ihrer Funktionsfähigkeit auf eine ausreichende Verfügbarkeit von Glutamin angewiesen sind. Übermäßige Stickstoffverluste in Form von Harnstoff werden somit durch Cyst(e)in verhindert und die Proteinbiosynthese angeregt (→ positive Stickstoffbilanz) ∘ Abb. 8.3.

Bemerkenswert ist, dass das CG-Mangelsyndrom auch bei gesunden Menschen auftreten kann. In einer Plazebo-kontrollierten Doppelblindstudie an 46 gesunden und gut trainierten Männern im Alter zwischen 20 und 60 Jahren wurde unter anaerobem Training (2–3 × pro Woche) mit hoher Belastungsintensität und starker muskulärer Laktatausschüttung, ein signifikanter Abfall der Glutamin-Plasmaspiegel, des Glutamin:Cyst(e)in-Quotienten sowie ein Anstieg des venösen Glutamat-Plasmaspiegels beobachtet. Dem unter Plazebo aufgetretenen Verlust an Körperzellmasse und Anstieg des Körperfetts konnte durch die orale Gabe von N-Acetylcystein (2 × täglich 200 mg N-Acetylcystein, jeweils am Tag nach dem Training) vorgebeugt werden.

8.3 Nebenwirkungen

Nach oraler Gabe von N-Acetylcystein (NAC) können Sodbrennen, Übelkeit, Erbrechen und Durchfall auftreten. Vereinzelt wird bei der inhalativen Anwendung von NAC über Bronchospasmen berichtet, die überwiegend Patienten mit hyperreaktivem Bronchialsystem bei Asthma bronchiale betrafen. NAC kann die Thrombozytenaggregation verringern und die vasodilatatorische Wirkung von Nitroglycerin steigern. Bei kombinierter Anwendung von NAC mit Antitussiva kann aufgrund des eingeschränkten Hustenreflexes ein gefährlicher Sekretstau entstehen. Die orale Applikation von Antibiotika (Penicilline, Tetracycline, Cephalosporine, Aminoglykoside) sollte zeitversetzt erfolgen, da NAC in der Lage ist, diese Substanzen zu inaktivieren.

Vorsicht: Histaminose!

Bei verschiedenen Arzneimitteln wurde in der Vergangenheit ein negativer Einfluss auf die histaminabbauenden Enzyme, primär auf die Diaminoxidase (DAO), beobachtet. Darunter sind Arzneimittel wie N-Acetylcystein (NAC), Metamizol, Metoclopramid (MCP), Metronidazol und Verapamil. Allerdings ist die Datenlage aus älteren Studien nach aktueller Literaturrecherche äußerst inkonsistent. Weitere Forschungen sind erforderlich, um den Einfluss dieser Arzneimittel auf die histaminabbauenden Enzyme zu überprüfen und potenzielle pharmakologische Wechselwirkungen bei exogen zugeführtem Histamin zu ermitteln! Bis dahin sollte man den Einsatz von NAC bei Patienten mit Histaminunverträglichkeit rational abwägen.

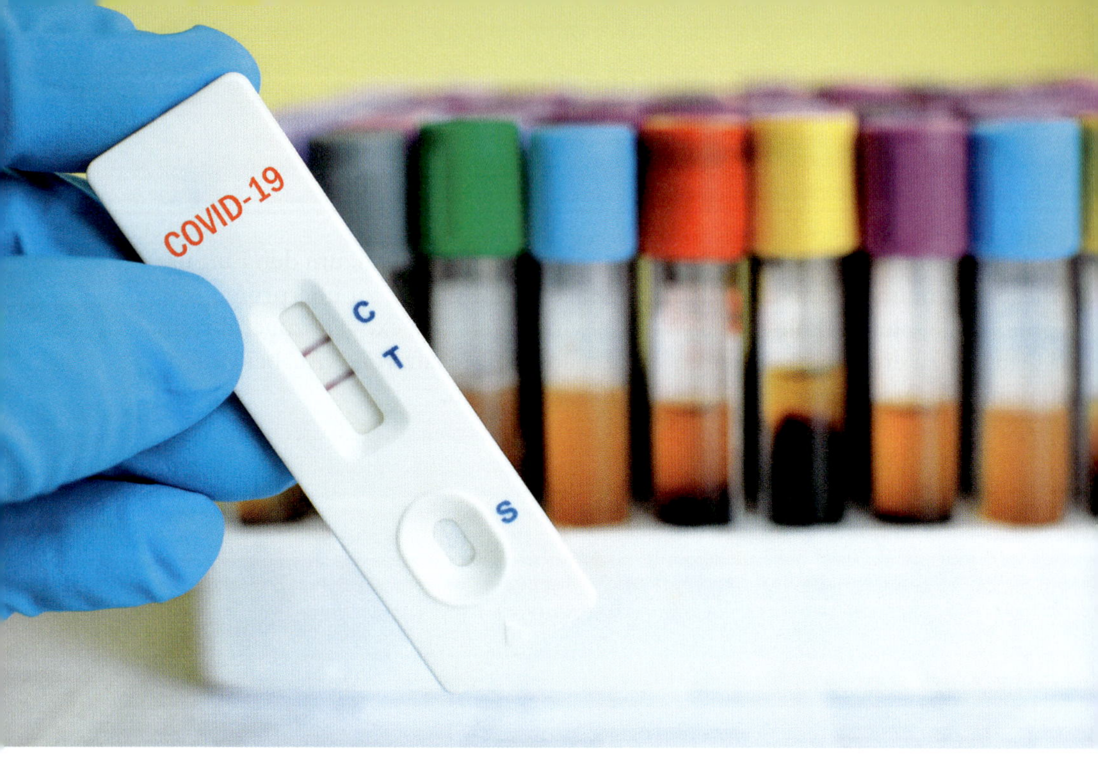

9 Long-COVID – Der lange Schatten der SARS-CoV-2-Infektion

In Deutschland steigt die Impfquote, wöchentlich, so dass ein Ende der kritischen Phase der Coronavirus-Pandemie absehbar scheint. Nach Schätzungen der WHO leidet etwa jeder zehnte COVID-19-Patient noch zwölf Wochen nach der Infektion unter langanhaltenden Beschwerden, auch wenn er nicht in der Klinik behandelt werden musste. Dementsprechend kann die Infektion mit dem Multiorganvirus SARS-CoV-2 bei vielen Genesenen noch lange Schatten werfen. Selbst nach milden Verläufen kämpfen die Betroffenen noch Wochen und Monate mit persistierenden Beschwerden, die auch als Long-COVID oder Post-COVID-Syndrom bezeichnet werden. Extreme Erschöpfung (→ Post-COVID-Fatigue) und ausgeprägte Müdigkeit sowie Lungen- und Herzprobleme sind nur einige Symptome, die auf ein Long-COVID hinweisen können.

Beim Ringen nach einer klaren Definition wird zum Teil auch der Begriff Post-acute-COVID-Syndrom diskutiert. Letzteres wird in der englisch sprachigen Fachliteratur definiert als persistierende und/oder verzögert auftretende Spätfolgen einer SARS-CoV-2 Infektion, die 4 Wochen nach Beginn der Infektion (→ positiver PCR-Test) auftreten. Dabei wird das Post-acute-COVID-Syndrom unterschieden in die beiden Formen subakute und chronische COVID-19-Erkrankung:

Die *subakute* COVID-19-Erkrankung für gesundheitliche Störungen von etwa 4 bis 12 Wochen nach Beginn der akuten Erkrankung.

Das *chronische* oder Post-COVID-Syndrom für Spätfolgen, die länger als 12 Wochen nach Beginn anhalten und nicht alternativen Diagnosen zugeschrieben werden können ○ Abb. 9.1

Der Einfachheit halber benutze ich an dieser Stelle den Begriff Long-COVID, der sich allgemein durchgesetzt hat und diejenigen kennzeichnet, die nach der eigentlichen Krankheit nicht mehr ganz die Alten sind. Long-COVID wird auch von Seiten der Medizin als eine Rationale angesehen für intensivere Infektionsschutzmaßnahmen und beschleunigte Impfkampagnen gegen COVID-19. Auf diese Weise könnte man die unkalkulierbaren Spätfolgen einer SARS-CoV-2-Infektion auch bei jüngeren Menschen vermeiden.

Definition
Long-COVID ist eine potenzielle Langzeitfolge der Coronavirus-Krankheit 2019 (COVID-19), ausgelöst durch das Coronavirus SARS-CoV-2, bei der Symptome auch nach der akuten Erkrankung über die Dauer von (4-) 12 Wochen hinaus anhalten.

9.1 Organbezogene Spätfolgen

Long-COVID (bzw. Post-COVID) ist eine Multisystemerkrankung mit vielen Gesichtern und kann im menschlichen Körper nahezu alle Organsysteme betreffen. Das Ausmaß der Gewebeschäden durch SARS-CoV-2 ist sehr komplex und zeigt sich in vielen Organen (siehe Kasten). Von den Schäden sind vor allem die Organe betroffen, die auf ihrer Zelloberfläche ACE2-Rezeptoren als Türöffner für das Virus exprimieren, wie Gefäßendothel, Lunge, Leber, Myokard, Nieren, Pankreas und/oder zentrales Nervensystem (ZNS). Bis zu 20 % der ehemals SARS-CoV-2-Infizierten leiden unter mehr oder weniger stark ausgeprägten endothelialen, hämatologischen, kardiovaskulären, neuropsychiatrischen und pulmonalen Folgen. Typische Symptome sind Atemprobleme, Erschöpfung, Fatigue, Müdigkeit, Gliederschmerzen, Kopfschmerzen, aber auch neurologische Ausfälle wie Merk- und Wortfindungsstörungen sowie Gedächtnisverlust. Fast täglich stoßen neue Symptome hinzu, die zu einem komplexen klinischen Bild verschwimmen. Risikofaktoren, welche einen schwereren Verlauf der Akuterkrankung COVID-19 triggern (z. B. Alter, Diabetes, Übergewicht, präexistierende Lungenerkrankung) sind auch prädiktiv für die Entwicklung von viralen Spätfolgen.

Symptome von Long-COVID (Auswahl)

- Abgeschlagenheit, Asthenie, Atemnot, Müdigkeit, Post-COVID-Fatigue,
- Anosmie, Dysosmie, Dysgeusie,
- Kopf-, Gliederschmerzen,
- Luftnot, Kurzatmigkeit, Husten, Dyspnoe, Schlafstörungen,
- Neurokognitive/neuropsychiatrische Störungen (z. B. Hirnnebel, Depressionen),
- Gedächtnisverlust, Denkprobleme, Konzentrationsstörungen,
- Schwindel,
- Endothelitis, Gefäßschäden.

Während die meisten Patienten, die schwer an COVID-19 erkranken, meist sehr alt sind und entsprechend häufig Komorbiditäten aufweisen, sind es vor allem die jüngeren und mittleren Jahrgänge (Alter: 30–59 Jahre), die über lang andauernde Beschwerden klagen. Insbesondere Patienten mit Vorerkrankungen und Patienten mit einem schwereren Verlauf neigen dazu, postvirale Spätfolgen zu entwickeln. Es gibt allerdings auch Fälle, die sich schon Anfang 2020 mit SARS-CoV-2 infiziert haben und die bis heute noch von lang anhaltenden Kopfschmerzen berichten oder von persistierenden olfaktorischen oder gustatorischen Beeinträchtigungen o Abb. 9.1.

9.2 Pulmonale Spätfolgen

Bei einer SARS-CoV-2-Infektion tragen virusabhängige und -unabhängige Pathomechanismen zum Zusammenbruch der Endothel-Epithel-Barriere des Alveolarsystems bei. Sauerstoff kann schwieriger von der Lunge über die Blutbahn in den Körper gelangen. Eine Reduktion der pulmonalen Diffusionskapazität zählt neben Dyspnoe und Hypoxie zu den häufigsten physiologischen Beeinträchtigungen von Patienten mit Long-COVID. Die Bestimmung der Diffusionskapazität lässt Aussagen über den Sauerstoffaustausch in der Lunge zu. Typische pulmonale Symptome sind Atemprobleme wie Atmungsschwäche, Belastungsluftnot, Kurzatmigkeit beim Sport oder anhaltender Husten. Proinflammatorische Prozesse, in deren Folge die betroffenen Stellen im Lungengewebe fibrosieren, können diese Problematik zusätzlich verschärfen. COVID-

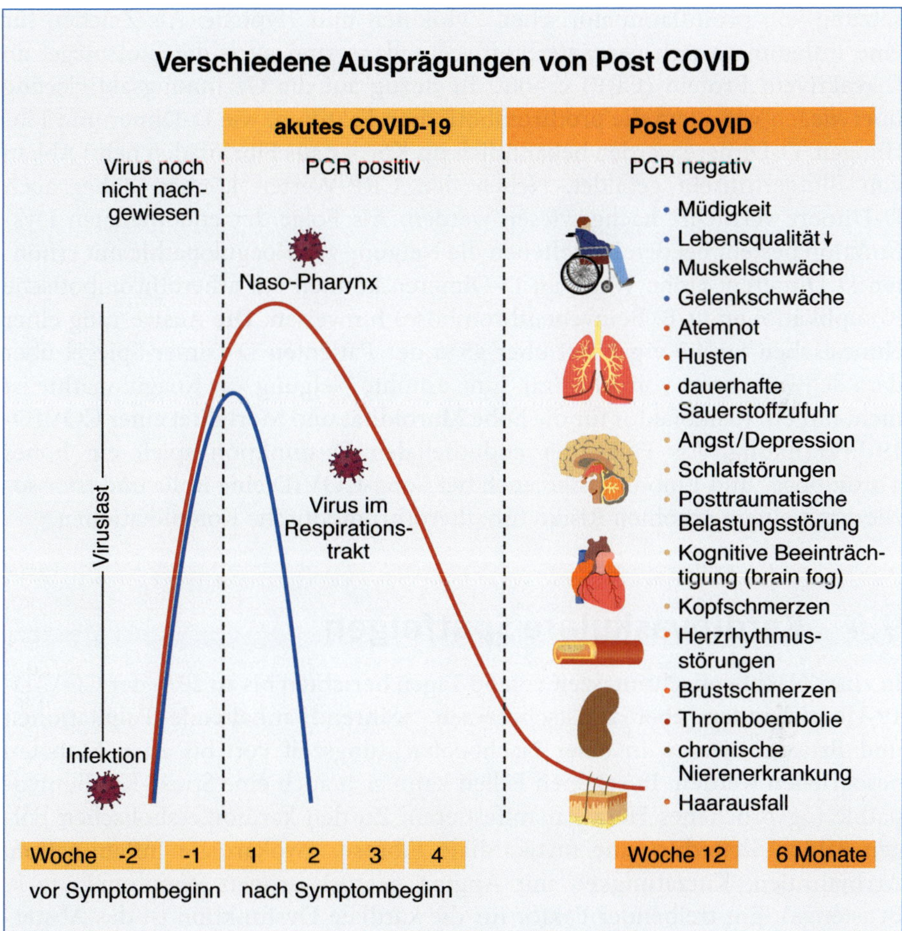

Abb. 9.1 Nach ungefähr 12 Wochen kann das sogenannte Post-COVID auftreten.

19-Überlebende haben daher auch häufig ein reduziertes Lungenvolumen. Aufstehen oder Treppesteigen sind teilweise eine zu große Belastung. Bei den Betroffenen muss auch der Atemrhythmus wieder trainiert werden.

9.3 Hämatologische Spätfolgen

Thrombotische und inflammatorische Prozesse können zur Organschädigung beitragen. Dieser als Thromboinflammation bezeichnete Prozess ist vor allem gekennzeichnet durch Endothelläsionen, Aktivierung der Thrombozyten, Freisetzung von proinflammatorischen Zytokinen und Hypoxie. Als Zeichen für eine inflammatorisch geprägte Stoffwechsellage sind auch die Blutspiegel an C-reaktivem Protein (CRP) erhöht. In Bezug auf die Gerinnungsaktivierung überwiegen vor allem die prothrombotischen Faktoren, wie D-Dimer und Fibrinogen. D-Dimere werden bekanntlich im Körper aus Fibrinfäden beim Abbau von Blutgerinnseln gebildet. Neben den CRP-Werten können daher auch D-Dimere vermehrt nachgewiesen werden. Als Folge der endothelialen Dysfunktion besteht bei den Betroffenen die Neigung zur Koagulopathie mit erhöhten D-Dimeren. Hohe Werte an D-Dimeren können auf atherothrombotische Komplikationen (z. B. Beinvenenthrombose) hinweisen. Die Auswertung einer chinesischen Studie ergab bei über 45 % der Patienten D-Dimer-Spiegel über dem Schwellenwert von 50 µg/ml. Eine erhöhte Neigung zur Koagulopathie ist nicht nur ein Risikofaktor für die hohe Morbidität und Mortalität einer COVID-19-Erkrankung. Als Folge der endothelialen Dysfunktion spielt ein hohes Thrombose- und Embolierisiko auch bei Long-COVID eine Rolle und ist assoziiert mit einem erhöhten Risiko für atherothrombotische Komplikationen.

9.4 Kardiovaskuläre Spätfolgen

In einer Nachbeobachtungszeit von 60 Tagen berichten bis zu 20 % der COVID-19-Überlebenden über Brustschmerzen, während anhaltende Palpitationen und Brustschmerzen in einer Nachbeobachtungszeit von bis zu 6 Monaten beschrieben werden. In seltenen Fällen kann sich auch eine Stress-Kardiomyopathie („gebrochenes Herz") manifestieren. Zu den kardiometabolischen Folgen zählen weiterhin eine myokardiale Fibrose, myokardiale Inflammation, Arrhythmien, Kurzatmigkeit mit Angina pectoris-artigen Symptomen (z. B. Brustenge). Ein treibender Faktor für die kardiale Dysfunktion ist das Absterben von Kardiomyozyten und die Verdrängung des zerstörten Muskelgewebes durch Fett in desmosomalen Proteinen. Um eine koordinierte Kontraktion des Myokards mit Erhaltung der strukturellen Integrität zu ermöglichen, sind Kardiomyozyten durch hoch spezialisierte Proteinkomplexe, die als Glanzstreifen bezeichnet werden, miteinander verbunden.

Die Integrität der Glanzstreifen ist dabei für die Funktion der Kardiomyozyten entscheidend, um eine suffiziente und geordnete Kontraktion des Myokards zu gewährleisten. Glanzstreifen sind, wie auch die Schlussleisten (Tight junctions – Adherens junctions – Punkt Desmosomen, ▸ Kap. 2.2) aus mehreren Einzelkomponenten mit jeweils unterschiedlichen Funktionen aufgebaut. Darunter sind die komplexen Strukturen der Punkt Desmosomen zusammen mit Adherens Junctions für die Zell-Zell-Haftung und mechanische Stabilität essenziell.

Daneben spielen Gap Junctions als Kommunikationskontakte sowohl für die elektrische Kopplung zur Weiterleitung von Erregungen als auch zur chemischen Kopplung durch Austausch kleiner Moleküle eine zentrale Rolle. Die verschiedenen Proteinkomplexe der Glanzstreifen bilden also eine funktionelle und strukturelle Einheit. Das sympathische Nervensystem ist mit seinem Einfluss auf die Chronotropie ein Hauptregulator der physiologischen Herzfunktion. Proinflammatorische Zytokine (z. B. IL-6, TNFα) können über ihren Einfluss auf das sympathische Nervensystem ventrikuläre Arrhythmien begünstigen.

9.5 (Neuro)Psychiatrische Spätfolgen

Coronaviren verfügen über ein neuroinvasives Potenzial, darunter das SARS-Virus-CoV-2 und MERS-Virus. Die Pathogenese der neuropsychiatrischen Komplikationen kann zum einen durch die direkte virale Infektion des ZNS als auch indirekt als überschießende Immunreaktion im Sinne einer Neuroinflammation entstehen. Darüber hinaus dürfte die psychosoziale Belastung (z. B. soziale Isolation) zur Entwicklung psychischer Symptome beitragen bzw. diese verstärken. Zu den häufigen neuropsychiatrische Spätfolgen zählen unter anderem Anosmie, Ageusie bzw. Dysgeusie, Fatigue, Muskelschmerzen, migräneartige Kopfschmerzen und kognitive Einbußen (→ Gehirnnebel). 5–10 % der Betroffenen mit Long-COVID berichten über persistierende olfaktorische oder gustatorische Beeinträchtigungen, die über einen Zeitraum von mehreren Monaten teilweise über ein Jahr andauern. Bei mildem COVID-19-Verlauf ist die Anosmie deutlich prävalenter als bei moderatem bis schwerem Verlauf. Dabei werden der Befall von olfaktorischen Epithelzellen und ein Zusammenhang mit der hohen Expression von ACE2-Rezeptoren auf den Zellen diskutiert. Bis zu 40 % der COVID-19-Überlebenden berichten über Angststörungen, Stimmungsschwankungen, Schlafstörungen, Depressionen oder Posttraumatische Belastungsstörungen (PBTS). Die Pathomechanismen werden vor allem bestimmt durch neuroinflammatorische und neurodegnerative Prozesse, die untereinander überlappen können.

9.6 Renale Spätfolgen

Eine Thrombusbildung in der renalen Mikrozirkulation kann potenziell zur Entwicklung von Nierenschäden beitragen. Als Zeichen einer chronischen Schädigung der Nieren findet sich häufig eine reduzierte glomeruläre Filtrationsrate (eGfR <90 ml/min). Dabei sind Patienten mit schwerem Infektionsverlauf und unter mechanischer Beatmung besonders gefährdet. Die interdisziplinäre Betreuung und nephrologische Nachsorge genesener COVID-19-Patienten ist daher von entscheidender Bedeutung für das langfristige Patientenoutcome.

9.7 Endokrine Spätfolgen

Ohne Vorerkrankungen, bekannte Risikofaktoren oder genetische Disposition können Betroffene durch Störungen des Pankreas und der Insulinsensitivität plötzlich einen Diabetes mellitus entwickeln. Beschrieben wird zudem auch eine subakute Schilddrüsenentzündung mit klinischer Thyreotoxikose und Demineralisation der Knochen. Systemische Entzündungsprozesse, Immobilisierung oder Pharmakotherapie mit Kortikosteroiden sowie eine Vitamin-D-Insuffizienz (25(OH)D <30 ng/ml) scheinen den Knochenabbau zu begünstigen. COVID-19 scheint auch die Progression einer latenten Autoimmunthyreoiditis zur manifesten Hashimoto-Thyreoiditis oder Morbus Basedow zu begünstigen.

Pathogenese von Long-COVID

Die dominierenden pathophysiologischen Mechanismen einer akuten COVID-19-Erkrankung sowie Long-COVID, die auch überlappen können, beinhalten:

- die Schädigung der Endothelien (Endotheliale Dysfunktion),
- die Dysregulation des Immunsystems mit hyperinflammatorischer Immunantwort,
- die direkte virale Toxizität des SARS-CoV-2,
- die Störungen des hämatolgischen Systems mit Hyperkoagulabilität,
- eine Maladaptation des ACE2-Signalwegs sowie
- eine Mitochondrale Dysfunktion.

9.8 Gastrointestinale und hepatobiliäre Spätfolgen

Die Langzeitfolgen im Gastrointestinaltrakt sind weniger häufig. Diese können sich manifestieren durch Symptome wie Appetitverlust, Übelkeit, Säurereflux und Diarrhö. Die Fähigkeit der Darmmikrobiota, den Verlauf bei viralen Atemwegsinfektionen zu beeinflussen, ist hinreichend belegt (→ Darm-Lungen-

Achse). COVID-19 kann die Biodiversität im Darm verändern und das Darm-Mikrobiom derart modifizieren, dass die Belastung mit opportunistischen Krankheitserregern steigt und die Anzahl an guten Darmbakterien reduziert wird. Bei Patienten mit COVID-19 konnte zum Beispiel gezeigt werden, dass die Menge an Faecalibacterium prausnitzii – einem gram-positiven obligat anaeroben Stäbchen, das zum Stamm der Firmicutes gehört und einer der potentesten Butyratbildner ist – invers korreliert mit der Krankheitsschwere von COVID-19. Hinzu kommt die bei COVID-19 erhöhte Darmpermeabilität, die als Pathomechanismus zahlreiche kardiometabolische und immunologische Folgen nach sich ziehen kann.

9.9 Neurologische und neuromuskuläre Spätfolgen

Ein häufig auftretendes Symptom bei COVID-19-Patienten ist der Verlust des Geschmacks- und Geruchssinns. Diese Begleiterscheinung bleibt bei einigen Patienten noch über Wochen und Monate bestehen. Die Betroffenen müssen langsam ihren Geschmacks- und Geruchssinn wiedererlangen. Andere Patienten leiden unter Schwindel. Aber auch neurologische Ausfälle, wie verringerte Merkfähigkeit oder Konzentrationsschwäche, können die Folge der Infektion sein. Insbesondere nach einer längeren intensivmedizinischen Behandlung weisen Patienten eine typische Nerven- und Muskelschwäche auf, die als Critical-Illness-Neuropathie bzw. Myopathie bezeichnet wird. Intensivmediziner kennen diese Schwäche bereits von anderen Krankheitsbildern mit Langzeitbeatmeten. Der entscheidende Faktor ist dabei nicht die SARS-CoV-2-Infektion, sondern die Langzeitbeatmung. Übrigens: Mehrere Studien haben gezeigt, dass die Sterberate bei intubierten COVID-19-Patienten besonders hoch ist und eine künstliche Beatmung nicht immer eine bessere Überlebenschance bietet. Darüber hinaus ist das Long-COVID mit vielen unspezifischen Symptomen wie Unwohlsein, Störungen des Gemütszustands, diffusen Myalgien, Angst, Schlaflosigkeit, Angststörungen oder depressiven Episoden assoziiert.

9.10 Spätfolgen bei Kindern und Jugendlichen

An Kindern und Jugendlichen geht das Coronavirus meist vorbei, ohne dass es zu ernsthaften Symptomen oder überhaupt einer Erkrankung kommt. Allerdings ist der Lockdown für Kinder und Jugendliche ein großer Stressfaktor. Beim Auftreten der Spätfolgen spielt daher auch die generell belastende und ermüdende Pandemiesituation eine Rolle – nicht nur das Virus allein. Mit der Zunahme der Corona-Ansteckungen bei Kindern und Jugendlichen sind nach Einschätzung der pädiatrischen Infektiologen auch mehr Spätfolgen zu erwarten. Das Krankheitsbild von Long-COVID ist auch bei Kindern und Jugendlichen sehr variabel. Vor allem chronische Erschöpfung, generelle Leistungsminderung, Hautstörungen sowie Gelenk- und Muskelschmerzen sind hier zu nennen. Anhaltender Geruchs- und Geschmacksverlust spielen hingegen im Vergleich zu Erwachsenen bei Kindern und Jugendlichen eine untergeordnete Rolle. Die Spätfolgen können sich schlimmstenfalls aber auch bei Kindern durch heftige Entzündungsreaktionen in verschiedenen Organen durch eine Dysregulation des Immunsystems manifestieren. Zum Glück sind in Deutschland bisher nur eines von tausend infizierten Kindern betroffen.

Das sogenannte *Pediatric Inflammatory Multisysteme Syndrome* (PIMS) kann bei Kindern als eine zeitverzögerte Reaktion auf eine symptomfreie COVID-Infektion auftreten. Dabei handelt es sich um eine entzündliche Multisystemerkrankung. Laut einer aktuellen Studie aus dem JAMA zeigen rund dreiviertel der asymptomatischen Kinder und Jugendlichen keine typischen COVID-19-Symptome auf. Alternativ wird auch der Begriff MIS-C (*Multisystem Inflammatory in Children*) benutzt. PIMS hat Ähnlichkeiten mit dem Kawasaki-Syndrom, welches bei Kindern mit anderen Infektionskrankheiten assoziiert ist. Unter den Beschwerden sind Herzmuskelentzündungen, niedriger Blutdruck oder Störungen der Herzfunktion mit Herzinsuffizienz. Auch der Gastrointestinaltrakt ist häufig betroffen. Zwei Drittel der Kinder leiden unter Erbrechen, Bauchschmerzen und/oder Durchfall. Hinzu kommen Atemwegsprobleme, Fieber und Ausschlag. Der Großteil an PIMS erkrankten Kindern muss intensivmedizinisch behandelt werden. Auch wenn das Krankheitsbild gut behandelbar ist, liegt die Mortalitätsrate bei den betroffenen Kindern immer noch bei bis zu 3 %.

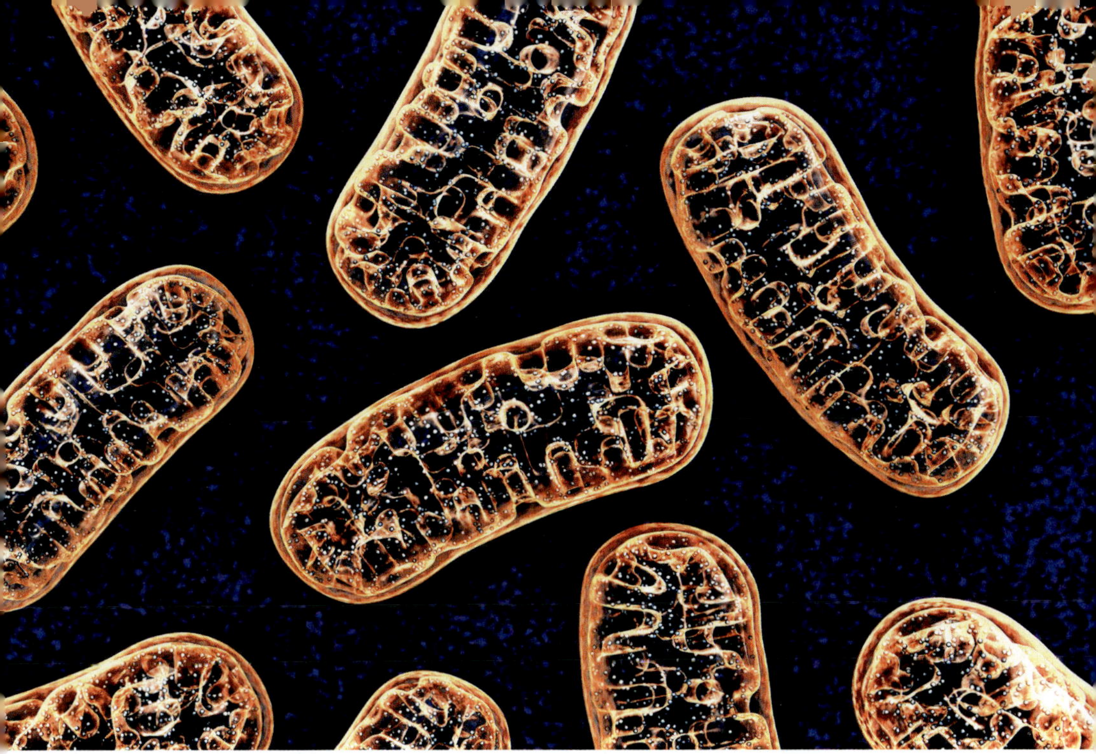

10 Long-COVID – Zwischen Endothelopathie mit Koagulopathie und mitochondrialer Dysfunktion

Long-COVID bzw. Post-COVID ist mit substanzieller Morbidität und relevanten Konsequenzen für das Gesundheitssystem assoziiert. Für Erwachsene, Jugendliche und Kinder scheint Long-COVID also nicht weniger belastend zu sein als die akute COVID-19-Erkrankung. Obwohl die individuellen Risiken für die meisten Spätfolgen gering sind, können die gesundheitlichen und sozialen Konsequenzen aufgrund des Ausmaßes der Pandemie sowie der Tatsache, dass viele dieser Erkrankungen chronisch sind, beträchtlich sein. Um effektive Monitoring- und Therapieverfahren zu etablieren, ist ein tieferes Verständnis über die genauen Pathomechanismen entscheidend. International schätzen Kliniker und Wissenschaftler zunehmend Long-COVID als Endothelopathie mit generalisierter Endothelentzündung sowie mikro- und makrovaskulären Störungen als treibende Pathomechanismen für die Entstehung der postviralen Komplikationen ein. Reaktive Sauerstoffspezies (ROS) stehen dabei im Mittelpunkt ▫ Abb. 10.1.

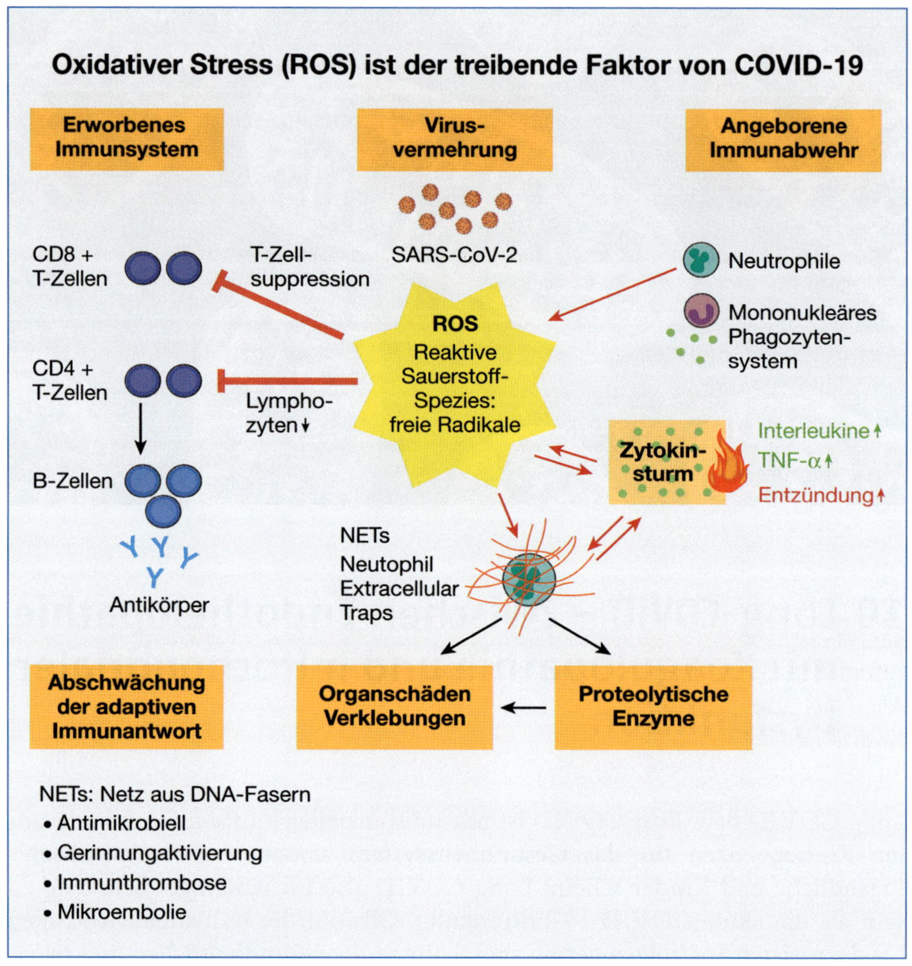

Abb. 10.1 ROS führen bei COVID-19 zu verschiedenen pathologischen Effekten.

10.1 Endothelopathie

Das vaskuläre Endothel ist neben dem respiratorischen Epithel das am stärksten von SARS-CoV-2 betroffene Organ. Das Gefäßendothel ist bekanntlich das größte Organ des menschlichen Körpers. Bei einem Durchschnittsgewicht von 70 kg umfasst letzteres eine Fläche von etwa sechs Tennisplätzen und ist mit einer Masse von 1,8 kg sogar schwerer als die Leber. Morphologisch imponieren die Endothelläsionen durch eine generalisierte Endothelentzündung mit deutlichen Zeichen von Apoptose. Die endotheliale Dysfunktion ist mit einer Vasokonstriktion assoziiert und führt damit zu einer reduzierten Blutversorgung der betroffenen Organe (z. B. Lunge, Myokard, Niere). Aufgrund der strategisch wichtigen Lage zwischen Blut und glatten Gefäßmuskelzellen, hat das Gefäßendothel eine große Bedeutung bei der Modulierung des Gefäßtonus, des Gefäßwachstums sowie der Thrombozytenaggregation und Monozytenadhäsion. Das Gefäßendothel spielt zudem eine komplexe Rolle bei der Regulierung des Immunsystems (→ Homing, Lymphgefäße, T-Zell-vermittelte Immunität, VCAM-1) sowie der inflammatorischen Antwort. Letztendlich ist die durch proinflammatorische Zytokine induzierte endotheliale Dysfunktion gekennzeichnet durch das Auftreten von Immunothrombosen in mikro- und makrovaskulären Systemen begleitet von atherothrombotischen Komplikationen (z. B. Beinvenenthrombose, pulmonale Embolie).

Als Folge der vaskulären Läsionen können auch zirkulierende Endothelzellen (CEC) ins Blut übergehen. Bei schweren Verläufen von COVID-19 mit oder ohne Nierenschädigung konnte man eine erhöhte Anzahl an CEC nachweisen. Obwohl CEC normalerweise nur in geringen Mengen im peripheren Blut vorkommen, gelten sie als valider Biomarker für das Ausmaß der Endothelschäden, die mit einer Vielzahl von kardiopulmonalen Erkrankungen wie Herzinsuffizienz, Lungenembolie, Myokardinfarkt oder Schlaganfall assoziiert sind. Als Zeichen für eine proinflammatorisch geprägte Stoffwechsellage im Sinne einer *Silent Inflammation* können auch die Blutspiegel an Entzündungsmediatoren wie hoch-sensitivem C-reaktivem Protein (hsCRP), dem proinflammatorischen Interleukinen (z. B. Il-1β, IL-6), dem Schlüsselzytokin TNFα und 3-Nitrotyrosin (→ Nitrostress) erhöht sein. Störungen im Stoffwechsel der Aminosäure L-Tryptophan können als Hinweis auf einen Serotoninmangel bei neuropsychiatrischen Komplikationen wie der Depressions-Fatigue-Symptomatik vorliegen. Hemmt man beispielsweise den Einfluss des TNFα im ZNS kann man die Zeichen einer Neuroinflammation wie Schmerzempfindlichkeit als auch die psychischen Veränderungen (z. B. Abgeschlagenheit, Müdigkeit, Schlaflosigkeit, depressive Verstimmungen), die bei der Long-COVID-Fatigue vermehrt auftreten, günstig beeinflussen.

Mittlerweile wird COVID-19 als Multisystemerkrankung betrachtet, die besonders bei schweren Verläufen mit einer Dysregulation des Immunsystems und Hyperkoagulation einhergeht. Die Immunothrombose, die in diesen Fällen auftritt, stellt auch eine Verbindung zwischen dem angeborenen Immunsystem und Koagulationssystem dar. Ein nach der Genesung persistierender überaktiver Zustand des Immunsystems könnte auch ein Hauptgrund sein für das Auftreten einer endothelialen Dysfunktion nach einer COVID-19-Erkrankung.

Wissenschaftler schätzen daher zunehmend die mit COVID-19 assoziierte generalisierte Endothelentzündung gepaart mit einer endothelialen Dysfunktion als zentrale Noxe ein, die maßgeblich für postvirale Komplikationen wie Long-COVID verantwortlich sind. Auch Long-COVID imponiert insofern als Multisystemerkrankung mit endothelialer Dysfunktion und Dysregulation des Immunsystems.

10.2 Virale Störung der Mitochondrienfunktion und mitochondriale Dysfunktion: Long-COVID – eine Mitochondriopathie?

Eine Störung der mitochondrialen Aktivität in Zellen des Endothels dürfte eine zentrale Rolle in der Pathogenese von COVID-19 als auch von Long-COVID spielen. Modifikationen in der Morphologie und Funktion der Mitochondrien führen zu zahlreichen Störungen und Erkrankungen. Aufmerksam wurde man auf diese Gruppe von Erkrankungen durch die Entdeckung von Myopathien mit morphologisch veränderten Mitochondrien. Mitochondriale Erkrankungen, die sogenannten Mitochondriopathien, stellen in der Regel heterogene Multisystemerkrankungen dar, die mit einer Störung der oxidativen Phosphorylierung assoziiert sind. Diese sind angeboren oder erworben. Ursächlich können sowohl Veränderungen in der mitochondrialen (*mt*DNA) wie auch nukleären DNA sein. Charakteristische Symptome sind unter anderem endokrine, immunologische, metabolische, muskuläre, neurologische sowie kardiopulmonale und vaskuläre Beschwerden. Auch Riech-, Hör- und/oder Sehstörungen (z. B. Augenbewegungsstörungen) können auftreten. In der Regel sind mehrere Organsysteme betroffen, vor allem das Zentralnervensystem, die Sinnesorgane (z. B. Riechen), die Leber, die Nieren, das Pankreas sowie die Herz- und Skelettmuskulatur.

Unter den mitochondrialen Erkrankungen ist die krankheitsbedingte Störung der oxidativen Phosphorylierung als potentieller Risikofaktor für einen schwereren Verlauf von COVID-19 zu diskutieren. Im Rahmen systemischer inflammatorischer Prozesse kann sich bei bereits beeinträchtigter Atmungskettenfunktion rasch eine metabolische Dekompensation entwickeln. Viren, wie SARS-CoV-2, können zentrale mitochondriale Funktionen beeinflussen und die Zellmaschinerie zugunsten viraler Proliferation manipulieren. Unter anderem sind Effekte auf Autophagie, Mitophagie und diverse Regulationsstörungen mitochondrialer Proteine beschrieben. Das SARS-CoV-2-Virus kann durch spezifische Gensequenzen (z. B. ORF9) eine mitochondrial getriggerte Störung der angeborenen Immunität sowie der antiviralen Signalwege und mitochondrialen Dynamik auslösen. Nach den Ergebnissen von bioinformatischen Analysen ist eine Down-Regulation mitochondrialer Proteine durch SARS-CoV-2 wahrscheinlich. Ob eine Störung der oxidativen Phosphorylierung generell eine Prädisposition für einen schweren COVID-19- und Long-COVID-Verlauf darstellt, ist bisher noch nicht geklärt.

Mitochondrien: Aufbau und Funktion

Mitochondrien sind ubiquitär vorkommende Zellorganellen mit einer Phospholipid-Doppelmembran. Außer in Erythrozyten kommen Mitochondrien in allen Zellen des menschlichen Körpers vor. Thrombozyten besitzen zwar keinen Zellkern, sind aber von einer Zellmembran umgeben und enthalten im Zytoplasma Mitochondrien mit den mitochondrialen Atmungskettenkomplexen für die effiziente Bildung von ATP. Es wird vermutet, dass nicht nur die Dysfunktion der intrazellulären Mitochondrien als Folge der COVID-19 Infektion von pathophysiologischer Bedeutung ist, sondern auch die Störung der extrazellulären Mitochondrien die eine zentrale Rolle spielen in Bezug auf Koagulopathien wie gesteigerte Blutgerinnung, Blutgerinnsel und Anfälligkeit für Thrombosen.

Nach der Endosymbiotentheorie sind Eukaryoten aus einer Endosymbiose prokaryotischer Vorläuferorganismen hervorgegangen. Dabei sind chemo- und phototrophe Bakterien von Urbakterien (Archaebakterien) aufgenommen worden, in denen sie sich zu Zellorganellen ihrer Wirtszellen entwickelt haben, darunter auch die Mitochondrien. Demnach sollen die Zellorganellen der Mitochondrien von Bakterien der Gattung Rickettsia abstammen. Reife Eizellen weisen mit 100.000 bis 600.000 (1×10^5 bis 6×10^5) die höchste Mitochondriendichte aller Körperzellen auf. Vor der Befruchtung befinden sich die Mitochondrien in einem Ruhestadium, um unmittelbar nach der Befruchtung den hohen Energiebedarf der schnell wachsenden Zellen zu decken. Mitochondrien sind aber nicht nur intrazelluläre Organellen, sondern es finden sich auch sehr viele zellfreie intakte Mitochondrien im Blutplasma. Vor kurzem konnte man erstmals nachweisen, dass sich in 1 ml Blutplasma von Gesunden zwischen 200.000 bis 3,7 Millionen Mitochondrien befinden. Diese Tatsache lässt nur erahnen, welches enorme Ausmaß eine Störung der mitochondrialen Funktion für den menschlichen Körper und Immunmetabolismus hat.

Mitochondrien bestehen aus einer Zellmatrix, die durch eine Phospholipid-Doppelmembran begrenzt wird. Die mitochondriale Matrix enthält unter anderem den Pyruvat-Dehydrogenase-(PDH)-Komplex sowie die Enzyme der Beta-

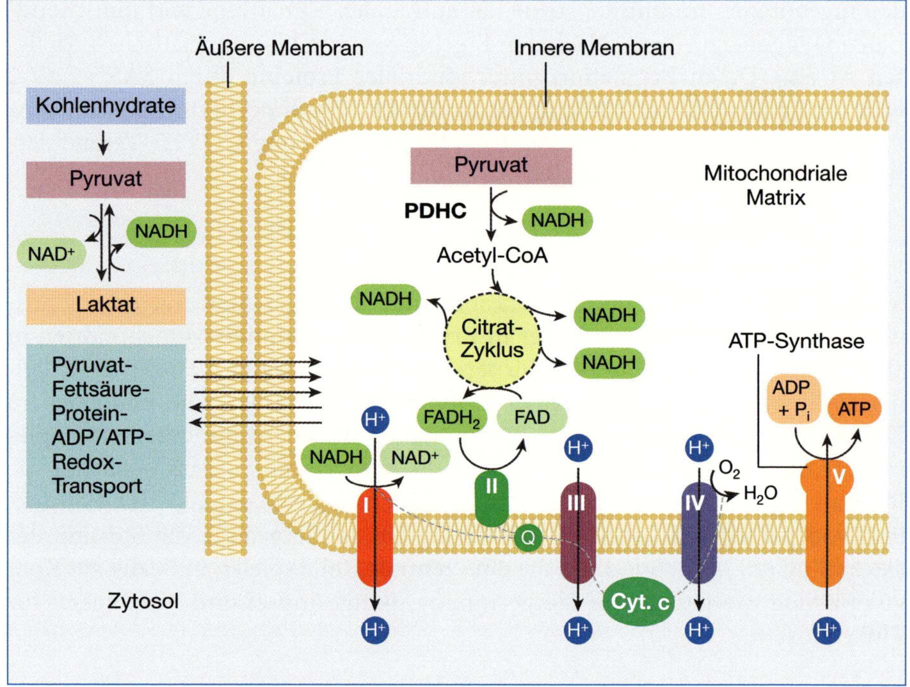

Abb. 10.2 In Mitochondrien spielen sich verschiedene Stoffwechselfunktionen ab.

Oxidation und des Citrat-Zyklus. Die primäre Aufgabe der Mitochondrien ist die Produktion von zellulärer Energie in Form von ATP aus der Verwertung von Pyruvat (→ Proteine, Kohlenhydrate) und/oder aus der Beta-Oxidation von Fettsäuren. Gemeinsame Endstrecke dieser Stoffwechselprozesse ist der Citrat-Zyklus und schließlich die mitochondriale Atmungskette. Die dabei freigesetzte Energie wird im Rahmen der oxidativen Phosphorylierung als ATP gespeichert Abb. 10.2.

Neben der fundamentalen Bedeutung bei der zellulären Energiebereitstellung in Form von ATP sind Mitochondrien auch äußerst dynamische Zellorganellen, die intrazellulär Netzwerkstrukturen ausbilden und permanent morphologischen Veränderungen (z. B. Fission, Fusion) unterliegen. Diese Prozesse spielen u. a. eine zentrale Rolle bei der Regulation des Immunsystems, der Apoptose sowie der Vervielfältigung von Nukleinsäure-Molekülen (→ Reduplikation).

Mitochondrien spielen neben der Produktion von ATP auch eine Schlüsselrolle bei der:

- Regulierung der angeborenen und adaptiven Immunität,
- Aufrechterhaltung der zelluläre Kalzium (Ca^{2+})-Homöostase,
- Bildung von Harnsäure, Phospholipiden und Pyrimidinen,
- Temperatur-Regulation im Körper durch mitochondriale Entkopplung sowie
- Synthese von Neurotransmittern, Steroidhormonen, Aminosäuren und Vitamin B_9 (Folsäure).

Die mitochondriale DNA

Mitochondrien besitzen als einzige eukaryotische Zellorganelle eine eigene genetische Information, welche in der mitochondrialen DNA (*mt*DNA) kodiert ist. Die *mt*DNA ist in der mitochondrialen Matrix lokalisiert. Die *mt*DNA kodiert für eine kleine Anzahl an mitochondrialen Proteinen und mitochondrialer RNA (z. B. 13 Proteine der mitochondrialen Atmungskette). Von radikalinduzierten Schäden sind vor allem der Komplex I und IV betroffen, da diese überwiegend von der *mt*DNA codiert werden. Allerdings wird der Großteil der etwa 1.500 mitochondrialen Proteine durch die nukleäre DNA kodiert und in das Mitochondrium importiert. Zwischen der Gen-Aktivierung des Zellkerns und der zirkulären *mt*DNA besteht eine intensive bidirektionale Kommunikation.

Aktuell konnte im Blutplasma von Gesunden erstmals gegenüber dem nukleären Genom etwa 50.000-fach mehr Kopien an mitochondrialem Genom nachgewiesen werden. Das mitochondriale Genom ist etwa 10× anfälliger für Mutationen als das nukleäre Genom. Die *mt*DNA ist besonders vulnerabel für oxidative Schäden aufgrund der hohen Belastung mit ROS in den Mitochondrien und den ineffizienteren DNA-Reparaturmechanismen aufgrund fehlender Introns und schützender Histone. Oxidative Schäden an der *mt*DNA sind aus diesem Grund sehr viel stärker ausgeprägt als bei nukleärer DNA.

Die mitochondriale Atmungskette

Die mitochondriale Produktion von ATP ist der wesentliche Mechanismus der zellulären Energiegewinnung. An der inneren Membran der Mitochondrien befinden sich die vier Multienzymkomplexe, die sogenannte Elektronentransportkette (ETK):

- Komplex I: NADH-Ubiquinon-Oxidoreduktase,
- Komplex II: Succinat-Ubiquinon-Oxidoreduktase,
- Komplex III: Ubiquinol-Cytochrom-c-Oxidoreduktase und
- Komplex IV: Cytochrom-c-Oxidase.

Diese können die Elektronendonatoren NADH und $FADH_2$ oxidieren. Dabei werden Elektronen schrittweise auf Coenzym Q_{10}, Cytochrom c und elementaren Sauerstoff übertragen, der schließlich zu H_2O reduziert. Der Elektronentransfer führt zur Translokation von Protonen aus der mitochondrialen Matrix in den Intermembranraum und damit zum Aufbau eines elektrochemischen Gradienten über die innere mitochondriale Membran. Dieser wird über die magnesiumabhängige ATP-Synthase (Komplex V) zur Produktion von ATP aus ADP benutzt.

Die mitochondriale Doppelmembran

Im Gegensatz zu eukaryotischen Zellen besitzen Mitochondrien zwei Membranen, eine äußere und innere Membran, die sich in der Zusammensetzung der Phospholipide unterscheiden. Die Lipiddoppelschicht der Mitochondrien enthält viele mehrfach ungesättigte Fettsäuren (PUFA). Darunter ist das Phospholipid Cardiolipin eines der wichtigsten. Die *äußere* Membran ist vor allem durch eine Vielzahl an Porinen gekennzeichnet, die eine Art Sieb darstellen und die Permeabilität für Moleküle begrenzen. Die *innere* Membran ist reich an Fettsäuren und besitzt viele Transportproteine, die es ermöglichen, Substrate, die für den mitochondrialen Stoffwechsel essenziell sind, in die mitochondriale Matrix einzuschleusen (z. B. CPT I, CPT II). Die innere Membran hat auch Einfluss auf die Komplexe der mitochondrialen Atmungskette. Die Oberfläche der inneren Membran wird durch Cristae (Auffaltungen) und Tubuli (Einstülpungen) um ein Vielfaches vergrößert.

Cardiolipin ist ein Phosholipid mit vier ungesättigten Fettsäuren. Es bildet die Hauptkomponente der inneren Mitochondrienmembran und ist von elementarer Bedeutung für die Integrität der Zellkraftwerke. Das Phospholipid dient der Membranorganisation in die typische Cristae-Struktur sowie der Struktur der Atmungskettenkomplexe (z. B. Komplex I). Weiterhin vermittelt es die Verankerung von Cytochrom c in der Membran und gewährleistet somit den Elektronentransfer von Komplex III auf den Komplex IV der mitochondrialen Atmungskette. Aufgrund seines hohen Gehalts an mehrfach ungesättigten Fettsäuren ist Cardiolipin besonders vulnerabel gegenüber der Lipidperoxidation durch *mt*ROS. Eine oxidative Schädigung des Cardiolipins führt zu einer Reduktion der mitochondrialen ATP-Produktion und des mitochondrialen Membranpotenzials. Durch Öffnung von Poren wird in der Folge die Membranpermeabilität für Kalzium (Ca^{2+})-Ionen erhöht. Dies führt zum Ausstrom von Cytochrom c aus den Mitochondrien, triggert Kaskaden der Apoptose und führt somit zum Zelluntergang. Bemerkenswerterweise sind bei kritisch kranken COVID-19-Patienten mit Koagulopathie und Thrombozytopenie erhöhte

Werte an Antikörpern gegen Cardiolipin im Blutserum nachweisbar. Der Nachweis kann als ein Hinweis einer oxidativen Beeinträchtigung der Mitochondrienfunktion sein, die im Rahmen der COVID-19 Pathogenese auftritt.

Das mitochondriale Membranpotenzial $\Delta\psi m$

In der mitochondrialen Atmungskette werden somit Protonen und Elektronen, die bei der Oxidation von Glucose und Fettsäuren entstehen, durch Multienzymkomplexe unter der Bildung von H_2O auf Sauerstoff übertragen. Der Elektronenfluss zwischen diesen Transmembrankomplexen führt zu einer Translokation von Protonen in die innere Membran. Das hierdurch entstehende elektrochemische Potenzial wird dazu genutzt, mit Hilfe der ATP-Synthase die Zellenergie zu generieren. Die Arbeit der mitochondrialen Atmungskettenkomplexe lässt unter physiologischen Bedingungen einen elektrochemischen Gradienten von etwa -150 bis -180 mV über die innere mitochondriale Membran entstehen. Die erhöhte Anzahl an Protonen löst also nicht nur eine chemische Veränderung des pH-Wertes aus, sondern führt auch durch die positive Ladung der Protonen zu einem elektrischen Potenzial, dem sogenannten mitochondrialen Membranpotenzial ($\Delta\psi_m$). Die Stärke des mitochondrialen Membranpotenzials wird unter anderen von den Konzentrationen an oxidierten und reduzierten Nukleotiden NADH/NAD, der Anzahl an reaktiven Sauerstoffspezies (ROS) sowie dem Verhältnis von reduziertem L-Glutathion (GSH) zu seiner oxidierten Form Glutathion-Disulfid (GSSG) beeinflusst.

Neben der Funktion im Rahmen der zellulären Energiegewinnung ist $\Delta\psi_m$ auch für weitere physiologische Aufgaben wichtig. So sind zum Beispiel Prozesse der Apoptose an $\Delta\psi_m$ gekoppelt. Eine Abnahme des $\Delta\psi_m$ führt zur Auffaltung der Cristae und Kondensation der mitochondrialen Matrix, die durch die Freisetzung von Cytochrom c aus dem mitochondrialen Intermembranraum Apoptosesignalwege aktivieren. Darüber hinaus hat die Hyperpolarisation des $\Delta\psi_m$ auch Einfluss auf die Aktivität von Immunzellen und Signalkaskaden der angeborenen und adaptiven Immunität.

Einfluss der Mitochondrien auf die antivirale Immunantwort

Für Wachstum und Ausübung ihrer Funktionen brauchen Immunzellen vor allem Energie. Seit den 1970er-Jahren ist beispielsweise die metabolische Reprogrammierung von Makrophagen während einer Immunreaktion bekannt. Aktivierte Makrophagen nutzen dabei die aerobe Glykolyse zur Bildung von ATP (Warburg-Effekt). Die mitochondriale Integrität spielt insofern eine zentrale Rolle im Rahmen der antiviralen Immunantwort sowie bei der Regulierung

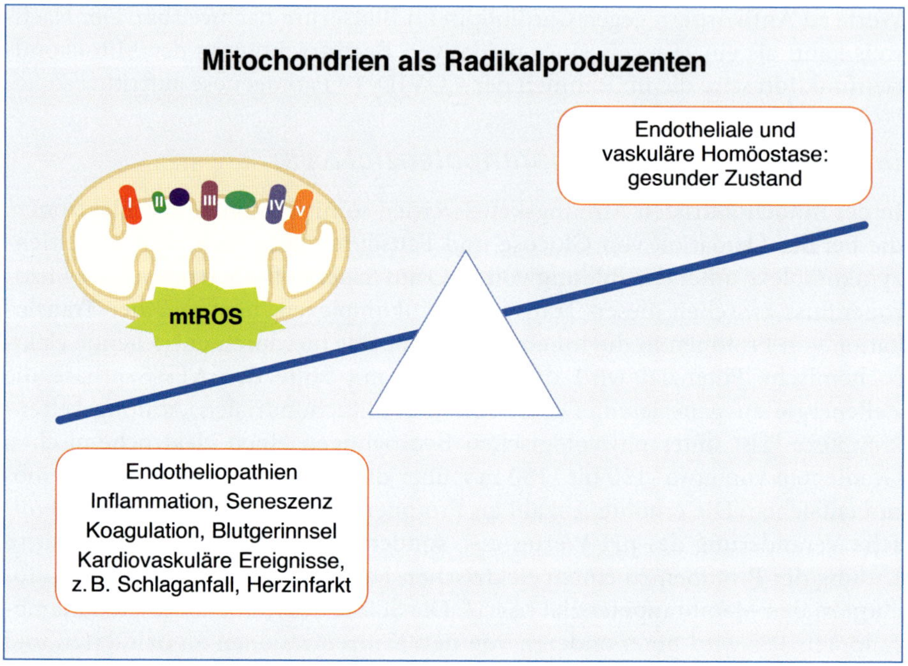

Abb. 10.3 Zu viel *mt*ROS führt zu Erkrankungen.

metabolischer Stoffwechselwege von Immunzellen. Über spezielle Mechanismen (z. B. MAVS) können Mitochondrien die metabolische Aktivität und Funktion von Zellen der angeborenen und adaptiven Immunantwort modulieren. Die angeborene Immunität und die damit assoziierten Entzündungsreaktionen werden vor allem durch die mitochondriale Dynamik reguliert. Eine mitochondriale Dysfunktion kann beispielsweise die Aktivierung des NLRP3-Inflammasoms durch Immunzellen auslösen. Der durch SARS-CoV-2-induzierte Anstieg der *mt*ROS-Bildung (→ mitochondriale Dysfunktion) wirkt proseneszent und proinflammatorisch mit seinen vielfältigen Auswirkungen auf Endothelzellen und Organe Abb. 10.3. In Bezug auf virale Infektionen wie COVID-19 werden verschiedene Mechanismen, die zur mitochondrialen Dysfunktion beitragen können, diskutiert.

Das antivirale Signalprotein MAVS

Die äußere Membran der Mitochondrien enthält ein *M*itochondriales *A*nti*v*irales *S*ignalprotein (MAVS), welches für die antivirale angeborene Immunität essenziell ist. MAVS wird durch das Retinsäure induzierbare Gen I (RIG-I) akti-

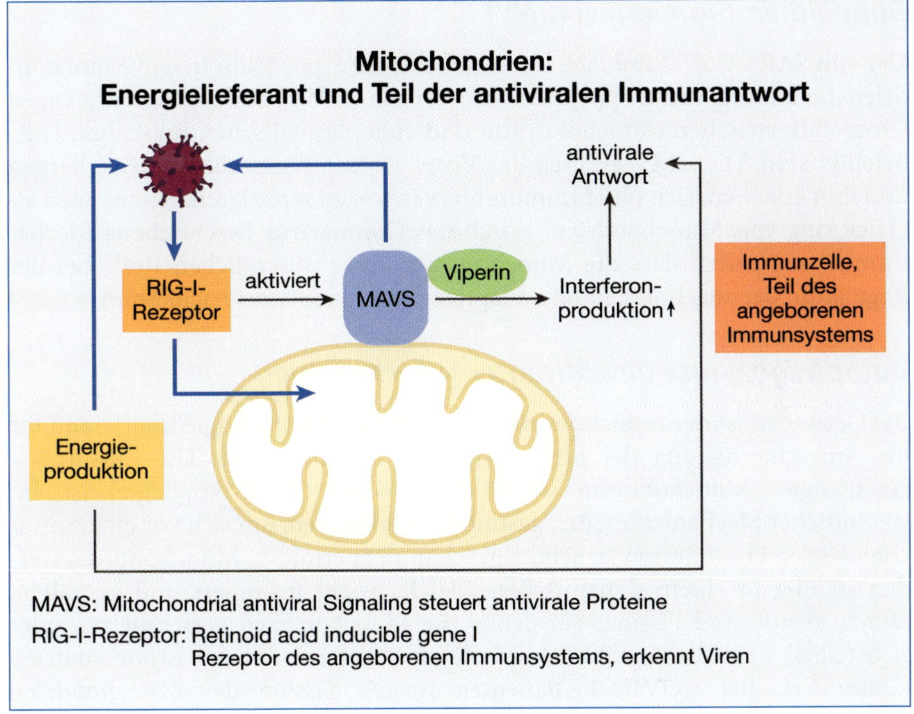

Abb. 10.4 Mitochondrien sind multifunktional: Neben der Funktion als Energielieferant sind sie auch Teil des Immunsystems.

viert und erkennt die virale RNA. In den von RNA-Viren infizierten Makrophagen interagiert MAVS mit dem antiviralen Protein Viperin und steigert die Produktion von Interferon (IFN) Abb. 10.4. Die Freisetzung von Interferon α und β ist für die antivirale Reaktion entscheidend, da diese Zytokine die Virusreplikation begrenzen und die antigenspezifische T- und B-Zell-Reaktion fördern. Auch antigenpräsentierende Dendritische Zellen (DC) oder T-Lymphozyten sind von der mitochondrialen Aktivität abhängig ▸ Kap. 4.6.

Mitochondrien sind also nicht nur die Kraftwerke der Zellen, sondern auch die Kraftwerke der Immunität. Demzufolge hängen das Überleben und die Replikation des Virus von mitochondrialer Energie ab. Beschrieben ist unter anderem die signifikante Erhöhung der Anti-HBs-Titer und Verbesserung der Responder-Rate nach einer Hepatitis-B-Impfung durch die adjuvante Supplementierung von Coenzym Q_{10}.

Doppelmembranvesikel (DMV)

Der von SARS-CoV-2 induzierte mitochondriale Stress kann in den Mitochondrien die Bildung von Doppelmembranvesikeln (DMV) auslösen, die am engen Cross-Talk zwischen Mitochondrium und endoplasmatischen Retikulum (ER) beteiligt sind. Die DMV können das Virus vor der Wirtszellabwehr verbergen und ihm erlauben, sich ohne Immunintervention zu replizieren. Dieser auch als „Hijacking von Mitochondrien" durch das Coronavirus beschriebene Mechanismus verhindert, dass die Mitochondrien ihrer wesentlichen Rolle bei der Regulation der angeborenen und adaptiven Immunantwort nachkommen.

Autophagozytose geschädigter Mitochondrien

Bei Gesunden ist der mitochondriale Umsatz durch Mitophagie limitierend für die Aufrechterhaltung der physiologischen Zellfunktionen. Die Entsorgung geschädigter Mitochondrien durch Autophagozytose (Mitophagie) ist ein wesentlicher Mechanismus, den gesunde Zellen nutzen, um sich vor einer mitochondrialen Dysfunktion zu schützen ▸ Kap. 6, Spermidin. Mitochondrien werden ständig in einem dynamischen Gleichgewicht fusioniert und gespalten. Durch Fusion und Fission, bei denen die Mitochondrien verschmelzen oder sich teilen, wird die Anzahl, Morphologie und Funktion der Mitochondrien konserviert. Bei COVID-19-Patienten ist die Fission der Mitochondrien gehemmt, während die Fusion angeregt wird. Beides führt als Konsequenz dazu, dass sich die Mitochondrien verlängern und dem Virus ein intrazelluläres Milieu für die Virusreplikation anbieten. Eine durch SARS-CoV-2 induzierte Störung des dynamischen Gleichgewichts der Mitochondrien hemmt effektiv die mitochondriale Autophagie. In der Folge steigt die Belastung mit *mt*ROS und die Freisetzung von *mt*DNA wird gefördert. *mt*DNA kann eine proinflammatorische Immunantwort auslösen und gehört zur Familie der Damage associated molecular pattern (DAMPs). DAMPs sind endogene Signalmoleküle, die nach einer Gewebeläsion als Gefahrensignal fungieren und eine Entzündungsreaktion auslösen. Die Freisetzung von *mt*DNA korreliert bemerkenswerter Weise mit dem Auftreten von Multiorganversagen bei Immungeschwächten, die am akuten Atemnotsyndrom (ARDS) leiden.

ACE2 und mtROS

Die Zellen des Endothels (EC) halten unter hämostatischen Bedingungen die vaskuläre Integrität und Barrierefunktion aufrecht, während sie gleichzeitig die Koagulation kontrollieren durch die Produktion einer antikoagulativen Hüllschicht, auch Glycokalix genannt, sowie der Expression von antikoagulatorischen Faktoren. Endothelzellen (ECs) vermitteln zudem die inflammatorische Response auf Stressfaktoren, wie eine virale Infektion oder Läsionen durch die Sekretion von inflammatorischen Zytokinen und Rekrutierung von Immunzellen, die einen Flüssigkeitsaustausch zwischen Blut und Gewebe erlauben.

Das Coronavirus SARS-CoV-2 nutzt den auf der Zellmembran der Endothelien und Epithelien lokalisierten Rezeptor für das Angiotensin-konvertierende Enzym 2 (ACE2), um sich Zugang in die Wirtszelle zu verschaffen. Unterstützt wird dieser Zelleintritt durch das Enzym Transmembrane Serinprotease 2 (TMPRSS2). Der ACE2-Rezeptor wird nicht nur von Epithelzellen des Respirationstrakts exprimiert, sondern auch von zahlreichen weiteren Organen, wie den Endothelzellen (EC) des Gefäßsystems, den Nieren, dem Gastrointestinaltrakt und zentralen Nervensystem (z. B. Gehirn). Das Gefäßendothel ist bekanntlich das größte Organ des menschlichen Körpers und hat durch seine strategische Lage zwischen Blut und glatter Gefäßmuskelzellschicht neben der Synthese von Stickstoffmonoxid (•NO) eine zentrale Rolle bei der Regulation des Gefäßtonus, des Blutdrucks, der Blutrheologie sowie der Thrombozytenaggregation.

Nach der Bindung und Fusion von SARS-CoV-2 an die Zellmembran des Endothels erfolgt die Aufnahme in die betroffene Endothelzelle (EC) mittels Endozytose. Im Renin-Angiotensin-Aldosteron-System (RAAS) haben ACE und ACE2 unterschiedliche Funktionen. Während ACE die Bildung von Angiotensin II (Ang II) fördert, ist ACE2 ein negativer Regulator des RAAS und reduziert die Ang-II-Plasmaspiegel. Die Bindung des Coronavirus an den ACE2-Rezeptor führt zu einer Downregulation des ACE2, was einen Anstieg des vasokonstriktiv und gewebeschädigenden Angiotensin II (Ang II) über ACE auslöst, da der Abfall von ACE2 in einer reduzierten Konversion von Angiotensin in das vasodilatatorisch und gewebeprotektiv wirkende Heptapeptid Ang (1–7) mündet.

ACE2 ist also eine zentrale Stellschraube des RAAS, da Ang II zum nützlichen Ang(1–7) umgebaut wird. Aber je stärker ACE2 abfällt, desto weniger werden Ang I und Ang II abgebaut, so dass deren Plasmaspiegel schrittweise ansteigen. Die Downregulation des Rezeptorproteins ACE2 scheint daher eine Schlüsselrolle in der COVID-19-Immunpathogenese zu spielen. In der Folge steigt der Spiegel von Angiotensin II (Ang II) an, welches an den Angiotensin II Type 1 Rezeptor (AT1R) bindet ▫ Abb. 10.5a. Die Erhöhung der Ang II Konzentrationen und Stimulierung des AT1R führen zu einer Abnahme der Stabilität des pulmonalen Endothels und Exazerbation von respiratorischem Disstress. Darüber hinaus führt die Bindung an AT1R zur gesteigerten Bildung von proinflammatorischen Zytokinen sowie vermehrten Sekretion von Aldosteron mit ver-

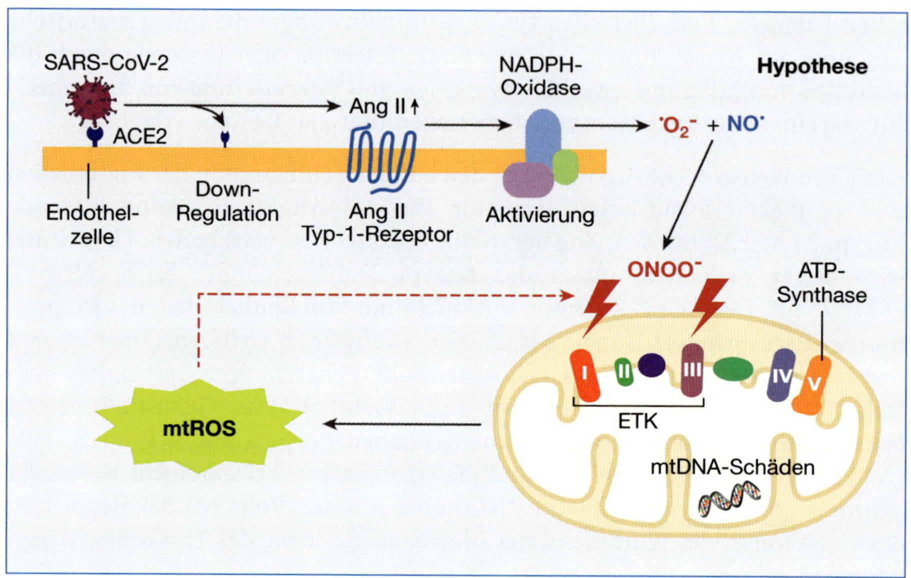

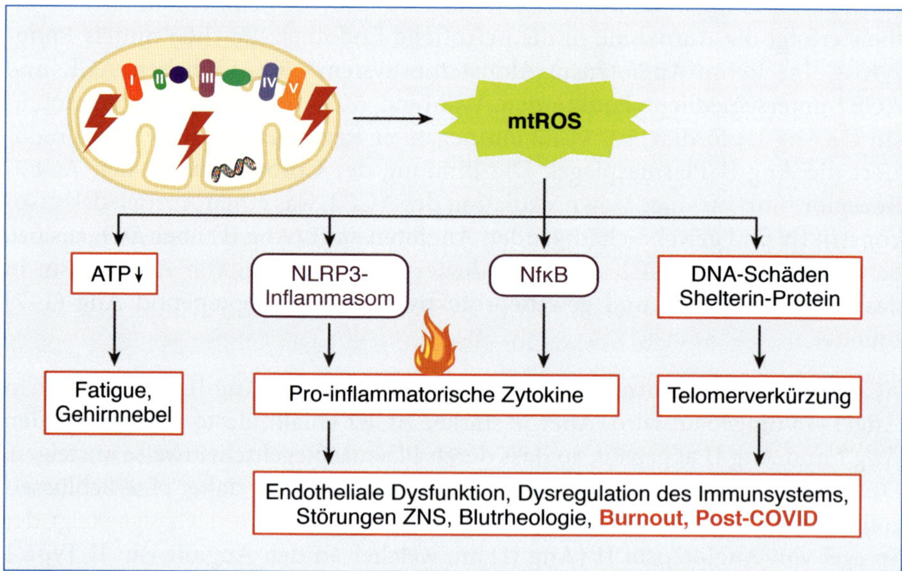

Abb. 10.5a + b In der Hypothese aktiviert SARS-CoV-2 die NADPH-Oxidase, was zu reaktiven Sauerstoffspezies (*mt*ROS) wie Peroxynitrit führt. Diese können aus dem Mitochondrium austreten und zu verschiedenen pathogenen Wirkungen führen.

stärkter Kaliurese (→ Hypokaliämie) und Rückresorption von Natrium. Dementsprechend konnte man im Vergleich zu Gesunden im Blutplasma von SARS-CoV-2-Infizierten deutlich erhöhte Spiegel an Angiotensin II nachweisen. AT1R gehört in die Superfamilie von G-Protein gekoppelten Rezeptoren und wird von zahlreichen Organen exprimiert wie glatte Gefäßmuskelzellen und Endothelzellen in Herz, Lunge, Nieren, Leber und ZNS. Als Effektorpeptid des RAAS kann Ang II auch multiple pathophysiologische Prozesse initiieren wie Vasokonstriktion, Hypertonie, Hypertrophie von Gefäß- und Herzmuskelzellen sowie Freisetzung von Noradrenalin.

Die Bindung von Ang II an AT1R aktiviert eine Reihe von Signalwegen, welche die pathophysiologischen Effekte von Ang II steuern. Zunächst erfolgt eine Aktivierung der Phospholipase C (PLC), die rasch zur Synthese von Inositol-Triphosphat (IP3) und Diacylglycerol (DAG) führt. Durch die Bindung von IP3 steigt der intrazelluläre Kalziuminflux, was eine Kontraktion der glatten Gefäßmuskulatur auslöst. Auch die Phosphorylierung von Proteinen durch DAG spielt eine wichtige Rolle bei Regulation des Gefäßtonus und Zellwachstums. Die Bindung an AT1R kann zudem den JAK-STAT-Signalweg aktiveren, der beispielweise die Zelldifferenzierung reguliert und die Zellproliferation stimuliert bis hin zur Hypertrophie. Auch die Transkription von Adhäsionsmolekülen, Integrinen, Wachstumsfaktoren und Zytokinen wie TNFα durch Ang II trägt zur Kontrolle von Adhäsion, Migration und Zellwachstum bei. Darüber hinaus aktiviert Ang II über die Bindung an den AT1R auch die NADPH-Oxidase (NOX, z. B. Leukozyten), die hauptsächlich für die Generierung von ROS verantwortlich ist ◘ Abb. 10.5a, 10.5b.

NADPH-Oxidasen sind membrangebundene Multi-Enzym-Komplexe, welche die Produktion von Superoxid-Radikalen ($^{-}O^{\bullet}{}_2$) katalysieren, indem sie mit Hilfe von NADPH/NADH Sauerstoff (O_2) reduzieren. Superoxid-Radikale ($^{-}O^{\bullet}{}_2$) sind sehr kurzlebig und werden spontan über die Superoxid-Dismutase (SOD) zum stabileren und membrandurchlässigen Wasserstoffperoxid (H_2O_2) umgewandelt. Die Familie der NADPH-Oxidasen besteht aus sieben Isoenzymen. Unter pathophysiologischen Bedingungen führt vor allem eine Hochregulierung von NOX 1 zu gesteigerter Bildung von ROS im kardiovaskulären Bereich.

Bekanntlich induziert Stickstoffmonoxid ($^{\bullet}NO$) eine Gefäßerweiterung. Allerdings wird $^{\bullet}NO$ bei hohen Konzentrationen von Superoxid-Radikalen ($^{-}O^{\bullet}{}_2$) in das toxische Peroxynitrit ($ONOO^-$) umgewandelt. Reaktive Stickstoffverbindungen (RNS) wie Peroxynitrit ($ONOO^-$) können Eisen-Schwefel-haltige Enzyme, wie die Isocitrat-Dehydrogenase (IDH), Aconitase und die Succinat-Dehydrogenase (SDH) aus dem Citratzyklus hemmen, deren Regulation maßgeblich an der immunologischen Antwort beteiligt ist. $ONOO^-$ wird von

Immunzellen (z. B. Makrophagen, Leukozyten) zur Abwehr von Bakterien und/oder Viren eingesetzt. Die Infektion mit SARS-CoV-2 induziert eine Akkumulation von Makrophagen und Immunzellen in den Endothelien. $ONOO^-$ ist ein hoch reaktives Zellgift und entsteht durch diffusionskontrollierte Reaktion zwischen $^{\bullet}NO$ und Superoxidradikalen ($^{-}O^{\bullet}_2$ + $^{\bullet}NO \rightarrow ONOO^-$). $ONOO^-$-Ionen entstehen also rasch, wenn $^{\bullet}NO$ und $O^{\bullet}_2$ simultan in größeren Mengen vorliegen, was häufig aufgrund der abnehmenden $^{\bullet}NO$-Bioverfügbarkeit zur endothelialen Dysfunktion führt. Unter stark proinflammatorischen Bedingungen kann die Produktion von $ONOO^-$-Ionen um das 10^6-fache ansteigen. $ONOO^-$-Ionen können zahlreiche Schäden insbesondere an der mitochondrialen DNA (*mt*DNA) sowie in der mitochondrialen Elektronentransportkette (ETK) mit mitochondrialer Dysfunktion auslösen. Oxidative und nitrosative Schäden in der ETK (z. B. Kplx I, III) steigern die Belastung mit *mt*ROS und Ausprägung der mitochondrialen Dysfunktion (*mt*ROS = von Mitochondrien gebildete reaktive Sauerstoffspezies). Darüber hinaus führen mitochondriale Schäden zu einem Anstieg der intrazytoplasmatischen Spiegel an Kalzium (Ca^{2+}) und Ausschüttung proinflammatorischer Zytokine.

Mitochondrien bilden die Hauptquelle für ROS im Körper (→ *mt*ROS). Zwei mitochondriale Atmungskettenkomplexe sind besonders an der Bildung von *mt*ROS beteiligt: der Komplex I (NADH-Ubiquinon-Reduktase) und der Komplex III (Ubiquinol-Cytochrom-c-Reduktase). Die mitochondriale innere und äußere an Lipiden reiche Membran der Mitochondrien scheint für toxische Effekte ein relevantes Target darzustellen. Passend hierzu finden sich bereits in der frühen Phase der Schädigung in endothelialen Mitochondrien morphologische Veränderungen nach Exposition mit *mt*ROS. Eine Transfektion der mitochondrialen Endothelien kann zu einer starken Immunantwort und zu einer Immunvaskulitis führen, welche durch die von SARS-CoV-2 induzierte Synthese von Viroporinen getriggert wird.

Geruchsverlust

Die häufig beobachtete Anosmie in der Frühphase der SARS-CoV-2-Infektionen, aber teilweise auch 60 Tage nach der Erstmanifestation steht in Assoziation mit der Schädigung des Bulbus olfactorius. Eine multizentrische Querschnittsstudie erfasste interviewbasiert in 12 bzw. 18 europäischen Kliniken Daten von 417 bzw. 1.420 Patienten, alle mit einem PCR-basierten COVID-Nachweis. Hierbei zeigte sich eine Prävalenz für Riechstörungen von bis zu 85 %. Dabei wird der Befall von olfaktorischen Epithelzellen sowie ein Zusammenhang mit der hohen Expression von ACE2-Rezeptoren auf diesen Zellen diskutiert. Der

Bulbus olfactorius weist zudem bekanntlich eine hohe Mitochondriendichte auf und ist bei vielen Mitochondriopathien (z. B. Morbus Parkinson) gestört. Der Bulbus olfactorius bildet sozusagen die Eintrittspforte ins zentrale Nervensystem (ZNS) und könnte bei Infektionen mit SARS-CoV-2 die Entstehung einer enzephalitischen Entzündung und anderer Inflammationen begünstigen.

Cross-Talk: Mitochondrien mit Darm-Mikrobiota

Der enge Cross-Talk zwischen Darm-Mikrobiota und Mitochondrien scheint primär von Signalen der Darmbakterien an die Zellorganellen auszugehen, aber auch ebenso durch zahlreiche endokrine, immunologische und humorale Faktoren, die von Mitochondrien gebildet werden. Das bedeutet, die Zusammensetzung des Darmmikrobioms wird indirekt durch die mitochondriale Funktion beeinflusst. Mitochondrien können bei viralen Infektionen die Immunität modulieren und eine starke Entzündungsantwort begünstigen. Dies kann in eine intestinale Dysbiose münden. Darüber hinaus können Mitochondrien die mikrobielle Gemeinschaft verändern, indem sie die Aktivität von intestinalen Effektorzellen, wie Immunzellen, Epithelzellen und enterochromaffinen Zellen, beeinflussen. Der Ciculus vitiosus aus oxidativem Stress, Eisenüberladung, Inflammation, Zytokinsturm und Dysregulation der Mikrobiota mündet in eine Akkumulation von ROS, welche intra- und extramitochondrial eine Dysfunktion auslöst und die Entstehung von Begleitkomplikationen wie Koagulopathien begünstigt.

Bei COVID-19 ist somit der Cross-Talk zwischen Darm-Mikrobiota und Mitochondrienfunktion aus verschiedenen Gründen wichtig. Zwei Drittel der stationär behandelten COVID-19-Patienten präsentieren sich mit Magen-Darm-Beschwerden vor allem Inappetenz, Übelkeit und Diarrhö. Zudem ist die Virus-RNA häufig im Stuhl der Betroffenen nachweisbar. SARS-CoV-2 infiziert also nicht nur die Epithelien der Lunge, sondern betrifft auch die Zellen der Darmschleimhaut. Der ACE2-Rezeptor wird von Enterozyten sogar in größerer Menge exprimiert als von Pneumozyten. Diese Beobachtungen lassen vermuten, dass SARS-CoV-2 den Magen-Darm-Trakt besiedeln kann und das empfindliche Gleichgewicht des intestinalen Mikrobioms stört. Die mitochondriale Bioenergetik kann durch Signale der Darm-Mikrobiota via Epithel- und Schleimhautzellen modifiziert werden (z. B. Immunzellen) und die Entstehung von proinflammatorischen Prozessen begünstigen. So können Pathobionten wie Atopobium parvulum, Fusobakterien und *Veillonella* die mitochondriale Aktivität kontrollieren, zugunsten einer Infektion und Inflammation über die Bildung von Schwefelwasserstoff (H_2S) und Stickoxiden. Die Gase sind toxisch und lösen eine mitochondriale Dysfunktion aus. Dabei ist die mitochondriale

Toxizität von H_2S gekennzeichnet durch eine Hemmung des Komplex IV in der ETK, was den mitochondrialen Elektronentransport beeinträchtigt, sowie die zelluläre ATP-Produktion.

Kommensale Bakterien (z. B. Bacteroides) beeinflussen verschiedene mitochondriale Funktionen wie ATP-Produktion, mitochondriale Biogenese, Redox-Balance sowie inflammatorische Signalkaskaden und bilden aufgrund ihrer breiten immunologischen Wirkung sowie der Produktion an kurzkettigen Fettsäuren und Gallensäuren einen zentralen Ansatzpunkt für neue antivirale Strategien in der Therapie von viralen Atemwegserkrankungen.

Neue antivirale Strategien

Die skizzierten Pathomechanismen der mitochondrialen Dysfunktion bilden die Rationale für neue antivirale Strategien, die den Einsatz von mitotropen und immunrelevanten Mikronährstoffen beinhalten, welche die mitochondriale Bioenergetik und die Biodiversität der Darmmikrobiota modulieren und dadurch die Resilienz gegen Viren steigern.

Coenzym Q_{10} (Ubiquinol/Ubiquinon), Vitamin B_2 (FADH), Eisen (FeS) und Vitamin B_3 (NADH) können als Bestandteile der Atmungskettenkomplexe beispielsweise dazu beitragen, den Elektronentransfer zwischen den Komplexen I-IV zu verbessern. Zudem sind diese mitotropen Mikronährstoffe antioxidativ wirksam und reduzieren die Belastung mit reaktiven Sauerstoff-Spezies (*mt*ROS), die im Rahmen einer gestörten oxidativen Phosphorylierung gebildet werden. Darunter sind vor allem auch Antioxidanzien wie L-Glutathion, N-Acetylcystein, alpha-Liponsäure oder Vitamin C sind von Bedeutung. Auch die Steigerung der mitochondrialen Biogenese durch sekundäre Pflanzeninhaltsstoffe wie Curcumin, Epigallocatechin oder Sulfuraphane kann zur Verbesserung der mitochondrialen Bioenergetik beitragen ▸ Kap. 4.6.

Neben der gezielten Supplementierung von immunrelevanten und mitotropen Mikronährstoffen kann sich eine fettreiche, aber kohlenhydratarme (z. B. auf 1 g pro kg Körpergewicht täglich reduzieren) Diät günstig auf die Funktion der Mitochondrien auswirken. Mitochondriopathien (z. B. Typ-2-Diabetes) scheinen die Ausprägung und Schwere des Krankheitsverlaufs von COVID-19, aber auch von Long-COVID, zu verschlechtern. Während eine hohe Glucoseaufnahme das Wachstum von Viren unterstützt und bekanntlich die Insulinresistenz verschlechtert, hemmt die zu den Hexosen zählende Galactose die SARS-CoV-2-Replikation und verringert die Insulinresistenz. Auch die mitochondriale Atmung wird durch Galactose unter anderem über die vermehrte Aktivität von Cytochrom c und Steigerung der oxidativen Phosphorylierung verbessert.

Der Pentose-Phosphat-Stoffwechsel liefert Ribonukleotide für die Replikation von SARS-CoV-2. Ohne Ribose-5-Phosphat kann das Virus im Körper nicht überleben. Da eine hohe Glucosezufuhr ebenfalls die Replikation von SARS-CoV-2 steigert, bilden Transketolase-Inhibitoren wie Benfo-Oxythiamin (B-OT), welches die Ribose-5-Phosphat-Bildung hemmt, unter anderen einen neuen Ansatzpunkt in der Therapie von COVID-19.

Ivermectin

Ivermectin galt als vielversprechende Therapieoption gegen COVID-19. Die ermutigenden, aber auch kritischen Stimmen zum Einsatz des Antiparasitikums gegen das Coronavirus nehmen zu. Die WHO hat daher die klinische Datenlage neu bewertet. Die bislang vorhandene Evidenz reicht laut WHO nicht für eine klare therapeutische Empfehlung aus. Zum jetzigen Zeitpunkt sollte Ivermectin nur in klinischen Studien eingesetzt werden.

Sport und Bewegung

Unter dem Aspekt der Lebensführung sind neben einer gesunden Ernährung ohne Mikronährstoffdefizite auch die regelmäßige körperliche Aktivität von Bedeutung. Sportmedizinische Aspekte haben demnach in der Therapie von mitochondrialen Störungen einen hohen Stellenwert. So kann medizinisch kontrolliertes Krafttraining die Aussprossung von Satellitenzellen (Muskelstammzellen) stimulieren und den Anteil an mutierter *mt*DNA reduzieren. Ausdauersport wiederum induziert die mitochondriale Proliferation und regt die mitochondriale Biogenese an.

Intervall Hypoxie-Hyperoxie-Training (IHHT)

2019 bekam die Erforschung der vielfältigen Reaktionen unserer Zellen auf gezieltes Höhentraining, das Hypoxie-Hyperoxie-Training, den Nobelpreis für Medizin. Wissenschaftler fanden heraus, dass die Gesundheit und Vitalität von Menschen, die dauerhaft auf über 1800 Höhenmetern leben, in vielen Aspekten besser ist. Vor allem im mitochondrialen Stoffwechsel und der damit verbundenen Sauerstoffverwertung des Organismus. Wie jeder Motor, der lange auf vollen Touren läuft, verschleißen mit der Zeit auch unsere Zellkraftwerke, die Mitochondrien, deren Effektivität mit zunehmendem Alter sich verschlechtern. Müdigkeit, Abgeschlagenheit, Antriebsschwäche, Leistungseinbußen und zunehmend schlechter Schlaf, bei dem die Erholung ausbleibt, sind die ersten Anzeichen. So ermöglicht die Bestimmung des Bioenergetischen Gesundheitsindex (BHI) und der Anteil oxidativ geschädigter, mitochondrialer DNA einen Rückschluss auf die Leistungsfähigkeit des Energiestoffwechsels.Bei Patienten mit Fatigue oder Post-COVID kann die IHHT eine Verbesserung ihrer Stoffwechsellage bedingen.

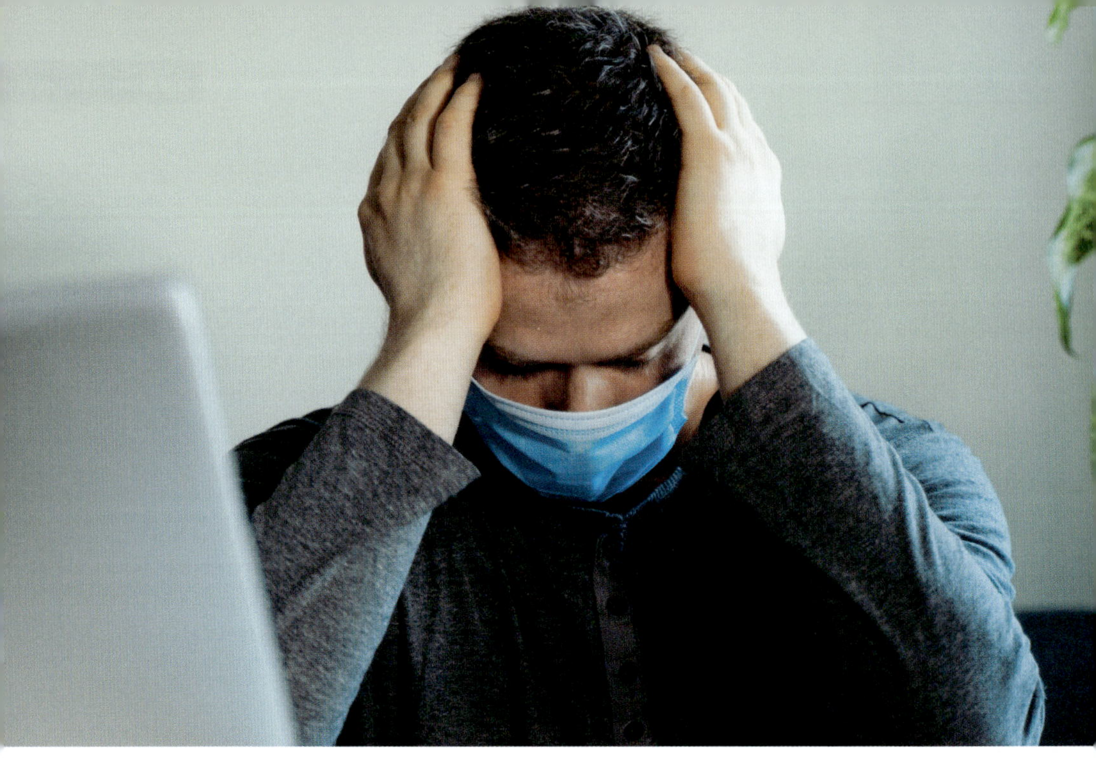

11 Kasuistik

11.1 Long-COVID/Post-COVID

Nach einer akuten Infektion mit SARS-CoV-2 treten häufig persistierende Beschwerden auf, die nach einer Zeitspanne von 4 Wochen bzw. von mehr als 3 Monaten ab Infektion als Long-COVID bzw. Post-COVID bezeichnet werden. 50 bis 70 % aller hospitalisierten COVID-Patienten weisen verschiedene Post-COVID Symptome auf, die bis zu 3 Monate nach ihrer Entlassung aus dem Krankenhaus noch auftreten können. Die verschiedenen Ursachen sind multifaktoriell und interindividuell bedingt. Zu den treibenden Faktoren zählen vor allem chronische Inflammation, langandauernde Gewebeschäden, Persistenz von Viren und Autoimmunphänomene. Auch niedrige Spiegel an Stresshormonen, silent Inflammation, metabolische Veränderungen (z. B. Hypometabolismus) und Störungen der mitochondrialen Funktion werden als pathobiochemische Ursachen diskutiert. Eine Hyperinflammation oder Autoimmunität können durch eine präinfektiöse Dysbiose der Darmmikrobiota begünstigt werden.

Patienten mit Long- bzw. Post-COVID klagen häufig über ein anhaltendes Erschöpfungssyndrom, auch bekannt als Fatigue. Diese kann auch bei anderen viralen Erkrankungen vorkommen, wie zum Beispiel nach Infektionen mit Influenza-Viren, dem Epstein-Barr-Virus (EBV), humanen Herpesviren (HHV) oder nach Erkrankungen durch Rickettsien. Viele Betroffene berichten auch über Kurzatmigkeit, Muskel- und/oder Gelenkschmerzen, eingeschränkte physische und psychische Leistungsfähigkeit, häufig vergesellschaftet mit Depressionen, Schlaf- und Angststörungen.

Pathobiochemische Rationalen

L-Tryptophan-Stoffwechsel

Aktuelle Studien legen nahe, dass vor allem Störungen im Stoffwechsel der essenziellen Aminosäure L-Tryptophan (Trp) für die Langzeitsymptome bei COVID-19 verantwortlich sind. Zu den Metaboliten des Trp zählen Serotonin, Melatonin und Kynurenin. Kynurenin spielt eine zentrale Rolle bei inflammatorischen Prozessen und der zellulären Immunresponse ○ Abb. 11.1. Die essenzielle Aminosäure L-Tryptophan wird durch den Einfluss von proinflammatorischen Zytokinen (z. B. IL-6, TNFα) vor allem über den Kynurenin-Stoffwechselweg abgebaut. Bei Störungen dieses vielstufigen Metabolismus kann es zu psychischen Beeinträchtigungen kommen. So löst eine Akkumulation von Kynurenin, welches die Blut-Hirn-Schranke überwindet, depressive Verstimmungen und Antriebsschwäche aus. Ähnlich wirkt sich eine Akkumulation von Chinolinsäure (Pyridindicarbonsäure) aus, die mithilfe der Aromatischen-L-Aminosäure-Decarboxylase (AADC) zu Picolinsäure abgebaut wird. Stark erhöhte Konzentrationen der Chinolinsäure im ZNS sind gefährlich, weil sie exzitatorisch und damit neurotoxisch wirken. Chinolinsäure kann nämlich NMDA-Rezeptoren aktivieren, die in der Folge Glutamat ausschütten und in der Folge übermäßig viel Kalzium-Ionen aufnehmen, so dass das die neuronale Apoptose induziert wird. Daher dürfte Chinolinsäure an der Pathogenese von ZNS-Erkrankungen wie Autismus, Schizophrenie und neuronalen Phänomene bei Post-COVID beteiligt sein. Eine Infektion mit SARS-CoV2 kann zahlreiche Stoffwechselwege des L-Tryptophans beeinflussen. Zudem weisen COVID-Patienten häufig niedrigere Spiegel an L-Tryptophan und Serotonin auf, bei gleichzeitig erhöhtem Kynurenin, was wiederum korreliert mit einer gesteigerten Aktivität der Indolamin-Dioxygenase (IDO). Dieses Enzym wird durch proinflammatorische Prozesse induziert. Die Folgen sind sinkende Spiegel an Serotonin- und Melatonin sowie eine hohe Belastung mit prooxidativen, proinflammatorischen und neurotoxischen Abbauprodukten des Kynurenins. Diese Veränderungen können bei Long- und Post-COVID-Patienten zur Entwicklung von Beschwerden wie Abgeschlagenheit, Depressionen und Schlafstörungen beitragen.

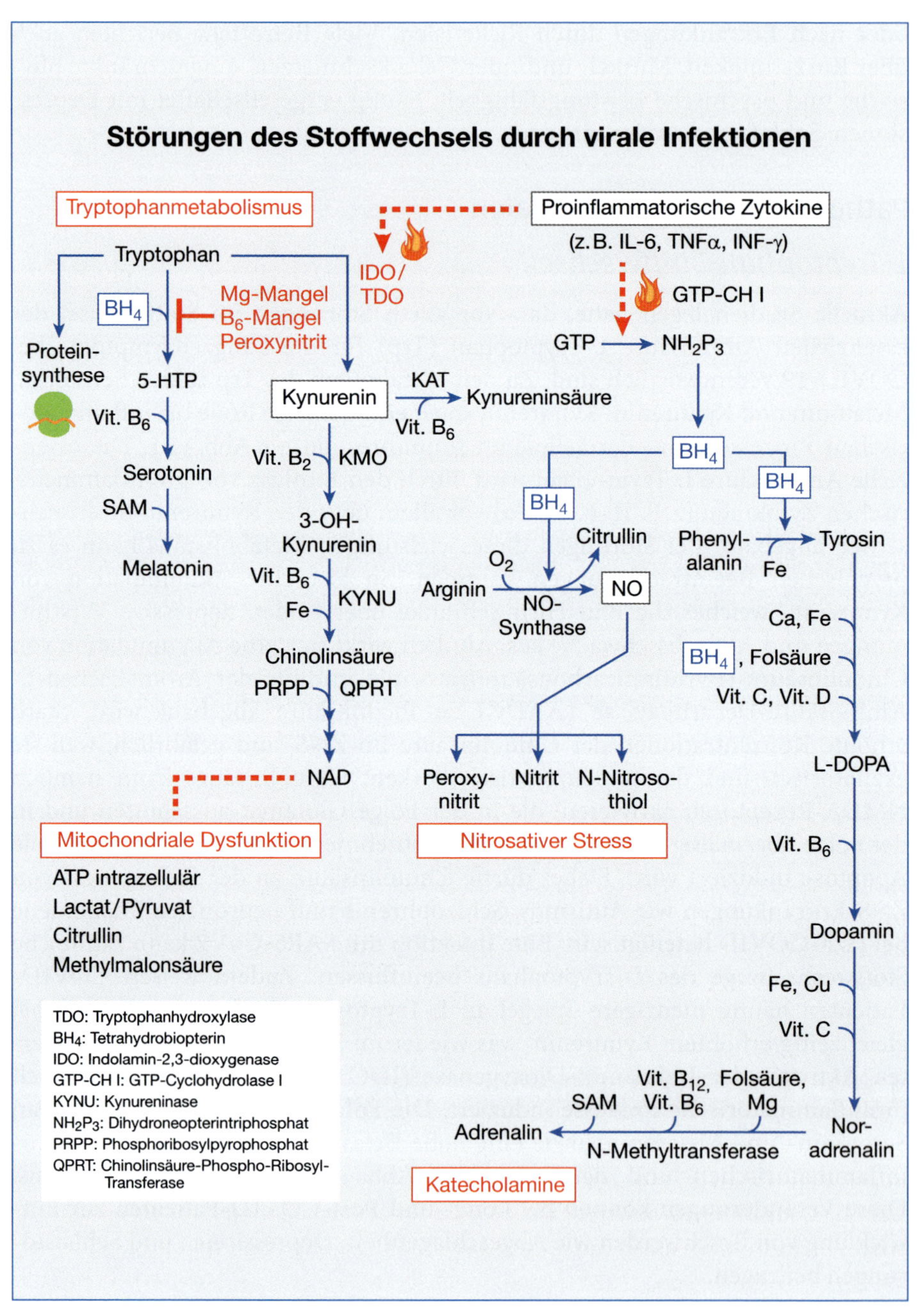

Abb. 11.1 Pathobiochemisches Zusammenspiel bei SARS-CoV-2.

Katecholamine

Neben dem Stoffwechsel des L-Tryptophans finden sich wie beim Burnout-Syndrom auch Störungen im Haushalt der Katecholamine (DA, NA, A) und damit der Stresshormone.

Mitochondriale Dysfunktion

Oxidativer und nitrosativer Stress werden bei COVID-19 durch die chronische Inflammation begünstigt und können weitreichende Störungen im mitochondrialen Stoffwechsel auslösen. Auch eine Störung im Gleichgewicht T_{reg}- zu Th_{17}-Zellen konnte bei Patienten mit COVID-19 beobachtet werden.

Homocystein und S-Adenoyl-Methionin (SAM)

Es wird angenommen, dass SARS-CoV-2 einen gesteigerten Bedarf an Methyl-Gruppen auslöst und damit den Methylierungsstatus der Betroffenen beeinträchtigt. Der wichtigste Methyl-Gruppen-Generator ist bekanntlich der Homocysteinstoffwechsel, in dem unter anderem mit Hilfe von Folsäure- und Vitamin B_{12} die Bildung von S-Adenosylmethionin (SAM) und damit Methyl-Gruppen gebildet werden. Die beiden B-Vitamine können durch die virale Infektion im Stoffwechsel gestört werden (z.B. Vitamin B_{12} ist oxidationsanfällig), so dass es zu einer Verarmung an SAM kommt. Niedrige Spiegel an SAM sind nach Infektionen mit SARS-CoV-2 bei Long- oder Post-COVID ein Problem.

Die vorgestellten Laborparameter helfen, einen komplementären und evidenzbasierten Weg in der Therapie von Long- bzw. Post-COVID zu finden. Derartige Laborparameter können die Grundlage bilden für eine individualisierte und dosisadaptierte Therapie mit Mikronährstoffen. Das folgende Fallbeispiel akzentuiert den besonderen Stellenwert von Mikronährstoffen bei Langzeitsymptomen von COVID-19.

11.2 48-jähriger Patient mit Corona-Burnout

Langfristige gesundheitliche Folgen, auch als Long-COVID bezeichnet, können auch nach milden SARS-CoV-2-Infektionen im ambulanten Umfeld auftreten, wie der Fall eines 48-jährigen Mannes zeigt. In der folgenden Falldarstellung wird der komplementäre Behandlungsverlauf mit Mikronährstoffen bei einem Patienten mit neuropsychiatrischen Spätfolgen (→ Corona-Burnout) nach einer SARS-CoV-2-Infektion Anfang Dezember 2020 beschrieben.

Mitte Februar 2021 stellte sich der Patient in der Arztpraxis am Niederrhein vor mit Symptomen wie Antriebslosigkeit, Fatigue, depressive Verstimmung, Verlust der Konzentrationsfähigkeit, schnelle Erschöpfbarkeit nach körperlicher Belastung (z. B. Treppensteigen) sowie Muskel- und Gelenkschmerzen. Der sich bis dahin selbst als aktiven und lebensfrohen Menschen mit gesundem Lebensstil bezeichnende Patient hatte Anfang Dezember 2020 eine milde Infektion mit SARS-CoV-2. Die ärztlichen inklusive der ergo- und physiotherapeutischen Behandlungsmaßnahmen durfte ich durch eine krankheitsbezogene nutritive Empfehlung unterstützen.

Labordiagnostik und Therapie

Neben Parametern der Inflammation (z. B. IL-6, TNFα) wurde von ärztlicher Seite die Regenerationsfähigkeit des Patienten über den Tag und während der Nacht mit Hilfe der Herzratenvariabilität (HRV) erfasst. Unter ärztlicher Kontrolle erfolgte zudem ein Neurostress-Profil, bei dem unter anderem ein Cortisol-Tagesprofil sowie die Burnout-relevanten Neurotransmitter objektiviert wurden (Speichel, 2. Morgenurin). Die Cortisol-Tageskurve des Patienten korrelierte mit Symptomen wie Antriebsschwäche und Erschöpfung. Zusätzlich zeigte sich im Neurostress-Profil eine Störung der Neurotransmitter-Achse (v. a. Noradrenalin, Adrenalin- und Serotonin). Zur Stabilisierung der Neurotransmitter-Achse wurde ein Therapieversuch u. a. mit S-Adenosyl-Methionin (SAM) durchgeführt.

Im Fokus der komplementären Therapie mit Mikronährstoffen standen neuromodulatorische (→ SAM, Eisen), mitotrope (→ Ubiquinol, Magnesium) und antiinflammatorische (→ EPA/DHA, Vitamin D) Aspekte. Dabei wurde zunächst eine Auswahl mikronährstoffbezogener Laborparameter erfasst und durch parenterale und/oder orale Applikation kompensiert ◘ Tab. 11.1.

◘ **Tab. 11.1** Mikronährstoffbezogene Laborparameter (Auswahl)

Parameter	Ist-Wert	Referenz
25(OH)D	12,6	40–60 ng/ml
HS-Omega-3-Index (%)	5,8	> 8–11 %
Homocystein	20,7	5–9 µmol/l
Ferritin	17,4	40–140 µg/l
Selen	78	130–150 µg/l

Daneben wurde das ATP bestimmt sowie biochemische Parameter (z. B. Lactat/Pyruvat) in Bezug auf eine mitochondriale Dysfunktion. Die intrazelluläre ATP-Bestimmung (aus Heparinblut) dient bekanntlich dem Nachweis einer mitochondrialen Dysfunktion, welche unter anderen durch eine systemische Inflammation oder erhöhte oxidative bzw. nitrosative Belastung (z. B. Peroxynitrit) sowie einem Mangel an Cofaktoren der mitochondrialen Atmungskette (z. B. Coenzym Q_{10}) induziert ist. Als Zeichen für eine mitochondriale Dysfunktion war bei diesem Patienten ein signifikant erniedrigtes intrazelluläres ATP in den Leukozyten nachweisbar. Auch 3-Nitrotyrosin (3-NT) war als Zeichen für nitrosativen Stress deutlich erhöht. Zudem konnte eine schlechte Lactat-Pyruvat-Ratio im Sinne eines Citrat-Aufstaus und einer Übersäuerung nachgewiesen werden.

Nutritive Intervention mit Mikronährstoffen

(Beginn: Mitte Februar 2021)

Tab. 11.2 1. Initial (Infusion): 2–3× pro Woche (Zeitraum: 3 Wochen)

S-Adenosyl-Methionin (SAM)	0,4 g	(i. m., vormittags)
Eisen (als Carboxymaltose)	0,5 g	(i. v.)
Vitamin C/GSH	7,5 g/1,2 g	(i. v.)
Magnesium	1,0 g	(i. v.)
L-Carnitin	2,0 g	(i. v.)
Selen (als Na-Selenit)	1.000 µg	(i. v.)

Tab. 11.3 2. Supplementierung (oral) Tagesdosierung

SAM	800 mg
Coenzym Q_{10} als Ubiquinol	200 mg
EPA/DHA	4.000 mg
Vitamin A/D	10.000 I. E.
MK-7	500 µg
Magnesium (z. B. -taurat)	4 × 200 mg
Selen (Na-Selenit)	200 µg
B-Komplex (mit Me-Cbl, Me-THF)	20 mg
L-Carnitin	1.000 mg

Effekte der Therapie und weiterer Verlauf

Bereits nach 10 Tagen zeigte der Patient zunehmende Fortschritte in der allgemeinen Befindlichkeit, war weniger depressiv verstimmt, hatte einen deutlich besseren Antrieb und war vor allem körperlich und psychisch stabiler. Die Muskel- und Gelenkschmerzen sprachen sehr gut auf die intramuskuläre und orale Therapie mit S-AM an. Nach 4 Wochen hatten sich die nährstoffbezogenen Laborparameter weitestgehend normalisiert. Seit Ende März hat der Patient auch die orale Supplementierung abgesetzt bis auf die tägliche Einnahme von Vitamin D, EPA/DHA, Coenzym Q_{10} und Magnesium. Nach persönlicher Rücksprache Anfang Juni 2021 ist der Patient in einem guten Zustand und hofft aufgrund der zunehmenden Lockerungsmaßnahmen im Herbst zwei Wochen Urlaub in Spanien machen zu können.

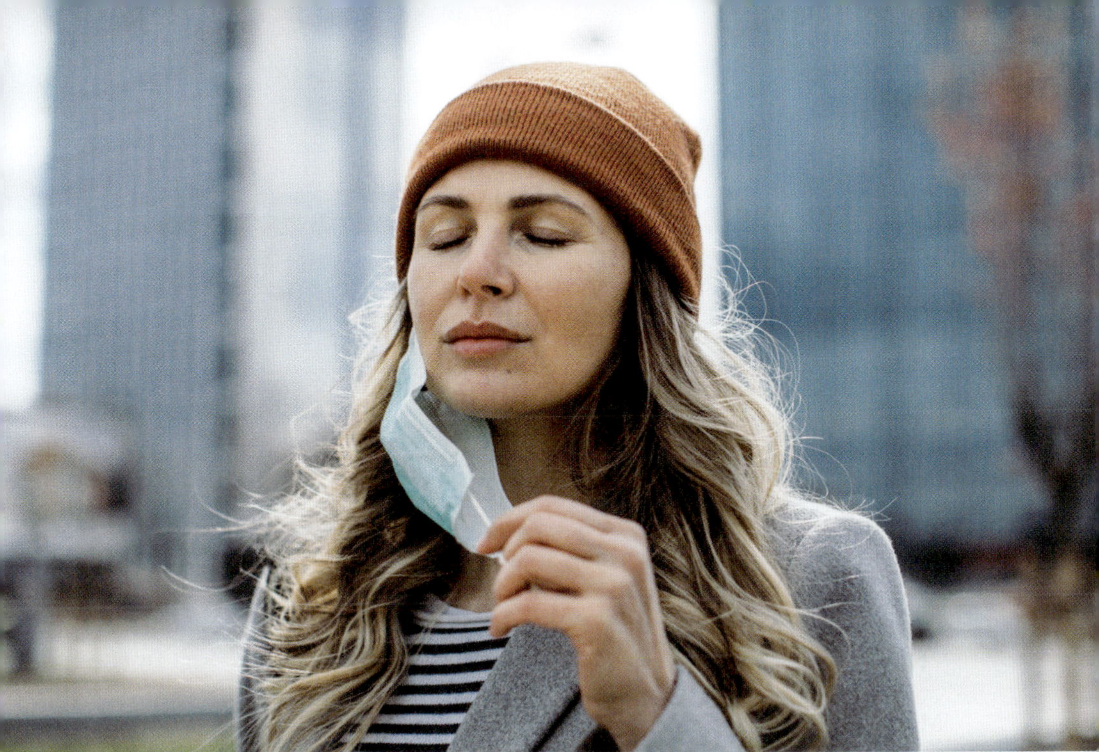

12 Fazit

Die labordiagnostisch validierte Supplementierung von Mikronährstoffen, darunter vor allem Vitamin D und Omega-3-Fettsäuren, ist eine sichere, wirksame und kostengünstige Maßnahme zur Unterstützung der Immunfunktion bei viralen Atemwegsinfektionen. Die orale und/oder parentaler Applikation von Mikronährstoffen oberhalb der empfohlenen Tagesdosis (RDA), aber innerhalb der empfohlenen sicheren Obergrenzen, ist in Hinblick auf immunrelevante Mikronährstoffe dringend geboten, besonders bei vulnerablen Gruppen wie Heranwachsenden, älteren Menschen und multimorbiden Patienten. Entscheidungsträger im Gesundheitswesen sollten zukünftig vor allem nutritive Maßnahmen zur Stärkung der öffentlichen Gesundheit fördern.

Literatur

Kapitel 1

COVID-19 Strategy Update (as of 14 April 2020), 18 pages, *World Health Organization*. **2020**.

Gombart AF, Pierre A, Maggini S. A Review of Micronutrients and the Immune System – Working in Harmony to Reduce the Risk of Infection. *Nutrients*. **2020**; 12(1): 236.

Li Q, Guan X, Wu P, et al., Early Transmission Dynamics in Wuhan, China, of Novel Coronavirus-Infected Pneumonia. *N Engl J Med*. **2020**; 382(13): 1199–1207.

Maggini S, Pierre A, Calder PC, Immune Function and Micronutrient Requirements Change over the Life Course. *Nutrients*. **2018**; 10(10): 1531.

Montecino-Rodriguez E, Berent-Maoz. B. Dorshkind K. Causes, consequences, and reversal of immune system aging. *J Clin Investig*. **2013**; 123: 958–965.

Murphy K, Weaver C. Janeway's Immunobiology. 9th edition, 904 pp., *Taylor and Francis Group*. London, **2017**.

Täglicher Lagebericht des RKI zur Coronavirus-Krankheit-2019 (COVID-19), www.rki.de.

Wang W, Tang J, Wei F, Updated understanding of the outbreak of 2019 novel coronavirus (2019-nCoV) in Wuhan, China. *J Med Virol*. **2020**; 92(4): 441–447.

World Health Organization. Coronavirus disease (COVID-19) situation dashboard, **2020**; https://COVID19.who.int/

Wu D, Lewis ED, Pae M, Meydani SN, Nutritional Modulation of Immune Function: Analysis of Evidence, Mechanisms, and Clinical Relevance. *Front Immunol*. **2018**; 9: 3160.

Kapitel 2

Arvinte C, Singh M, Marik PE, Serum Levels of Vitamin C and Vitamin D in a Cohort of Critically Ill COVID-19 Patients of a North American Community Hospital Intensive Care Unit in May 2020: A Pilot Study. *Med Drug Discov*. **2020**; Sep 18: 100064.

Cecchinia R, Cecchinib AL, SARS-CoV-2 infection pathogenesis is related to oxidative stress as a response to aggression. *Med Hypotheses*. **2020**; 143: 110102.

Chaari A, Bendriss G, Zakaria D, McVeigh C, Importance of Dietary Changes During the Coronavirus Pandemic: How to Upgrade Your Immune Response. *Front Public Health*. **2020**; 8: 476.

Chaplin DD, Overview of the Immune Response. *J Allergy Clin Immunol.* **2010**; 125(Suppl 2): S2–23.

Hemilä H, Chalker E, Vitamin C as a Possible Therapy for COVID-19. *Infect Chemother.* **2020**; 52(2): 222–223.

Hemilä H, Chalker E, Vitamin C Can Shorten the Length of Stay in the ICU: A Meta-Analysis. *Nutrients.* **2019**; 11(4): 708.

Hemilä H, Chalker E, Vitamin C may reduce the duration of mechanical ventilation in critically ill patients: a meta-regression analysis. *J Intensive Care.* **2020**; 8: 15.

Iddir M, Brito A, Dingeo G, et al., Strengthening the Immune System and Reducing Inflammation and Oxidative Stress through Diet and Nutrition: Considerations during the COVID-19 Crisis. *Nutrients.* **2020**; 12(6): 1562.

Laird E, Rhodes J, Kenny RA, Vitamin D and inflammation: potential implications for severity of COVID-19. *Ir Med J.* **2020**; 113(5): 81.

Livan Delgado-Rochea L, Mestab F, Oxidative Stress as Key Player in Severe Acute Respiratory Syndrome Coronavirus (SARS-CoV) Infection. *Arch Med Res.* **2020**; 51(5): 384–387.

Maggini S, Maldonado P, Cardim P et al., Vitamins C., D and zinc: Synergistic roles in immune function and infections. *Vitam Miner.* **2017**; 6: 3.

Maggini S, Pierre A, Calder PC, Immune Function and Micronutrient Requirements Change over the Life Course. *Nutrients.* **2018**; 10(10): 1531.

Martineau AR, Jolliffe DA, Greenberg L, et al., Vitamin D supplementation to prevent acute respiratory infections: individual participant data meta-analysis. *Health Technol Assess.* **2019**; 23(2): 1–44.

Montecino-Rodriguez E, Berent-Maoz. B. Dorshkind K. Causes, consequences, and reversal of immune system aging. *J Clin Investig.* **2013**; 123: 958–965.

Murphy K, Weaver C. Janeway's Immunobiology. 9th edition, 904 pp., *Taylor and Francis Group*. London, **2017**.

Parkin J, Cohen B, An overview of the immune system. *The Lancet.* **2001**; 357(9270): 1777–1789.

Wu D, Lewis ED, Pae M, Meydani SN, Nutritional Modulation of Immune Function: Analysis of Evidence, Mechanisms, and Clinical Relevance. *Front Immunol.* **2018**; 9: 3160.

Kapitel 3

Biesalski HK, Tinz J, Micronutrients in the life cycle: Requirements and sufficient supply. *NFS Journal.* **2018**; 11: 1–11.

Cereda E, Pedrolli C, Klersy C, et al., Nutritional status in older persons according to healthcare setting: A systematic review and meta-analysis of prevalence data using MNA®. *Clin Nutr.* **2016**; 35(6): 1282–1290.

Cereda E, Veronese N, Caccialanza R, The final word on nutritional screening and assessment in older persons. *Curr Opin Clin Nutr Metab Care*. **2018**; 21(1): 24–29.

Dancer RCA, Parekh L, Lax S, et al., Vitamin D deficiency contributes directly to the acute respiratory distress syndrome (ARDS). *Thorax*. **2015**; 70: 617–624

Diekmann R, Bauer JM, Protein requirements of elderly people. *Dtsch Med Wochenschr*. **2014**; 139(06): 239–242.

Grant WB, Lahore H, McDonnell SL, et al., Evidence that Vitamin D Supplementation Could Reduce Risk of Influenza and COVID-19 lnfections and Deaths. *Nutrients*. **2020**; 12(4): 988; doi: 10.3390/nu12040988

Gröber U, Kisters K, Schmidt J, Important drug-micronutrient interactions: A selection for clinical practice. *Crit Rev Food Sci Nutr*. **2020**; 60(2): 257–275.

Hamirudin AH, Charlton K, Walton K, Outcomes related to nutrition screening in community living older adults: A systematic literature review. *Arch Gerontol Geriatr*. **2016**; 62: 9–25.

Hickson M, Malnutrition and ageing. *Postgrad Med J*. **2006**; 82: 2–8.

Katsanos CS, Kobayashi H, Seffield-Moore M, et al., Aging is associated with diminished accretion of muscle proteins after the ingestion of a small bolus of essential amino acids. *Am J Clin Nutr*. **2005**; 82(5): 1065–1067

Li T, Zhang Y, Gong, et al., Prevalence of malnutrition and analysis of related factors in elderly patients with COVID-19 in Wuhan, *China. Eur J Clin Nutr*. **2020**; 74(6): 871–875.

Mangels NR, Malnutrition in Older Adults. *AJN*. **2018**; 118(3): 34–41.

Morley JE, Assessment of malnutrition in older persons: a focus on mini nutritional assessment. *J Nutr Health Aging*. **2011**; 15(2): 87–90.

Kapitel 4

Biesalski HK, Tinz J, Micronutrients in the life cycle: Requirements and sufficient supply. *NFS Journal*. **2018**; 11: 1–11.

Gombart AF, Pierre A, Maggini S. A Review of Micronutrients and the Immune System – Working in Harmony to Reduce the Risk of Infection. *Nutrients*. **2020**; 12(1): 236.

Grant WB, Lahore H, McDonnell SL, et al., Evidence that Vitamin D Supplementation Could Reduce Risk of Influenza and COVID-19 lnfections and Deaths. *Nutrients*. **2020**; 12(4): 988; doi: 10.3390/nu12040988

Iddir M, Brito A, Dingeo G, et al., Strengthening the Immune System and Reducing Inflammation and Oxidative Stress through Diet and Nutrition: Considerations during the COVID-19 Crisis. *Nutrients*. **2020**; 12(6): 1562.

Ilie PC, Stefanescu S, Smith L, The role of vitamin D in the prevention of coronavirus disease 2019 infection and mortality. *Aging Clin Exp Res*. **2020**; 1–4.

Laird E, Rhodes J, Kenny RA, Vitamin D and inflammation: potential implications for severity of COVID-19. *Ir Med J.* **2020**; 113(5): 81.

Maggini S, Maldonado P, Cardim P et al., Vitamins C., D and zinc: Synergistic roles in immune function and infections. *Vitam Miner.* **2017**; 6: 3.

Maggini S, Pierre A, Calder PC, Immune Function and Micronutrient Requirements Change over the Life Course. *Nutrients.* **2018**; 10(10): 1531.

Merzon E, Tworowski D, Gorohovski A, et al., Low plasma 25(OH) vitamin D level is associated with increased risk of COVID-19 infection: an Israeli population-based study. *FEBS J.* **2020**; 10.1111/febs.15495

Wu D, Lewis ED, Pae M, Meydani SN, Nutritional Modulation of Immune Function: Analysis of Evidence, Mechanisms, and Clinical Relevance. *Front Immunol.* **2018**; 9: 3160.

Kapitel 4.1

Ahmed A, Siman-Tov G, Hall G, et al., Human Antimicrobial Peptides as Therapeutics for Viral Infections. *Viruses.* **2019**; 11(8): 704

Annweiler C, Hanotte B, de l'Eprevier CG, et al., Vitamin D and survival in COVID-19 patients: A quasi-experimental study. *J Steroid Biochem Mol Biol.* **2020** Nov; 204: 105771. doi: 10.1016/j.jsbmb.2020.105771.

Arboleda JF, Urcuqui-Inchima S. Vitamin D supplementation: a potential approach for COVID-19 therapeutics? *Front Immunol.* **2020**; 11: 1523.

Bae JH, Choe HJ, Holick MF, et a., Association of vitamin D status with COVID-19 and its severity : Vitamin D and COVID-19: a narrative review. *Rev Endocr Metab Disord*, **2022**; 23(3):579–599.

Benskin LL. A Basic Review of the Preliminary Evidence That COVID-19 Risk and Severity Is Increased in Vitamin D Deficiency. *Front Public Health*, **2020**; 8:513

Bergman P, Lindh AU, Björkhem-Bergman L, Lindh JD. Vitamin D and respiratory tract infections: A systematic review and meta-analysis of randomized controlled trials. *PLoS One.* **2013**; 8:e65835.

Biesalski HK, Vitamin D deficiency and co-morbidities in COVID-19 patients – A fatal relationship? *NFS Journal.* **2020**; 20: 10–21.

Cashman KD, Dowling KG, Škrabáková Z, et al., Vitamin D deficiency in Europe: pandemic? *Am J Clin Nutr.* **2016**; 103(4): 1033–1044.

Castillo ME, Costa LME, Barrios JMV, et al., Effect of calcifediol treatment and best available therapy versus best available therapy on intensive care unit admission and mortality among patients hospitalized for COVID-19: A pilot randomized clinical study. *J Steroid Biochem Mol Biol*, **2020**; 203: 105751.

Charoenngam N, Holick MF. Immunologic Effects of Vitamin D on Human Health and Disease. *Nutrients.* **2020**; 12(7): 2097.

Charoenngam N, Shirvani A, Kalajian TA, et a., The Effect of Various Doses of Oral Vitamin D 3 Supplementation on Gut Microbiota in Healthy Adults: A Randomized, Double-blinded, Dose-response Study. *Anticancer Res.* **2020**; 40(1): 551–556.

Edwards MH, Cole ZA, Harvey NC, Cooper C, The global epidemiology of vitamin D status. *Journal of Aging Research & Clinical Practice.* **2014**; 3(3): 148–158.

Dissanayake HA, de Silva NL, Sumanatilleke M et.al. Prognostic and Therapeutic Role of Vitamin D in COVID-19: Systematic Review and Meta-analysis. *The Journal of Clinical Endocrinology & Metabolism.* **2022**; 107: 1484–1502

Godar D, Pope S, Grant WB, Holick MF, Solar UV Doses of Adult Americans and Vitamin D3 Production. *Dermato-Endocrinology.* **2011**; 3(4): 243–250.

Gröber U, Holick MF, Vitamin D: Die Heilkraft des Sonnenvitamins. 4., aktualisierte erweiterte Auflage, 490 S., Wissenschaftliche Verlagsgesellschaft, Stuttgart, **2020**.

Gröber U, Reichrath J, Holick MF. Live longer with vitamin D? *Nutrients.* **2015**; 7(3): 1871–1880.

Gröber U, Reichrath J, Kisters K, Holick, MF. Vitamin D: Update 2013. From rickets prophylaxis to general healthcare. *Dermatoendocrinol.* **2013**; 5: 3, e2: 331–347.

Gruber-Bzura BM, Vitamin D and Influenza – Prevention or Therapy? *Int J Mol Sci.* **2018**; 19, 2419; doi: 10.3390/ijms19082419

Hii CS, Ferrante A, The Non-Genomic Actions of Vitamin D. *Nutrients.* **2016**; 8, 135; doi: 10.3390/nu8030135

Holick MF, Binkley NC, Bischoff-Terrari HA, et al., Endocrine Society. Evaluation, treatment, and prevention of vitamin D deficiency: An endocrine society clinical practice guideline. *J Clin Endocrinol Metab.* **2011**; 96, 1911–1930.

Holick MF, Chen TC, Vitamin D deficiency: a worldwide problem with health consequences. *Am J Clin Nutr.* **2008**; 87(4): 1080S-1086S

Holick MF, Matsuoka LY, Wortsman J. Age, vitamin D, and solar ultraviolet. *Lancet.* **1989**; 2(8671): 1104–1105.

Holick, MF. Vitamin D deficiency. *N Eng J Med.* **2007**; 357, 266–281.

https//:Clinicaltrials.gov/ct2/show/NCT04334005 (access: November 29th, **2020**).

Jain A, Chaurasia R, Sengar NS, et al., Analysis of vitamin D level among asymptomatic and critically ill COVID-19 patients and ist correlation with inflammatory markers. *Sci Rep.* **2020** Oct 23; 10: 20191. https://doi.org/10.1038/s41598-020-77093-z.

Jakovac H. COVID-19 and vitamin D – Is there a link and an opportunity for intervention? *Am J Physiol Endocrinol Metab.* **2020**; 318(5): E589.

Jungreis I, Kellis M, Mathematical analysis of Córdoba calcifediol trial suggests strong role for Vitamin D in reducing ICU admissions of hospitalized COVID-19 patients. *medRxiv*, **2020** preprint BMJ Yale. doi.org/10.1101/2020.11.08.202 22638.

Kaharan S, Katkat F, Impact of serum 25(OH) vitamin D level on mortality in patients with COVID-19 in Turkey. *J Nutr Health Aging*. **2020**; Oct; 5: 1–8. doi: 10.1007/s12603-020-1479-0 (Epub ahead of print).

Kaufman HW, Niles JK, Kroll MH, et al., SARS-CoV-2 positivity rates associated with circulating 25-hydroxyvitamin D levels. *PLoS ONE*. **2020**; 15(9): e0239252.

Laird E, Rhodes J, Kenny RA, Vitamin D and inflammation: potential implications for severity of COVID-19. *Ir Med J*. **2020**; 113(5): 81.

Lakkireddy M, Goud-Gadiga S, Malathi RD, et al., Impact of daily high dose oral vitamin D therapy on the inflammatory markers in patients with COVID 19 disease. *Sci Rep*, **2021**; 11(1): 10641.

Madeo F, Eisenberg T, Büttner S, et al., Spermidine: A novel autophagy inducer and longevity elixir. *Autophagy*. **2010**; 6(1): 160–162;

Maghbooli Z, Ali Sahraian M, Ebrahimi M, et al., Vitamin D sufficiency, a serum 25-hydroxyvitamin D at least 30 ng/mL reduced risk for adverse clinical outcomes in patients with COVID-19 infection. *PLoS ONE*. **2020**; 15(9): e0239799.

Martineau AR, Jolliffe DA, Hooper RL, et al., Vitamin D supplementation to prevent acute respiratory tract infections: systematic review and meta-analysis of individual participant data. *BMJ*. **2017**; 356:i6583. doi: 10.1136/bmj.i6583

Meltzer DO, Best TJ, Zhang H, Vokes T, Arora V, Solway J. Association of Vitamin D Status and Other Clinical Characteristics With COVID-19 Test Results. *JAMA Netw Open*, **2020**; 3:e2019722.

Murai I, Fernandes AL, Sales LP et al., Effect of a Single High Dose of Vitamin D3 on Hospital Length of Stay in Patients With Moderate to Severe COVID-19: A Randomized Clinical Trial. *JAMA*, **2021**; 325(11): 1053–1060

Pilz S, Dobnig H, Tomaschitz A, et al., Low 25-hydroxyvitamin D is associated with increased mortality in female nursing home residents. *J Clin Endocrinol Metab*. **2012**; 97:E653-E657.

Quesada-Gomez JM, Lopez-Miranda J, Entrenas-Castillo M, et al., Vitamin D Endocrine System and COVID-19: Treatment with Calcifediol. *Nutrients*, **2022**; 14(13): 2716.

Raharusun P, Priambada S, Budiarti C et al. Patterns of COVID-19 Mortality and Vitamin D: An Indonesian Study. *SSRN Electron J*. **2020**.

Rao Z, Chen X, Wu J, et al., Vitamin D Receptor Inhibits NLRP3 Activation by Impeding Ist BRCC3-Mediated Deubiquitination. *Front Immunol*. **2019**; 10: 2783. doi: 10.3389/fimmu.2019.02783

Rastogi A, Bhansali A, Khare N, et al., Short term, high-dose vitamin D supplementation for COVID-19 disease: a randomised, placebo-controlled, study (SHADE study). *Postgrad Med J.* **2020** Oct 29; (Epub ahead of print)

Rhodes JM, Subramanian S, Laird E, Kenny RA, Editorial: low population mortality from COVID-19 in countries south of latitude 35 degrees North supports vitamin D as a factor determining severity. *Aliment Pharmacol Ther.* **2020**; 51(12): 1434–1437.

Sanchez-Zuno GA, Gonzalez-Estevez G., Matuz-Flores G., et al., Vitamin D Levels in COVID-19 Outpatients from Western Mexico: Clinical Correlation and Effect of Its Supplementation. *J Clin Med*, **2021**; 10(11):2378

Shirvana A, Kalajian T, Song A, Holick MF, Disassociation of Vitamin D's Calcemic Activity and Non-calcemic Genomic Activity and Individual Responsiveness: A Randomized Controlled Double-Blind Clinical Trial. *Sci Rep.* **2019**; 9, 17685. https://doi.org/10.1038/s41598-019-53864-1.

Sirajudeen S, Sgah I, Al Menhali A. A Narrative Role of Vitamin D and Its Receptor: With Current Evidence on the Gastric Tissues. *Int J Mol Sci.* **2019**; 20(15): 3832.

Slominski AT, Slominski RM, Goepfert PA, et al., Reply to Jakovac and to Rocha et al.: Can vitamin D prevent or manage COVID-19 illness? *Am J Physiol Endocrinol Metab.* **2020**; 319(2): E455-E457.

Slominski RM, Stefan J, Athar M, et al., COVID-19 and Vitamin D: A lesson from the skin. *Exp Dermatol.* **2020**; 10.1111/exd.14170. doi: 10.1111/exd.14170.

Surman SL, Pnkert RR, Jones BG, et al. Vitamin supplementation at the time of immunization with a cold-adapted influenza virus vaccine corrects poor mucosal antibody responses in mice deficient for vitamins A and D. *Clin Vaccine Immunol.* **2016**; 23(3): 219–227.

Varikasuvu SR, Thangappazham B, Vykunta A, et al., COVID-19 and vitamin D (Co-VIVID study): a systematic review and meta-analysis of randomized controlled trials. *Expert Rev Anti Infect Ther*, **2022**; 20(6): 907–913.

Wimalawansa SJ, Vitamin D Deficiency: Effects on Oxidative Stress, Epigenetics, Gene Regulation, and Aging. *Biology* (Basel). **2019**; 8(2): 30

Xu J, Yang J, Chen J, et al., Vitamin D alleviates lipopolysaccharide-induced acute lung injury via regulation of the renin-angiotensin system. *Mol Med Rep.* **2017**; 16(5): 7432–7438.

Yuk JM, Shin DM, Lee HM, et al., Vitamin D3 induces autophagy in human monocytes/macorphages via cathelicidin, *Cell Host Microbe.* **2009**; 6(3): 231–243.

Kapitel 4.2

Aibana O, Franke MF, Huang CC et al., Impact of Vitamin A and Carotenoids on the Risk of Tuberculosis Progression. *Clin Infect Dis.* **2017**; 65(6): 900–909.

Beltran-Garcia J, Osca-Verdegal R, Pallardo FV, et al., Oxidative Stress and Inflammation in COVID-19-Associated Sepsis: The Potential Role of Anti-Oxidant Therapy in Avoiding Disease Progression. *Antioxidants.* **2020**; 9, 936; doi: 10.3390/antiox9100936

Chelstowska S, Widjaja-Adhi MAK, Silvaroli K, Golzcak M, Molecular Basis for Vitamin A Uptake and Storage in Vertebrates. *Nutrients.* **2016**; 8(11): 676.

Chen J, Hu Y, Yang C, Serum retinol concentrations of Chinese rural elderly residents in 2010–2012. *Wei Sheng Yan Jiu.* **2017**; 46(3): 356–360.

Chen J, Hu YC, Yang C, et al., Study on vitamin A nutritional status of Chinese urban elderly residents in 2010–2012. *Zhonghua Yu Fang Yi Xue Za Zhi.* **2017**; 51(2): 121–124

Fan X, Liu S, Liu G, et al., Vitamin A Deficiency Impairs Mucin Expression and Suppresses the Mucosal Immune Function of the Respiratory Tract in Chicks. *PLoS One.* **2015**; 10(9): e0139131

Gruz-Gibelli E, Chessel N, Allioux C, et al., The Vitamin A Derivative All-Trans Retinoic Acid Repairs Amyloid-β-Induced Double-Strand Breaks in Neural Cells and in the Murine Neocortex. *Neural Plasticity.* **2016**; doi. org/10.1155/2016/3707406.

Haskel M, The challenge to reach nutritional adequacy for vitamin A: b-carotene bioavailability and conversion-evidence in humans. *Am J Clin Nutr.* **2012**; 96(suppl): 1193S-203S.

Hind M, Gilthorpe A, Stinchcombe S, et al., Retinoid induction of alveolar regeneration: from mice to man? *Thorax.* **2009**; 64(5): 451–457.

Huang Z, Liu Y, Qi G, et al., Role of Vitamin A in the Immune System. *J Clin Med.* **2018**; 7, 258; doi: 10.3390/jcm7090258

Imdad A, Mayo-Wilson E, Herzer K, Bhutta ZA. Vitamin A supplementation for preventing morbidity and mortality in children from six months to five years of age. *Cochrane Database of Systematic Reviews.* **2017**; Issue 3. Art. No.: CD008524.DOI: 10.1002/14651858.CD008524.pub3

Kim MH, Taparowsky EJ, Kim CH, Retinoic Acid Differentially Regulates the Migration of Innate Lymphoid Cell Subsets to the Gut. *Immunity.* **2015**; 43: 107–119.

Kumar S., Sandell LL, Trainor PA, et al., Alcohol and Aldehyde Dehydrogenases: Retinoid Metabolic Effects in Mouse Knockout Models. *Biochim Biophys Acta.* **2012**; 1821(1): 198–205.

Larson LM, Namaste SMI, Wiiliams AM, et al., Adjusting retinol-binding protein concentrations for inflammation: Biomarkers Reflecting Inflammation and Nutritional Determinants of Anemia (BRINDA) project. *Am J Clin Nutr.* **2017**; 106(Suppl 1): 390S-401S.

Leung WC, Hessel S, Meplan C, et al., Two common single nucleotide polymorphisms in the gene encoding beta-carotene 15,15'-monoxygenase alter beta-carotene metabolism in female volunteers. *FASEB J.* **2009**; 23(4): 1041–1053.

Li R, Wu K, Li Y, et al. Revealing the targets and mechanisms of vitamin A in the treatment of COVID-19. *Aging.* **2020**;12: 15: 15784–15796.

Lietz G, Oxley A, Leung W, Hesketh J, Single nucleotide polymorphisms upstream from the β-carotene 15,15'-monoxygenase gene influence provitamin A conversion efficiency in female volunteers. *J Nutr.* **2012**; 142(1): 161S-165S.

Lu Z, et al., Rapid diagnostic testing platform for iron and vitamin A deficiency. *PNAS.* **2017**; 114(51): 13513–13518.

Lu Z, O'Dell D, Srinivasan B, et al., Rapid diagnostic testing platform for iron and vitamin A deficiency. *Proc Natl Acad Sci USA*, **2017**; 114(51): 13513–13518.

Manicassamy S, Puledran B, Retinoic acid-dependent regulation of immune responses by dendritic cells and macrophages. *Semin Immunol.* **2009**; 21(1): 22–27.

McCullough FS, Northrop-Clewes CA, Thurnham DI, The effect of vitamin A on epithelial integrity. *Proc Nutr Soc.* **1999**; 58(2): 289–293

Merad M, Martin JC, Pathological inflammation in patients with COVID-19: a key role for monocytes and macrophages. *Nat Rev Immunol.* **2020**; 20: 355–362.

Mucida D, Park Y, Kim G et al., Reciprocal th17 and regulatory t cell differentiation mediated by retinoic acid. *Science.* **2007**; 317(5835): 256–260.

Nascimento AL, da Silva Diniz A, Kurze Grande de Arruda I, Vitamin A deficiency in elderly attending the Health Family Programme in Camaragibe, PE, Brazil. *Arch Latinoam Nutr.* **2007**; 57(3): 213–218.

Patel N, Penkert RR, Bart GJ, et al., Baseline serum vitamin A and D levels determine benefit of oral vitamin A & D supplements to humoral immune responses following pediatric influenza vaccination. *Viruses.* **2020**; 11(10): 907.

Penkert RR, Rowe HM, Surman SL, et al., Influences of Vitamin A on Vaccine Immunogenicity and Efficacy. *Front Immunol* **2019**; 10:1576.

Raverdeau M, Mills KHG, Modulation of T Cell and Innate Immune Responses by Retinoic Acid. *J Immunol.* **2014**; 192: 2953–2958.

Reifen R, Vitamin A as an anti-inflammatory agent. *Proc Nutr Soc.* **2002**; 61(3): 397–400

Rodriga Mora J, Iwata M, von Andrian UH, Vitamin effects on the immune system: vitamins A and D take centre stage. *Nat Rev Immunol.* **2008**; 8(9): 685–698.

Rosales FJ, Ross AC, A low molar ratio of retinol binding protein to transthyretin indicates vitamin A deficiency during inflammation: studies in rats and a posterior analysis of vitamin A-supplemented children with measles. *J Nutr.* **1998**; 128(10): 1681–1687.

Rubin LP, Ross AC, Stephensen CB, Bohn T, Tanumihardjo S, Metabolic Effects of Inflammation on Vitamin A and Carotenoids in Humans and Animal Models. *Adv Nutr.* **2017**; 8: 197–212.

Sarohan AR, Akelma H, Arac E, et al., Retinol Depletion in COVID-19. *Clin Nutr Open Sci*, **2022**; 43: 85–94

Sarohan AR, Kizil M, Inkaya AC, et al., A novel hypothesis for COVID-19 pathogenesis: Retinol depletion and retinoid signaling disorder. *Cell Signal*, **2021**; 87: 110121.

Schmitz HH, Poor CL, Wellman RB et al., Concentrations of selected carotenoids and vitamin A in human liver, kidney and lung tissue. *J Nutr.* **1991**;121(10): 1613–21.

Semba RD, The Vitamin A Story – Lifting the Shadow of the Death. *World Rev Nutr Diet.* Basel, Karger, **2012**; 104: 132–150.

Semba RD, Vitamin A and immunity to viral, bacterial and protozoan infections. *Proc Nutr Soc.* **1999**; 58(3): 719–727.

Semba RD, Vitamin A, immunity, and infection. *Clin Infect Dis.* **1994**; 19(3): 489–499.

Sommer A, Davidson FR, Accords A, et al., Assessment and control of vitamin A deficiency: the Annecy Accords. *J Nutr*, **2002**; 132(9 Suppl): 2845S-2850S

Srinivasan A, Syl K, Banerjee D, Low plasma levels of cholecalciferol and 13-cis-retinoic acid in tuberculosis: implications in host-based chemotherapy. *Nutrition.* **2013**; 29(10): 1245–1251.

Stephensen CB, Vitamin A, infection, and immune function. *Annu Rev Nutr.* **2001**; 21: 167–192.

Surman SL, Penkert RR, Sealy RE, et al., Consequences of Vitamin A Deficiency: Immunoglobulin Dysregulation, Squamous Cell Metaplasia, Infectious Disease, and Death. *Int J Mol Sci.* **2020**; 21, 5570; doi: 10.3390/ijms21155570.

Tang G. Bioconversion of dietary provitamin A carotenoids to vitamin A in humans. *Am J Clin Nutr.* **2010**; 91(5): 1468S-1473S.

Tang Y, Liu J, Zhang D, et al., Cytokine Storm in COVID-19: The Current Evidence and Treatment Strategies. *Front Immunol.* **2020**; 11: 1708.

Tanumihardjo SA, Assessing Vitamin A Status: Past, Present and Future. *J Nutr*, **2004**; 134(1): 290S-293S.

Tepasse PR, Vollenberg R, Fobker M, et al., Vitamin A Plasma Levels in COVID-19 Patients: A Prospective Multicenter Study and Hypothesis. *Nutrients*, **2021**; 13(7): 2173

Troesch B, Hoeft B, McBurney M, et al., Dietary surveys indicate vitamin intakes below recommendations are common in representative Western countries. *Br J Nutr.* **2012**; 108(4): 692–698.

Underwood BA, Arthur P, The contribution of vitamin A to public health. *FASEB J.* **1996**; 10: 1040–148.

Villamor E, Fawzi WF, Effects of Vitamin A Supplementation on Immune Responses and Correlation with Clinical Outcomes. *Clin Microbiol Rev.* **2005**; 18(3): 446–464.

Vollenberg R, Tepasse PR, Fobker M, et al., Significantly Reduced Retinol Binding Protein 4 (RBP4) Levels in Critically Ill COVID-19 Patients. *Nutrients*, **2022**; 14(10):2007

West KPJ, Extent of vitamin A deficiency among preschool children and women of reproductive age. *J Nutr*, **2002**; 132(9 Suppl):2857S-2866S

Kapitel 4.3

Arabi YM, Fowler R, Hayden FG, Critical care management of adults with community-acquired severe respiratory viral infection. *Intensive Care Med.* **2020**; 46(2): 315–328.

Arvinte, C., M. Singh, and P. E. Marik, Serum Levels of Vitamin C and Vitamin D in a Cohort of Critically Ill COVID-19 Patients of a North American Community Hospital Intensive Care Unit in May 2020: A Pilot Study. *Med Drug Discov.* **2020**; 8: p. 100064.

Berlit P, SARS-CoV-2 (Severe acute respiratory syndrome coronavirus 2) pandemic and neurology. *DGNeurologie.* **2020**; 3(4): 273–274.

Cárcamo JM, Bórquez-Ojeda O, Golde DW. Vitamin C inhibits granulocyte macrophage-colony-stimulating factor-induced signalling pathways. *Blood.* **2002**; 99(9): 3205–3212.

Carr AC, Lykkesfeldt J, Discrepancies in global vitamin C recommendations: a review of RDA criteria and underlying health perspectives. *Crit Rev Food Sci Nutr.* **2020**; doi: 126.1080/10408398.2020.1744513.

Carr AC, Maggini S, Vitamin C and Immune Function. *Nutrients.* **2017**; 9, 1211; doi: 10.3390/nu9111211.

Carr AC, Rowe S, The Emerging Role of Vitamin C in the Prevention and Treatment of COVID-19. *Nutrients.* **2020** Nov; 12(11): 3286

Carr, A. C., et al., Patients with Community Acquired Pneumonia Exhibit Depleted Vitamin C Status and Elevated Oxidative Stress. *Nutrients.* **2020**; 12(5).

Channappanavar R, Perlman S. Pathogenic human coronavirus infections: causes and consequences of cytokine storm and immunopathology. *Semin Immunopathol.* **2017**; 39(5): 529–39.

Chen Y, Luo G, Yuan J, et al. Vitamin C mitigates oxidative stress and tumor necrosis factor-alpha in severe community-acquired pneumonia and LPS-induced macrophages. *Mediators Inflamm.* **2014**; 2014: 426740

Chiscano-Camon, L., et al., Vitamin C levels in patients with SARS-CoV-2-associated acute respiratory distress syndrome. *Crit Care.* **2020**; 24(1): p. 522.

Colunga Biancatelli RML, Berrill M, Marik PE. The antiviral properties of vitamin C. *Expert Rev Anti Infect Ther.* **2020**; 18(2): 99–101.

de Grooth HJ, Manubulu-Choo WP, Zandvliet AS, et al., Vitamin C pharmacokinetics in critically ill patients: a randomized trial of four iv regimens. *Chest.* **2018**; 153(6): 1368–1377.

Elste V, Troesch B, Eggersdorfer M, Weber P, Emerging Evidence on Neutrophil Motility Supporting Its Usefulness to Define Vitamin C Intake Requirements. *Nutrients.* **2017**; 9, 503; doi: 10.3390/nu9050503

Fisher BJ, Kraskauskas D, Martin EJ et al., Mechanisms of attenuation of abdominal sepsis induced acute lung injury by ascorbic acid. *Am J Physiol Lung Cell Mol Physiol.* **2012**; 303: L20-L32.

Fowler AA 3rd, Truwit JD, Hite RD et al., Effect of Vitamin C Infusion on Organ Failure and Biomarkers of Inflammation and Vascular Injury in Patients With Sepsis and Severe Acute Respiratory Failure: The CITRIS-ALI Randomized Clinical Trial. *JAMA.* **2019**; 322(13): 1261–1270.

Frei B, Birlouez-Aragon I, Lykkesfeldt J, Authors‘ perspective: What is the optimum intake of vitamin C in humans? *Crit Rev Food Sci Nutr.* **2012**; 52(9): 815–29.

Gao D, Xu M, Wang G, et al., The efficiency and safety of high-dose vitamin C in patients with COVID-19: a retrospective cohort study. *Aging (Albany NY).* **2021**; 13(5): 7020–7034.

Gavrielatou E, Xourgia E, Xixi NA, et al., Effect of Vitamin C on Clinical Outcomes of Critically Ill Patients With COVID-19: An Observational Study and Subsequent Meta-Analysis. *Front Med (Lausanne),* **2022**; 9:814587.

Härtel C, Strunk T, Bucsky P, et al. Effects of vitamin C on intracytoplasmic cytokine production in human whole blood monocytes and lymphocytes. *Cytokine.* **2004**; 27(4–5): 101–6

Hemilä H, Chalker E, Vitamin C as a Possible Therapy for COVID-19. *Infect Chemother.* **2020**; 52(2): 222–223

Hemilä H, Chalker E. Vitamin C can shorten the length of stay in the ICU: a meta-analysis. *Nutrients.* **2019**; 11. doi: 10.3390/nu11040708.

Hemilä H, Chalker E. Vitamin C may reduce the duration of mechanical ventilation in critically ill patients: a meta-regression analysis. *J Intensive Care.* **2020**; 8: 15.

Hemilä H. Vitamin C and SARS coronavirus. *J Antimicrob Chemother.* **2003**; 52(6): 1049–1050.

Hemilä, H. Therapeutic 8 g/day of vitamin C increases recovery rate from SARS-CoV-2 infection by 71 % (P = 0.036) based on the randomized trial by Thomas et al. (2021). Comment on Thomas et al. 2021 Effect of High-Dose Zinc and

Ascorbic Acid Supplementation vs Usual Care on Symptom Length and Reduction Among Ambulatory Patients With SARS-CoV-2 Infection. The COVID A to Z Randomized Clinical Trial. **2021**; Available from: https://pubpeer.com/publications/6DFC3BD2E1DAA79A9BBD1DAF5D9BB4#1.

Hess AL, Halalau A, Dokter JJ, et al., High-dose intravenous vitamin C decreases rates of mechanical ventilation and cardiac arrest in severe COVID-19. *Intern Emerg Med,* **2022**; 17(6):1759–1768

Hoang BX, Shaw G, Fang W, et al., Possible application of high-dose vitamin C in the prevention and therapy of coronavirus infection. *J Glob Antimicrob Resist.* **2020**; Dec; 23: 256–262.

Hoanga BX, Shaw G, Fang W, Han B, Possible application of high-dose vitamin C in the prevention and therapy of coronavirus infection. *J Glob Antimicrob Resist.* **2020**; 23: 256–262.

Holford P, Carr AC, Zawari M, et al., Vitamin C Intervention for Critical COVID-19: A Pragmatic Review of the Current Level of Evidence. *Life (Basel),* **2021**; 11(11):1166

Hu B, Huang S, Yin L, The cytokine storm and COVID-19. *J Med Virol.* **2020**; 10.1002/jmv.26232.

Huijskens MJAJ, Walczak M, Sarkar S, et al. Ascorbic acid promotes proliferation of natural killer cell populations in culture systems applicable for natural killer cell therapy. *Cytotherapy.* **2015**; 17(5): 613–620.

Hunt C, Chakravorty NK, Annan G, et al., The clinical effects of vitamin C supplementation in elderly hospitalised patients with acute respiratory infections. *Int J Vit Nutr Res.* **1994**; 64(3): 212–219.

Jafarzadeh A, Chauhan P, Sahac B, et al., Contribution of monocytes and macrophages to the local tissue inflammation and cytokine storm in COVID-19: Lessons from SARS and MERS, and potential therapeutic interventions. *Life Sciences.* **2020**; 257: 118102.

Juraschek, SP et al., Effects of vitamin C supplementation on blood pressure: a meta-analysis of randomized controlled trials. *Am J Clin Nutr.* **2012**; 95(5): 1079–1088.

Kuiper, C., M. C. Vissers, and K. O. Hicks, Pharmacokinetic modeling of ascorbate diffusion through normal and tumor tissue. *Free Radic Biol Med.* **2014**; 77: p. 340–52.

Kumari, P., et al., The Role of Vitamin C as Adjuvant Therapy in COVID-19. *Cureus.* **2020**; 12(11): p. e11779.

Levine M, Conry-Cantilena C, Wang Y, et al. Vitamin C pharmacokinetics in healthy volunteers: evidence for a recommended dietary allowance. *PNAS,* **1996**; 93(8): 3704–3709.

Levine M, Wang Y, Padayatty SJ, et al. A new recommended dietary allowance of vitamin C for healthy young women. *PNAS.* **2001**; 98 (17) 9842–9846.

Liu F, Zhu Y, Zhang J, et al., Intravenous high-dose vitamin C for the treatment of severe COVID-19: study protocol for a multicentre randomised controlled trial. *BMJ Open.* **2020**; 10: e039519.

Mousavi S, Bereswill S, Heimesaat MM. Immunomodulatory and Antimicrobial Effects of Vitamin C. *Eur J Microbiol Immunol* (Bp). **2019**; 9(3): 73–79.

Patterson, T., C. M. Isales, and S. Fulzele, Low level of Vitamin C and dysregulation of Vitamin C transporter might be involved in the severity of COVID-19 Infection. *Aging Dis.* **2021**; 12(1): p. 14–26.

Pincemail, J., et al., Oxidative Stress Status in COVID-19 Patients Hospitalized in Intensive Care Unit for Severe Pneumonia. A Pilot Study. *Antioxidants* (Basel). **2021**;10(2).

Ran L, Zhao W, Wang J, et al., Extra Dose of Vitamin C Based on a Daily Supplementation Shortens the Common Cold: A Meta-Analysis of 9 Randomized Controlled Trials. *Biomed Res Int.* **2018**; 2018: 1837634.

Rowe S, Carr AC, Global Vitamin C Status and Prevalence of Deficiency: A Cause for Concern? *Nutrients.* **2020**; 12(7): 2008.

Shanghai Coronavirus Disease Clinical Treatment Expert Group: Direct Translation of Shanghai Management Giudeline for COVID-19. *Chinese Journal of Infectious Diseases.* **2020**; 38. doi: 10.3760/cma.j.issn.1000–6680. 2020.0016

Shimabukuro-Vornhagen A, Gödel P, Subklewe M, et al. Cytokine release syndrome. *J Immunother Cancer.* **2018**; 6(1): 56.

Teixeira A, Carrie AS, Generau T, et al., Vitamin C deficiency in elderly hospitalized patients. *Am J Med.* **2001**; 111(6): 502.

Thomas, S., et al., Effect of High-Dose Zinc and Ascorbic Acid Supplementation vs Usual Care on Symptom Length and Reduction Among Ambulatory Patients With SARS-CoV-2 Infection: The COVID A to Z Randomized Clinical Trial. *JAMA Netw Open.* **2021**; 4(2): p. e210369.

Troesch B, Hoeft B, McBurney M, et al., Dietary surveys indicate vitamin intakes below recommendations are common in representative Western countries. *Br J Nutr.* **2012**; 108(4): 692–698.

Vollbracht C, Kraft K, Feasibility of Vitamin C in the Treatment of Post Viral Fatigue with Focus on Long COVID, Based on a Systematic Review of IV Vitamin C on Fatigue. *Nutrients,* **2021**; 13(4):1154https://pubmed.ncbi.nlm.nih.gov/35571085/

Vollbracht C, Kraft K, Oxidative Stress and Hyper-Inflammation as Major Drivers of Severe COVID-19 and Long COVID: Implications for the Benefit of High-Dose Intravenous Vitamin C. *Front Pharmacol,* **2022**; 13: 899198.

Wagas Khan HM, Parikh N, Megala AM, et al., Unusual Early Recovery of a Critical COVID-19 Patient After Administration of Intravenous Vitamin C. *Am J Case Rep*, **2020**; 21:e925521https://pubmed.ncbi.nlm.nih.gov/35349005/

Wang Y, Lin H, Lin BW, Lin JD. Effects of different ascorbic acid doses on the mortality and critically ill patients: a meta-analysis. *Ann Intensive Care*. **2019**; 9(1): 58. doi: 10.1186/s13613-019-0532-9.

Xing, Y., et al., Vitamin C supplementation is necessary for patients with coronavirus disease: An ultra-high-performance liquid chromatography-tandem mass spectrometry finding. *J Pharm Biomed Anal*. **2021**; 196: p. 113927.

Zhang, J., et al., Pilot trial of high-dose vitamin C in critically ill COVID-19 patients. *Ann Intensive Care*. **2021**; 11(1): p. 5.

Zhao B, Liu M, Liu P, et al., High Dose Intravenous Vitamin C for Preventing The Disease Aggravation of Moderate COVID-19 Pneumonia. A Retrospective Propensity Matched Before-After Study. *Front Pharmacol*. **2021**; 12: 638556

ZhiYong Peng, Vitamin C Infusion for the Treatment of Severe 2019-nCoV Infected Pneumonia: a Prospective Randomized Clinical Trial. **2020**; *ClinicalTrials.* gov, ID: NCT04264533.

Kapitel 4.4

Chen L, Li J, Luo C, et al. Binding interaction of quercetin-3-beta-galactoside and its synthetic derivatives with SARS-CoV 3CL(pro): structure-activity relationship studies reveal salient pharmacophore features. *Bioorg Med Chem*. **2006**; 14(24): 8295–8306.

Frankel EN, Kanner J, German JB, et al., Inhibition of oxidation of human low-density lipoprotein by phenolic substances in red wine. *Lancet*. **1993**; 341(8843), 454–457.

Hasan Onal, The Possible Effect of Quercetin on Prophylaxis and Treatment of COVID-19. *Clinical Trials*.gov, **2020**.

Hollmann, P.C.H., et al., Absorption of dietary quercetin glycosides and quercetin in healthy ileostomy volunteers. *Amercian Journal of Clinical Nutrition*. **1995**; 62, 1276–1282,

Imram M, Thabet HK, Alagel SI, et al., The Therapeutic and Prophylactic Potential of Quercetin against COVID-19: An Outlook on the Clinical Studies, Inventive Compositions, and Patent Literature. *Antioxidants (Basel)*, **2022**; 11(5): 876.

Khan A, Iqtadar S, Mumtaz SU, Oral Co-Supplementation of Curcumin, Quercetin, and Vitamin D3 as an Adjuvant Therapy for Mild to Moderate Symptoms of COVID-19-Results From a Pilot Open-Label, Randomized Controlled Trial. *Front Pharmacol*, **2022**; 13:898062.

Luo, M., Kannar, K., et al., Inhibition of LDL oxidation by green tea extract. *Lancet*. **1997**; 349(9048), 360–361

Novoozi M, Angerson WJ, Lean ME, Effects of flavonoids and vitamin C on oxidative DNA damage to human lymphocytes. *Am J Clin Nutr.* **1998**; 67, 1210–1218.

Pawar A, Russo M, Rani I, et al., A critical evaluation of risk to reward ratio of quercetin supplementation for COVID-19 and associated comorbid conditions. *Phytother Res*, **2022**; 36(6):2394–2415.

Petrakis, P. L., et al., Metabolic studies of quercetin labeled with C14. *Archive of Biochemistry and Biophysiology.* **1959**; 85, 264–271

Seri J, Suwon K, Dong Hae S, MI-Sun K, Inhibition of SARS-CoV 3CL protease by flavonoids. *J Enzyme Inhib Med Chem.* **2020**; 35(1): 145–151.

Yi L, Li Z, Yuan K, Qu X, et al. Small molecules blocking the entry of severe acute respiratory syndrome coronavirus into host cells. *J Virol.* **2004**; 78 (20): 11334–11339.

Zhang L, Lin D, Sun X, et al. Crystal structure of SARS-CoV-2 main protease provides a basis for design of improved α-ketoamide inhibitors. *Science.* **2020**; 368: 409–412.

Kapitel 4.5

Acosta-Elias J, Espinosa-Tanguma R, The Folate Concentration and/or Folic Acid Metabolites in Plasma as Factor for COVID-19 Infection. *Front Pharmacol.* **2020**; 11.1062.

Almario CV, Chey WD, Spiegel BMR, Increased Risk of COVID-19 Among Users of Proton Pump Inhibitors. *Am J Gastroenterol,* **2020**; 115(10):1707–1715.

Bojkova D, Costa R, Bechtel M, et al., Targeting pentose phosphate pathway for SARS-CoV-2 therapy. *bioRxiv.* **2020**; doi.org/10.1101/2020.08.19.257022.

Codo AC, Davanzo GG, de Brito Monteiro L, et al., Elevated Glucose Levels Favor SARS-CoV-2 Infection and Monocyte Response through a HIF-1α/Glycolysis-Dependent Axis. *Cell Metab.* **2020**; 32(3): 437–446.

Desbarats J, Pyridoxal 5'-phosphate to mitigate immune dysregulation and coagulopathy in COVID-19. *Preprints.* **2020**; 2020050144 (doi: 10.20944/preprints202005.0144.v1).

Eloranta JJ, Zair ZM, Hiller C, et al., Vitamin D3 and its nuclear receptor increase the expression and activity of the human proton-coupled folate transporter. Mol Pharmacol. **2009**; 76(5): 1062–1071.

Filion KB, Proton pump inhibitors and community acquired pneumonia. *BMJ,* **2016**; 355:i6041

Giuliano C, Wilhelm SM, Kale-Pradhan P, et al., Are proton pump inhibitors associated with the development of community-acquired pneumonia? A meta-analysis. *Expert Rev Clin Pharmacol,* **2012**; 5(3):337–344.

Gröber U, Metabolisches Syndrom – Homocystein als vaskulärer Risikofaktor. *OM – Zs f Orthomol Med.* **2019**; 17: 4–5.

Gröber U., Mikronährstoffe. Metabolic Tuning – Prävention – Therapie. 624 S., *Wissenschaftliche Verlagsgesellschaft.* **2011**.

Hardeep K, Sarma P, et al., Folic acid as placebo in controlled clinical trials of hydroxychloroquine prophylaxis in COVID-19: Is it scientifically justifiable? *Med Hypotheses.* **2021**; 149: 110539.

Heer CD, Sanderson DJ, Voth LS, et al., Coronavirus infection and PARP expression dysregulate the NAD Metabolome: an actionable component of innate immunity. *bioRxiv.* **2020**; doi: 10.1101/2020.04.17.047480.

Hertog, M. G. L., Feskens, E. J. M., et al., Dietary antioxidant flavonoids and risk of coronary heart disease: The Zutphen elderly study. *Lancet.* **1993**; 342, 1007–1011

Icard P, Lincet H, Wu Z, et al., The key role of Warburg effect in SARS-CoV-2 replication and associated inflammatory response. *Biochimie.* **2021**; 180: 169–177.

Lambert AA, Lam JO, Ugarte-Gik C, et al., Risk of Community-Acquired Pneumonia with Outpatient Proton-Pump Inhibitor Therapy: A Systematic Review and Meta-Analysis. *PLoSOne*, **2015**; 10(6): e0128004.

Lee SW, Ha EK, Yeniova AÖ, et al., Severe clinical outcomes of COVID-19 associated with proton pump inhibitors: a nationwide cohort study with propensity score matching. *Gut*, **2021**; 70(1):76–84

Mehmel M, Jovanovic N, Spitz U, et al., Nicotinamide Riboside-The Current State of Research and Therapeutic Uses. *Nutrients.* **2020**; 12(6): 1616

Meisel E, Efros O, Bleier J, et al., Folate Levels in Patients Hospitalized with Coronavirus Disease 2019. *Nutrients.* **2021**; 13(3): 812.

Mosegaard S, Dipace G, Bross P, et al., Riboflavin Deficiency–Implications for General Human Health and Inborn Errors of Metabolism. *Int J Mol Sci.* **2020**; 21(11): 3847.

Nagai A, Matsumiya H, hayashi M, et al, Effects of nicotinamide and niacin on bleomycin-induced acute injury and subsequent fibrosis in hamster lungs. *Exp Lung Res.* **1994**; 20(4): 263–281.

Orhan I E, Deniz FSS, Natural Products as Potential Leads Against Coronaviruses: Could They be Encouraging Structural Models Against SARS-CoV-2? *Nat Prod Bioprospect.* **2020**; 10(4): 171–186.

Ragan I, Hartson L, Pidcoke H, et al., Pathogen reduction of SARS-CoV-2 virus in plasma and whole blood using riboflavin and UV light. *PLoS One.* **2020**; 15(5): e0233947.

Ramachandran P, Perisetti A, Gajedran M, et al., Pre-hospitalization proton pump inhibitor use and clinical outcomes in COVID-19. *Eur J Gastroenterol Hepatol,* **2022**; 34(2):137–141.

Shakoor H, Feehan J, Mikkelsen K, et al, Be well: A potential role for vitamin B in COVID-19. *Maturitas.* **2021**; 144: 108–111.

Sheybani Z, Dokoohaki MH, Negahdaripour, et al., The Role of Folic Acid in the Management of Respiratory Disease Caused by COVID-19. *Chem Rxiv.* COVID-19 manuscript-27320 pdf, **2020**.

Sun J, He WT, Wang L, et al., COVID-19: Epidemiology, Evolution, and Cross-Disciplinary Perspectives. *Trends Mol Med.* **2020**; 26(5): 483–495.

Suwannasom N, Kao I, Pruß A, et al., Riboflavin: The Health Benefits of a Forgotten Natural Vitamin. *Int J Mol Sci.* **2020**; 21(3): 950.

Telser F, COVID-19: Kommt nach dem Impfstoff nun ein wirksames Medikament? *BusinessInsider.de.* 16. Januar **2021**.

Toubasi AA, AbuAnzeh RB, Khraisat BR, et al., Proton pump inhibitors current use and the risk of Coronavirus Infectious Disease 2019 development and its related mortality: Meta Analysis. *Arch Med Res,* **2021**; 52(6): 656–659.

Zhang L, Liu Y, Potential interventions for novel coronavirus in China: A systematic review. *J Med Virol.* **2020**; 92(5): 479–490.

Kapitel 4.6

Boretti A, PQQ Supplementation and SARS-CoV-2 Spike Protein-Induced Heart Inflammation. *Nat Prod Commun,* **2022**; 17(3): 1934578X221080929.

Fernandez-Ayala DJM, Guerra I, Jiminez-Gancedo S, et al., Survival transcriptome in the coenzyme Q10 deficiency syndrome is acquired by epigenetic modifications: a modelling study for human coenzyme Q10 deficiencies. *BMJ Open.* **2013**; 3(3): e002524.

Gröber U, Coenzym Q10 – der mitochondriale Blockbuster. *OM – Zeitschrift für Orthomolekulare Medizin.* **2018**; 16: 25–29.

Gröber U, Kisters K, Schmidt J, Neuroenhancement with Vitamin B12: Underestimated neurological significance. *Nutrients.* **2013**; 5(12): 5031–5045.

Gröber U, Schniertshauer D, Bergemann J, Kardioprotektive und pleiotrope Effekte von Coenzym Q10. *OM – Zs f Orthomo*l, **2022**; 20: 1–8

Gvozdjakova A, Klauco F, Kucharska J, et al., Is mitochondrial bioenergetics and coenzyme Q10 the target of a virus causing COVID-19? *Bratisl Lek Listy.* **2020**; 121(11): 775–778.

Israel A, Schaffer A, Cicurel A, et al., Large population study identifies drugs associated with reduced COVID-19 severity. *medRxiv.* **2020**; Oct 18; 2020.10.13.20211953

Jonscher KR, Chowanadisai W, Rucker RB, Pyrroloquinoline-Quinone Is More Than an Antioxidant: A Vitamin-like Accessory Factor Important in Health and Disease Prevention. *Biomolecules*, **2021**; 11(10): 1141.

Kasahara T, Kato T, Nutritional biochemistry: A new redox-cofactor vitamin for mammals. *Nature*, **2003**; 422(6934):832

Lee SY, Lee SH, Yang EJ, et al., Coenzyme Q10 Inhibits Th17 and STAT3 Signaling Pathways to Ameliorate Colitis in Mice. *J Med Food.* **2017**; 20(9): 821–829.

Mantle D, Heaton RA, Hargreaves IP, Coenzym Q_{10} and Immune Function: An Overview. *Antioxidants.* **2021**; 10, 759.

McCaddon A, Regland B, COVID-19: A methyl-group assault? *Med Hypotheses.* **2021**; 149: 110543.

Ouyang L, Gong J, Mitochondrial-targeted ubiquinone: A potential treatment for COVID-19. *Med Hypotheses.* **2020**; 144: 110161.

Pagano G, Manfredi C, Pallardo FV, et al., Potential roles of mitochondrial cofactors in the adjuvant mitigation of proinflammatory acute infections, as in the case of sepsis and COVID-19 pneumonia. *Inflammation Res.* **2021**; 70: 159–170.

Ponti G, Ruini C, Tomasi A, Homocysteine as a potential predictor of cardiovascular risk in patients with COVID-19. *Med Hypotheses.* **2020**; 143: 109859.

Smidt CR, Bean-Knudsen D, Kirsch DG, et al. Does the intestinal microflora synthesize pyrroloquinoline quinone? *Biofactors*, **1991**; 3(1):53–59.

Wee AKH, COVID-19's toll on the elderly and those with diabetes mellitus – Is vitamin B_{12} deficiency an accomplice? *Med Hypotheses.* **2021**; 146: 110374.

Wood E, Hall KH, Tate W, Role of mitochondria, oxidative stress and the response to antioxidants in myalgic encephalomyelitis/chronic fatigue syndrome: A possible approach to SARS-CoV-2 'long-haulers'? *Chronic Dis Transl Med.* **2021**; 7(1): 14–26.

Kapitel 4.7

Boretti A, PQQ Supplementation and SARS-CoV-2 Spike Protein-Induced Heart Inflammation. *Nat Prod Commun*, **2022**; 17(3): 1934578X221080929.

Jonscher KR, Chowanadisai W, Rucker RB, Pyrroloquinoline-Quinone Is More Than an Antioxidant: A Vitamin-like Accessory Factor Important in Health and Disease Prevention. *Biomolecules*, **2021**; 11(10): 1141.

Smidt CR, Bean-Knudsen D, Kirsch DG, et al. Does the intestinal microflora synthesize pyrroloquinoline quinone? *Biofactors*, **1991**; 3(1):53–59.

Kapitel 4.8

Avery JC, Hoffmann PR, Selenium, selenoproteins, and immunity. *Nutrients* , **2018**; 10: 1203.

Beck MA, Handy J, Levander OA. Host nutritional status: the neglected virulence factor. *Trends Microbiol.* **2004**; 12: 417–23

Beck MA, Nelson HK, Shi Q, et al., Selenium deficiency increases the pathology of an influenza virus infection. *FASEB J*, **2001**; 15(8):1481–1483.

Beck MA, Selenium and vitamin E status: impact on viral pathogenicity. *J Nutr*, **2007**; 137(5):1338–1340.

Broome CS, McArdle F, Kyle JAM, et al., An increase in selenium intake improves immune function and poliovirus handling in adults with marginal selenium status. *Am J Clin Nutr*, **2004**; 80(1):154–162.

Butters D, Whitehouse M, COVID-19 and nutriceutical therapies, especially using zinc to supplement antimicrobials. *Inflammopharmacology*. **2020**; Nov 16: 1–5, doi: 10.1007/s10787-020-00774-8 (Epub ahead of print).

Cabrera AJR, Zinc, aging, and immunosenescence: an overview. *Pathobiol Aging Age Relat Dis.* **2015**; 5: 10.3402/pba.v5.25592

Classen HG, Gröber U, Kisters K, Zinc – the underestimated element. *Med Monatsschr Pharm.* **2020**; 43(): 149–158.

Demircan K, Chillon ST, Bracken T et. al. and Lutz Schomburg. Association of COVID-19 mortality with serum selenium, zinc and copper: Six observational studies across Europe. *Front. Immunol.* **2022**; https://doi.org/10.3389/fimmu.2022.1022673

Devaux CA, Rolain JM, Raoult D. ACE2 receptor polymorphism: susceptibility to SARS-CoV-2, hypertension, multi-organ failure, and COVID-19 disease outcome. *J Microbiol Immunol Infect.* **2020**; 53(3): 425–435.

Dinh QT, Cui Z, Huang J, et al. Selenium distribution in the Chinese environment and its relationship with human health: a review. *Environ Int.* **2018**; 112: 294–309.

Fakhrolmobasheri M, Nasr-Esfahany Z, Khanahmad H, et al., Selenium supplementation can relieve the clinical complications of COVID-19 and other similar viral infections. *Int J Vitam Nutr Res.* **2020**; 9, 1–3.

Ferrario CM, Jessup J, Chappell C, Effect of angiotensin-converting enzyme inhibition and angiotensin II receptor blockers on cardiac angiotensin-converting enzyme 2. *Circulation*, **2005**; 111(20): 2605–2610.

Finzi E, Case Report Treatment of SARS-CoV-2 with high dose oral zinc salts: A report on four patients. *Int J Infect Dis.* **2020**; 99: 307–309.

Gammoh NZ, Rink L. Zinc in infection and inflammation. *Nutrients.* **2017**;9(6): 624.

Girodon F, Galan P, MOnget AL, et al., Impact of trace elements and vitamin supplementation on immunity and infections in institutionalized elderly patients: a randomized controlled trial. MIN. VIT. AOX. geriatric network. *Arch Intern Med*, **1999**; 159(7):748–754.

Gröber U, Holzhauer P, Kisters K, Holick MF, Adamietz IA. Micronutirents in Oncological Intervention. *Nutrients*. **2016**; 8(3). pii: E163. doi: 10.3390/nu8030163.

Guillin OM, Vindry C, Ohlmann T, et al., Selenium, selenoproteins and viral infection. *Nutrients*. **2019**; 11(9), 2101. pii: E2101. doi: 10.3390/nu11092101.

Harthill M, Review: Micronutrient Selenium Deficiency Influences Evolution of Some Viral Infectious Diseases. *Biol Trace Elem Res*. **2011**; 143: 1325–1336

Hoffmann PR, Berry MJ. The influence of selenium on immune responses. *Mol Nutr Food Res*. **2008**; 52: 1273–80.

Huang Z, Rose AH, Hoffmann PR, The Role of Selenium in Inflammation and Immunity: From Molecular Mechanisms to Therapeutic Opportunities. *Antioxid Redox. Signal*, **2012**; 16(7): 705–743.

Hughes DJ, Fedirko V, Jenab M, et al., Selenium status is associated with colorectal cancer risk in the European prospective investigation of cancer and nutrition cohort. *Int J Cancer*. **2015**; 136(5): 1149–1161

Jin Z, Du X, Xu Y, Deng Y, et al., et al. Structure of M(pro) from COVID-19 virus and discovery of its inhibitors. *Nature*. **2020**; 582: 289–293.

Jones GD, Droz. B. Greve P, et al., Selenium deficiency risk predicted to increase under future climate change. *Proc Natl Acad Sci.* U S A. **2017**; 114(11): 2848–2853.

Jothimani D, Kailasam E, Danielraj S, et al., COVID-19: Poor outcomes in patients with zinc deficiency. *Int J Infect Dis*. **2020**; 100: 343–349.

Kieliszeka M, Lipinskib B, Selenium supplementation in the prevention of coronavirus infections (COVID-19). *Medical Hypotheses*. **2020**; 143, 109878.

Kriszta G, Kriszta Z, Vancsa S, et al., Effects of Angiotensin-Converting Enzyme Inhibitors and Angiotensin Receptor Blockers on Angiotensin-Converting Enzyme 2 Levels: A Comprehensive Analysis Based on Animal Studies. *Front Phamarcol*, **2021**; 12: 619524.

Labunskyy VM, Hatfield DL, Gladyshev VM, Selenoproteins: Molecular Pathways and Physiological Roles. *Physiol Rev*. **2014**; 94(3): 739–777.

Li MY, Li L, Zhang Y, Wang XS. Expression of the SARS-CoV-2 cell receptor gene ACE2 in a wide variety of human tissues. *Infect Dis Poverty*. **2020**; 9(1): 45.

Majeed M, Nagabhushanam K, Gowda S, et al., An exploratory study of selenium status in healthy individuals and in patients with COVID-19 in a south Indian population: The case for adequate selenium status. *Nutrition*, **2021**; 82: 111053

Maret W, Zinc Biochemistry: From a Single Zinc Enzyme to a Key Element of Life. *Adv Nutr*, **2013**; 4: 82–91.

Moghaddam A, Heller RA, Sun Q., et al., Selenium Deficiency Is Associated with Mortality Risk from COVID-19. *Nutrients.* **2020**; 12, 2098; doi: 10.3390/nu12072098

Molteni, CG, Principi N, Esposito S. Reactive oxygen and nitrogen species during viral infections. *Free Radic Res.* **2014**; 48(10): 1163–1169.

Prasad AS. Lessons learned from experimental human model of zinc deficiency. *J Immunol Res*, **2020**; 2020: 9207279.

Rayman MP. Selenium and human health. *Lancet.* **2012**; 379, 1256–1268.

Razaghi A, Poorebrahim M, Sarhan D, et al., Selenium stimulates the antitumour immunity: Insights to future research. *Eur J Cancer*, **2021**; 155: 256–267

Read SA, Obeid S, et al., The Role of Zinc in Antiviral Immunity. *Adv Nutr.* **2019**; 10(4): 696–710.

Roy M, Kirmedjian-Schumacher L, Wishe HI, et al., Selenium supplementation enhances the expression of interleukin 2 receptor subunits and internalization of interleukin 2. *Proc Soc Exp Biol Med*, **1993**; 202(3): 295–301

Schomburg L, Orho-Melander M, Struck J, et al., Selenoprotein-P Deficiency Predicts Cardiovascular Disease and Death. *Nutrients.* **2019**; 11, 1852; doi: 10.3390/nu11081852

Schomburg L, Selenium Deficiency Due to Diet, Pregnancy, Severe Illness, or COVID-19 – A Preventable Trigger for Autoimmune Disease. *Int J Mol Sci*, **2021**; 22(16): 8532

Schomburg L, Selenium Deficiency in COVID-19 – A Possible Long-Lasting Toxic Relationship, *Nutrients*, **2022**; 14(2): 283.

Schomburg L. The other view: The trace element selenium as a micronutrient in thyroid disease, diabetes, and beyond. *Hormones* (Athens). **2020**; 19(1): 15–24.

Seale LA, Torres DJ, Berry MJ, Pitts MW, A role for selenium-dependent GPX1 in SARS-CoV-2 virulence. *Am J Clin Nutr.* **2020**; 112(2): 447–448.

Seko T, Yamamura S, Ishihara K, et al. Inhibition of angiotensin-converting enzyme by selenoneine. *Fisheries Science.* **2019**; 85: 731–736

Sumoza-Toledo A, Penner R, TRPM2: A multifunctional ion channel for calcium signalling. *J Physiol.* **2011**; 589(7): 1515–1525.

Tabatabaeizadeh SA, Zinc supplementation and COVID-19 mortality: a meta-analysis. *Eur J Med Res*, **2022**; 27: 70

Wessels I, Maywald M, Rink L, Zinc as a Gatekeeper of Immune Function. *Nutrients*, **2017**; 9(12): 1286.

Yamashita Y, Yamashita M, Identification of a novel selenium containing compound, selenoneine, as the predominant chemical form of organic selenium in the blood of bluefin tuna. *J Biol Chem.* **2010**; 285: 18134–18138

Zhang J, Taylor EW, Bennett K, et al., Association between regional selenium status and reported outcome of COVID-19 cases in China. *Am J Clin Nutr.* **2020**; 111(6): 1297–1299.

Kapitel 4.9

Arentz S, Hunter J, Yang G, et al., Zinc for the prevention and treatment of SARS-CoV-2 and other acute viral respiratory infections: a rapid review. *Adv Integr Med.* **2020** Aug 1; 7(4): 252–260.

Ben Abdallah S, Mhalla Y, Trabelsi I et al. Twice-Daily Oral Zinc in the Treatment of Patients With Coronavirus Disease 2019: A Randomized Double-Blind Controlled Trial. *Clinical Infectious Diseases.* **2022**; https://doi.org/10.1093/cid/ciac807

Butters D, Whitehouse M, COVID-19 and nutriceutical therapies, especially using zinc to supplement antimicrobials. *Inflammopharmacology.* **2020**; Nov 16: 1–5, doi: 10.1007/s10787-020-00774-8 (Epub ahead of print).

Cabrera AJR, Zinc, aging, and immunosenescence: an overview. *Pathobiol Aging Age Relat Dis.* **2015**; 5: 10.3402/pba.v5.25592

Classen HG, Gröber U, Kisters K, Zinc – the underestimated element. *Med Monatsschr Pharm.* **2020**; 43(): 149–158.

Devaux CA, Rolain JM, Raoult D. ACE2 receptor polymorphism: susceptibility to SARS-CoV-2, hypertension, multi-organ failure, and COVID-19 disease outcome. *J Microbiol Immunol Infect.* **2020**; 53(3): 425–435.

Finzi E, Case Report Treatment of SARS-CoV-2 with high dose oral zinc salts: A report on four patients. *Int J Infect Dis.* **2020**; 99: 307–309.

Frontera JA, Rahimian JO, Yaghi S, et al., Treatment with Zinc is Associated with Reduced In-Hospital Mortality Among COVID-19 Patients: A Multi-Center Cohort Study. *Res Sq.* Preprint. **2020** Oct 26; doi: 10.21203/rs.3.rs-94509/v1.

Gammoh NZ, Rink L. Zinc in infection and inflammation. *Nutrients.* **2017**;9(6): 624.

Heller RA, Sun Q, Hackler J, et al., Prediction of survival odds in COVID-19 by zinc, age and selenoprotein P as composite biomarker. *Redox Biol.* **2021** Jan; 38: 101764

Hemilä H, Chalker E, The effectiveness of zinc acetate lozenges on various common cold symptoms: a meta-analysis. *BMC Fam Pract.* **2015**; 16: 24. doi: 10.1186/s12875-015-0237-6.

Hemilä H, Haukka J, Alho M, et al., Zinc acetate lozenges for the treatment of the common cold: a randomised controlled trial. *BMJ Open.* **2020**; 10(1):e031662. doi: 10.1136/bmjopen-2019–031662.

Hunter J, Arentz S, Goldenberg J, et al., Benefits and risks of zinc for adults during COVID-19: rapid systematic review and meta-analysis of randomised controlled trials. *medRxiv preprint*. **2020** Nov 4; doi: https://doi.org/10.1101/2020.11.02.20220038.

Jothimani D, Kailasam E, Danielraj S, et al., COVID-19: Poor outcomes in patients with zinc deficiency. *Int J Infect Dis*. **2020**; 100: 343–349.

Li MY, Li L, Zhang Y, Wang XS. Expression of the SARS-CoV-2 cell receptor gene ACE2 in a wide variety of human tissues. *Infect Dis Poverty*. **2020**; 9(1): 45.

Maret W, Zinc Biochemistry: From a Single Zinc Enzyme to a Key Element of Life. *Adv Nutr*, **2013**; 4: 82–91.

Pal A, Squitti R, Picozza M, et al., Zinc and COVID-19: Basis of Current Clinical Trials. *Biol Trace Elem Res*. **2020** Oct 11; doi.org/10.1007/s12011-020-02437-9.

Read SA, Obeid S, et al., The Role of Zinc in Antiviral Immunity. *Adv Nutr*. **2019**; 10(4): 696–710.

Vogel M, Tallo-Parra M, Herrera-Fernandez V et al., Low zinc levels at clinical admission associates with poor outcomes in COVID-19. *medRxiv preprint*. **2020**; doi: https://doi.org/10.1101/2020.10.07.20208645

Kapitel 4.10

Asher A, Tintle NL, Myers M, Blood omega-3 fatty acids and death from COVID-19: A pilot study. *Prostaglandins Leukot Essent Fatty Acids*. **2021**; 166: 102250.

Carfi A, Bernabei R, Landi F, et al., Persistent Symptoms in Patients After Acute. *JAMA*. **2020**; 324(6): 603–605.

Doaei S, Gholami S, Rstgoo S, et al., The effect of omega-3 fatty acid supplementation on clinical and biochemical parameters of critically ill patients with COVID-19: a randomized clinical trial. *J Transl Med*. **2021**; 9(1): 128.

Dofferhoff ASM, Piscaer I, Schurgers LJ, et al. Reduced vitamin K status as a potentially modifiable risk factor of severe COVID-19. *Clin Infect Dis*. **2020**; ciaa1258. doi: 10.1093/cid/ciaa1258

Gellert S, Schuchardt JP, Hahn A, Higher omega-3 index and DHA status in pregnant women compared to lactating women – Results from a German nationwide cross-sectional study. *PLEFA*. **2016**; 109: 22–28.

Giusti B, Gori AM, Alessi M, et al., Sars-CoV-2 Induced Coagulopathy and Prognosis in Hospitalized Patients: A Snapshot from Italy. *Thromb Haemost*. **2020**; 120(08): 1233–1236.

Gröber U, Holick MF, The coronavirus disease (COVID-19) – A supportive approach with selected micronutrients. *Int J Vitam Nutr Res*. **2022**; 92(1): 13–34.

Gröber U, Omega-3: Gesünder leben mit den essenziellen Fettsäuren. Südwest Verlag, München, **2021**.

Gutiérrez S, Svahn SL, Johansson ME. Effects of omega-3 fatty acids on immune cells. *Int J Mol Sci*. **2019**; 20: 5028.

Harris WS, von Schacky C. The Omega-3 Index: a new risk factor for death from coronary heart disease? *Prev Med.* **2004**; 39(1), 212–220.

Huy, HuFB, Manson IE, Marine Omega-3Supplementation and Cardiovascular Disease: An Updated Meta-Analysis of 13 Randomized Controlled Trials Involving 127.477 Participants *I Am Heart Assoc* **2019**; 8:e013543.

Janssen R, Visser MPJ, Dofferhoff ASM, et al., Vitamin K metabolism as the potential missing link between lung damage and thromboembolism in Coronavirus disease 2019. *Br J Nutr.* **2020**; 1–8.

Lu R, Zhao X, Li J et al. Genomic characterisation and epidemiology of 2019 novel coronavirus: implications for virus origins and receptor binding. *Lancet.* **2020**; 395(10224), 395: 565–574.

Punia S, Sandhu KS, Siroha AK, et al. Omega 3-metabolism, absorption, bioavailability and health benefits – A review. *PharmaNutrition.* **2019**; 10: 100162.

Ramirez-Santana M, Zapata Barra R, Gaonzalet MN, et al., Inverse Association between Omega-3 Index and Severity of COVID-19: A Case-Control Study. *Int J Environ Res Public Health,* **2022**; 19(11): 6445.

Schoeman D, Fielding BC. Coronavirus envelope protein: current knowledge. *Virol J.* **2019**; 16: 69.

Simes DC, Viegas CSB, Araujo N, et al. , Vitamin K as a Powerful Micronutrient in Aging and Age-Related Diseases: Pros and Cons from Clinical Studies. *Int J Mol Sci.* **2019**; 20, 4150; doi: 10.3390/ijms20174150.

Stark KD, van Elswyk ME, Higgins MR et al., Global survey of the omega-3 fatty acids, docosahexaenoic acid and eicosapentaenoic acid in the blood stream of healthy adults. *Prog Lipid Res.* **2016**; 63: 132–152.

Thuppal SV, von Schacky C, Harris WS, Discrepancy between Knowledge and Perceptions of Dietary Omega-3 Fatty Acid Intake Compared with the Omega-3 Index. *Nutrients.* **2017**; 9(9). pii: E930. doi: 10.3390/nu9090930

Tintle NL, Myers M, Lockshon L, et al., Blood omega-3 fatty acids and death from COVID-19: A pilot study. *Prostaglandins Leukot Essent Fatty Acids.* **2021**; 166: 102250. doi: 10.1016/j.plefa.2021.102250

Von Schacky C, Omega-3 Fatty Acids in Pregnancy – The Case for a Target Omega-3 Index. *Nutrients.* **2020**; 12, 898; doi: 10.3390/nu12040898

Kapitel 5

Ahmed SMU, Luo L, Namani A, et al., Nrf2 signaling pathway: Pivotal roles in inflammation. *Biochim Biophys Acta Mol Basis Dis,* **2017**; 1863(2): 585–597.

Barring R, Gröber U, Der Genius von NRF2. *OM – Zs f Orthomol,* **2022**; 38–42.

DeNicola, GM, Karreth FA, HUmpton TJ, et al., Oncogene-induced Nrf2 transcription promotes ROS detoxification and tumorigenesis. *Nature,* **2011**. 475 (7354): 106–109.

Emanuele S, Celesia A, D'Anneo A, et al., The Good and Bad of Nrf2: An Update in Cancer and New Perspectives in COVID-19. *Int J Mol Sci*, **2021**; 22(15): 7963

Gao W, Guo L, Yang Y, et al., Dissecting the Crosstalk Between Nrf2 and NF-κB Response Pathways in Drug-Induced Toxicity. *Front Cell Dev Biol*, **2022**; 9:809952

Hayashi M, Kuga A, Suzuki M, Microenvironmental Activation of Nrf2 Restricts the Progression of Nrf2-Activated Malignant Tumors. *Cancer Res*, **2020**; 80 (16):3331–3344.

Houghton CA, Fassett RG, Coombes JS, Sulforaphane and Other Nutrigenomic Nrf2 Activators: Can the Clinician's Expectation Be Matched by the Reality? *Oxid Med Cell Longev*, **2016**; 2016: 7857186.

Kitamura H, Motohashi H, NRF2 addiction in cancer cells. *Cancer Sci*, **2018**; 109(4): 900–911.

Lister A, Nedjadi T, Kitteringham NR, et al., Nrf2 is overexpressed in pancreatic cancer: implications for cell proliferation and therapy. *Mol Cancer, 2011*; 10: 37.

Luu M, Riester Z, Baldrich A, et al., Microbial short-chain fatty acids modulate CD8+ T cell responses and improve adoptive immunotherapy for cancer. *Nat Commun*, **2021**; 12(1): 4077.

Nguyen T, Nioi P, Pickett CB, The Nrf2-antioxidant response element signaling pathway and its activation by oxidative stress. *J Biol Chem*, **2009**; 284(20): 13291–13295.

Niture SK, Jaiswal AK, Nrf2-induced antiapoptotic Bcl-xL protein enhances cell survival and drug resistance. *Free Radic Biol Med*, **2013**; 57:119–131.

Pillai R, Hayashi M, Zavitsanou AM, et al., NRF2: KEAPing Tumors Protected. *Cancer Discov*, **2022**; 12(3): 625–643.

Rushworth SA, MacEwan DJ, O'Connell MA, Lipopolysaccharide-induced expression of NAD(P)H:quinone oxidoreductase 1 and heme oxygenase-1 protects against excessive inflammatory responses in human monocytes. *J Immunol*, **2008**; 181(10): 6730–6737.

Shen H, Zhou S, Wang J, The paradoxical role of Nrf2 in tumor biology. *Crit Rev Eukaryot Gene Expr*, **2013**; 23(1):37–47.

Soini Y, Eskelinen M, Juvonen P, et al., Nuclear Nrf2 expression is related to a poor survival in pancreatic adenocarcinoma. *Pathol Res Pract*, **2014**; 210(1):35–39.

Telkoparan-Akillilar P, Suzen S, Saso L, Pharmacological Applications of Nrf2 Inhibitors as Potential Antineoplastic Drugs. *Int J Mol Sci*, **2019**; 20(8): 2025.

Weidinger A, Kozlov, AV, Biological activities of reactive oxygen and nitrogen species: Oxidative stress versus signal transduction. *Biomolecules* **2015**; 5(2): 472–484.

Kapitel 6

Gassen NC, Papies J, Bajaj T, et al., Analysis of SARS-CoV-2-controlled autophagy reveals spermidine, MK-2206, and niclosamide as putative antiviral therapeutics. *bioRxiv preprint.* **2020**; 1–13. doi: https://doi.org/10.1101/2020.04.15.997254

Kiechl S, Pechlaner R, Willeit P, et al., Higher spermidine intake is linked to lower mortality: a prospective population-based study. *Am J Clin Nutr.* **2018**; 108: 371–380.

Madeo F, Bauera MA, Carmona-Gutierreza D, et al., Spermidine: a physiological autophagy inducer acting as an anti-aging vitamin in humans? *Autophagy.* **2019**; 15(1): 165–168.

Madeo F, Eisenberg T, Peitrocola F, et al., Spermidine in Heath and Disease. *Science.* **2018**; Jan 26; 359(6374)

Milovic V, Polyamines in the gut lumen: bioavailability and biodistribution. *Eur J Gastroenterol Hepatol.* **2001**; 13(9): 1021–1025.

Soda K, Kano Y, Sakuragi M., et al., Long-term oral polyamine intake increases blood polyamine concentrations. *J Nutr Sci Vitaminol (Tokyo).* **2009**; 55(4): 361–366.

Wirth M, Benson G, Schwarz C, The effect of spermidine on memory performance in older adults at risk for dementia: A randomized controlled trial. *Cortex.* **2018**; 109: 181–188.

Wirth M, Schwarz C, Benson G, et al., Effects of spermidine supplementation on cognition and biomarkers in older adults with subjective cognitive decline (SmartAge)-study protocol for a randomized controlled trial. *Alzheimers Res Ther.* **2019**; 11(1): 36

Kapitel 7

Adebayo A, Varzideh F, Wilson S, et al., L-Arginine and COVID-19: An Update. *Nutrients,* **2021**; 13(11):3951.

Carpene G, Negrini D, Henry BM, et al., Homocysteine in coronavirus disease (COVID-19): a systematic literature review. *Diagnosis (Berl),* **2022**; 9(3):306–310

Durante W, Targeting Arginine in COVID-19-Induced Immunopathology and Vasculopathy. *Metabolites,* **2022**; 12(3):240.

Fan R, Zhang A, Zhong F, Association between Homocysteine Levels and All-cause Mortality: A Dose-Response Meta-Analysis of Prospective Studies. *Sci Rep,* **2017**; 7: 4769.

Fiorentino G, Coppola A, Izzo R, et al., Effects of adding L-arginine orally to standard therapy in patients with COVID-19: A randomized, double-blind, placebo-controlled, parallel-group trial. Results of the first interim analysis. *EClinicalMedicine*, **2021**; 40:101125

Keskin A, Ustun GU, Aci R, Homocysteine as a marker for predicting disease severity in patients with COVID-19. *Biomark Med*, **2022**; 16(7):559–568

Peng H, Man C, Xu J, et al., Elevated homocysteine levels and risk of cardiovascular and all-cause mortality: a meta-analysis of prospective studies. *J Zhejiang Univ Sci B*, **2015**; 16(1): 78–86.

Kapitel 8

Aldini G, Altomare A, Baron G et al., N-Acetylcysteine as an antioxidant and disulphide breaking agent: the reasons why. *Free Radic Res*. **2018**; 7: 751–762.

Assimakopoulos SF, Aretha D, Komninos D, et al., N-acetyl-cysteine reduces the risk for mechanical ventilation and mortality in patients with COVID-19 pneumonia: a two-center retrospective cohort study. *Infect Dis (Lond)*, **2021**; 53(11):847–854.

Atkuri KR, Montovani JJ, Herzenberg LA, Herzenberg LA, N-acetylcysteine – a safe antidote for cysteine/glutathione deficiency. *Curr Opin Pharmacol*. **2007**; 7(4): 355–359.

Biswas SK, Rahman I, Environmental toxicity, redox signaling and lung inflammation: the role of glutathione. *Mol Aspects Med*. **2009**; 30(1–2): 60–76.

Breitkreutz R, Pittack N, Nebe CT, et al., Improvement of immune functions in HIV infection by sulfur supplementation: two randomized trials. *J Mol Med*. **2000**; 78(1): 55–62.

De Flora S, Balansky R, La Maestra S, et al., Rationale for the use of N-acetylcysteine in both prevention and adjuvant therapy of COVID-19. *FASEB J*, **2020**; 34(10):13185–13193.

Dröge W, Cysteine and glutathione deficiency in AIDS patients: a rationale for the treatment with N-acetyl-cysteine. *Pharmacology*. **1993**; 46(2): 61–65.

Dröge W, Eck HP, Mihm S, HIV-induced cysteine deficiency and T-cell dysfunction-a rationale for treatment with N-acetylcysteine. *Immunol Today*. **1992**; 13(6): 211–214.

Dröge W, Holm E, Role of cysteine and glutathione in HIV infection and other diseases associated with muscle wasting and immunological dysfunction. *FASEB J*. **1997**; 11(13): 1077–1089.

Horowitz RI, Freeman PR, Bruzzese J, Efficacy of glutathione therapy in relieving dyspnea associated with COVID-19 pneumonia: A report of 2 cases. *Respir Med Case Rep*. **2020**; 30: 101063.

Izquierdo JL, Soriano JB, Gonzalez Y, Use of N-Acetylcysteine at high doses as an oral treatment for patients hospitalized with COVID-19. *Sci Prog*, **2022**; 105(1):368504221074574.

Kapur A, Sharma M, Sageena G, et al., Therapeutic potential of N-acetyl cysteine during COVID-19 epoch. *World J Virol,* **2022**; 11(2):104–106

Leitlinie der Deutschen Gesellschaft für Allergologie und klinische Immunologie (DGAKI), der GPA, des AeDA und der SGAI. Leitlinie zum Vorgehen bei Verdacht auf Unverträglichkeit gegenüber oral aufgenommenem Histamin. *Allergo J Int.* **2017**; 26: 72–79.

Memorial Sloan Kettering Cancer Center. Phase II Study of N-acetylcysteine in Severe or Critically Ill Patients With Refractory COVID-19 Infection (May 5, **2020**). https://clinicaltrials.gov/ct2/show/NCT 04374461.

Micheletto C, Izquierdo JL, Avdeev SN, et al., N-acetylcysteine as a therapeutic approach to post-COVID-19 pulmonary fibrosis adjunctive treatment. *Eur Rev Med Pharmacol Sci,* **2022**; 26(13):4872–4880

Morris D, Ly J, Chi PT, et al., Glutathione synthesis is compromised in erythrocytes from individuals with HIV. *Front Pharmacol.* **2014**; 5: 73.

Poe FL, Corn J, N-Acetylcysteine: A potential therapeutic agent for SARS-CoV-2. *Med Hypotheses.* **2020** Oct; 143: 109862.

Polonikov A, Endogenous Deficiency of Glutathione as the Most Likely Cause of Serious Manifestations and Death in COVID-19 Patients. *ACS Infect Dis.* **2020**; 6(7): 1558–1562.

Thal D, Coronaviren – Gefahr für Tier und Mensch. *Nationale Forschungsplattform für Zoonosen.* 20. März 2020.

Zhou N, Yang X, Huang A, et al., The Potential Mechanism of N-acetylcysteine in Treating COVID-19. *Curr Pharm Biotechnol,* **2021**; 22(12):1584–1590

Kapitel 9

Gröber U, COVID-19 und Long-COVID. Bessere Resilienz durch immunrelevante Mikronährstoffe. 2. Auflage, 240 S., *Wissenschaftliche Verlagsgesellschaft,* **2022**.

Harwood R, Allin B, Jones CE, et al., A national consensus management pathway for paediatric inflammatory multisystem syndrome temporally associated with COVID-19 (PIMS-TS): results of a national Delphi process. *Lancet Child Adolesc Health.* **2021**; 5(2): 133–141.

Hosp JA, Dressing A, Blazhenets G, et al., Cognitive impairment and altered cerebral glucose metabolism in the subacute stage of COVID-19. *Brain.* **2021**; 1–14.

Lenzen-Schulte M, Long-COVID: Der lange Schatten von COVID-19. *Deutsches Ärzteblatt.* **2020**; 117(49): A2416-A2420.

Nabavi N, Long COVID: How to define it and how to manage it. *BMJ.* **2020**; 370:m3489

Nalbandian A, Sehgal K, Gupta A, et al., Post-acute COVID-19 syndrome. *Nat Med.* **2021**; 27(4): 601–615.

Schrimpf A, Braesigk A, Lippmann S, et al., Management and treatment of long COVID symptoms in general practices: An online-based survey. *Front Public Health*, **2022**; 10: 937100.

Sudre CH, Muttay B, Varsavsky T, et al., Attributes and predictors of long COVID. *Nature Medicine*. **2021**; 626(27): 626–631.

Taquet M, Geddes JR, Husain M, et al., 6-month neurological and psychiatric outcomes in 236 379 survivors of COVID-19: a retrospective cohort study using electronic health records. *Lancet Psychiatry*. **2021**; 8: 416–427

Kapitel 10

Ahmed M, Advani S, Moreira A, et al. Multisystem inflammatory syndrome in children: A systematic review. EClinicalMedicine. **2020**; 26: 100527

Angajala A, Lim S, Phillips JB et al., Diverse Roles of Mitochondria in Immune Responses: Novel Insights Into Immuno-Metabolism. *Front Immunol.* **2018** Jul 12; 9: 1605.

Barbieri B, Lund B, Lundstrom B, Scaglione F, Coenzyme Q10 administration increases antibody titer in hepatitis B vaccinated volunteers--a single blind placebo-controlled and randomized clinical study. *Biofactors*. **1999**; 9(2–4): 351–357.

Beale DJ, Shah R, Karpe AV, Metabolic Profiling from an Asymptomatic Ferret Model of SARS-CoV-2 Infection. Metabolites. **2021**; 11(5): 327

Bhatti JS, Bhatti GK, Reddy H, et al., Mitochondrial dysfunction and oxidative stress in metabolic disorders – A step towards mitochondria based therapeutic strategies. *Biochim Biophys Acta Mol Basis Dis*. **2017**; 1863(5): 1066–1077.

Bojkova D, Costa R, Bechtel M, et al., Targeting pentose phosphate pathway for SARS-CoV-2 therapy. *bioRxiv*. **2020**; doi.org/10.1101/2020.08.19.257022.

Bonaventura A, Vecchie A, Dagna L, et al., Endothelial dysfunction and immunothrombosis as key pathogenic mechanisms in COVID-19. *Nat Rev Immunol.* **2021**; 21(5): 319–329.

Boya P, Pauleau AL, Poncet D, et al., Viral proteins targeting mitochondria: controlling cell death. *Biochim Biophys Acta*. **2004**; 1659(2/3): 178–189

Cat AND, Montezano AC, Burger D, et al., Angiotensin II, NADPH Oxidase, and Redox Signaling in the Vasculature. *Antioxid Redox Signal.* **2013**; 19(10): 1110–1120.

Chang R, Mamun A, Dominic A, et al., SARS-CoV-2 Mediated Endothelial Dysfunction: The Potential Role of Chronic Oxidative Stress. *Front Physiol.* **2020**; 11: 605908.

Chen J, Vitetta L. Mitochondria could be a potential key mediator linking the intestinal microbiota to depression. *J Cell Biochem.* **2019**; jcb.29311.

Chunga MK, Karnik S, Saefa J, et al., SARS-CoV-2 and ACE2: The biology and clinical data settling the ARB and ACEI controversy. *EBioMedicine.* **2020**; 58: 102907.

De Souza Breda CN, Davanzo GG, Basso PJ, et al., Mitochondria as central hub of the immune system. *Redox Biol.* **2019** Sep; 26: 101255.

DiMauro S, Schon EA, Mitochondrial respiratory-chain diseases. *N Engl J Med.* **2003**; 348(26): 2656–2668.

Elesela S, Lukacs N, Role of Mitochondria in Viral Infections. *Life (Basel).* **2021**; 11(3): 232.

Enriquez JA, Fernandez-Silva P, Montoya J, Autonomous regulation in mammalian mitochondrial DNA transcription. *Biol Chem.* **1999**; 380(7–8): 737–747.

Forster P. Ice Ages and the mitochondrial DNA chronology of human dispersals: a review. *Philos Trans R Soc Lond B Biol Sci.* **2004**; 359: 255–263.

Gottlieb E, Armour SM, Harris MH, et al., Mitochondrial membrane potential regulates matrix configuration and cytochrome c release during apoptosis. *Cell Death Differ.* **2003**; 10(6): 709–717.

Haskett DR, Mitochondrial DNA (mtDNA). *Embryo Project Encyclopedia.* **2014**; 12–19.

Huang L, Chang W, Huang Y, et al., Prognostic value of plasma mitochondrial DNA in acute respiratory distress syndrome (ARDS): a single-center observational study. *J Thorac Dis.* **2020**; 12(4): 1320–1328.

Itcho K, Oki K, Kobuke K, et al., Angiotensin 1–7 suppresses angiotensin II mediated aldosterone production via JAK/STAT signaling inhibition. J Steroid Biochem Mol Biol. **2019**; 185: 137–141

Jackson DN, Theiss AL. Gut bacteria signaling to mitochondria in intestinal inflammation and cancer. *Gut Microbes.* **2019**; 1592421.

Kloc M, Ghbrial RM, Kubiak JZ, The Role of Genetic Sex and Mitochondria in Response to COVID-19 Infection. *Int Arch Allergy Immunol.* **2020** Jun 19; 1–6

Koshiba T, Yasukawa K, Yanagi Y, Mitochondrial membrane potential is required for MAVS-mediated antiviral signaling. *Sci Signal.* **2011**; 4(158): ra7.

Lee MH, Perl DP, Nair G, et al., Microvascular Injury in the Brains of Patients with COVID-19. *N Engl J Med.* **2021**; 384(5): 481–483.

Li X, Fang P, Mai J, et al., Targeting mitochondrial reactive oxygen species as novel therapy for inflammatory diseases and cancers. *J Hematol Oncol.* **2013**; 6, 19, https://doi.org/10.1186/1756-8722-6-19

Mukherjee S, Ghosh A, Molecular mechanism of mitochondrial respiratory chain assembly and its relation to mitochondrial diseases. Mitochondrion. **2020**; 53: 1–20.

Nagy G, Konz A, Fernandez, et al., Nitric oxide, mitochondrial hyperpolarization, and T cell activation. *Free Radic Biol Med*, **2007**; 42(11): 1625–1631.

Otte MS, Klußmann JP, Luers JC, Riechstörungen bei COVID-19 – aktueller Wissensstand. *Laryngorhinologie.* **2020**; 99(8): 531–535.

Paradies G, Paradies V, Ruggiero FM, et al., Role of Cardiolipin in Mitochondrial Function and Dynamics in Health and Disease: Molecular and Pharmacological Aspects. *Cells.* **2019**; 8(7): 728.

Patel VB, Zhong JC, Grant MB, et al., Role of the ACE2/Angiotensin 1–7 axis of the Renin-Angiotensin System in Heart Failure. *Circ Res*, **2016**; 118(8): 1313–1326.

Perl A, Gergely P, Nagy G, Mitochondrial hyperpolarization: a checkpoint of T-cell life, death and autoimmunity. *Trends Immunol.* **2004**; 25(7): 360–367.

Quinaglia T, Shabani M, Breder I, et al., Coronavirus disease-19: The multi-level, multi-faceted vasculopathy. *Atherosclerosis.* **2021**; 322: 39–50.

Rauch A, Dupont A, Goutay J, et al., Endotheliopathy Is Induced by Plasma From Critically Ill Patients and Associated With Organ Failure in Severe COVID-19. *Circulation.* **2020**; 142(19): 1881–1884.

Rich PR, Marechal A, The mitochondrial respiratory chain. *Essays Biochem.* **2010**; 47: 1–23.

Saleh J, Peyssonnaux C, Singh KK, et al., Mitochondria and microbiota dysfunction in COVID-19 pathogenesis. *Mitochondrion.* **2020**; 54 (4): 1–31.

Scorrano L, Ashiya M, Buttle K, et al., A distinct pathway remodels mitochondrial cristae and mobilizes cytochrome c during apoptosis. *Dev Cell.* **2002**; 2(1): 55–67.

Seligmann H. Giant viruses: spore-like missing links between Rickettsia and mitochondria? *Ann N Y Acad Sci.* **2019**; 1447: 69–79.

Shi TT, Yang FY, Liu C, et al., Angiotensin-converting enzyme 2 regulates mitochondrial function in pancreatic β-cells. *Biochem Biophys Res Commun.* **2018**; 495(1): 860–866.

Singh KK, Chaubey G, Chen JY, et al., Decoding SARS-CoV-2 hijacking of host mitochondria in COVID-19 pathogenesis. *Am J Physiol Cell Physiol.* **2020**; 319(2):C258-C267.

Smadja DM, Mentzer SJ, Fontenay M, COVID-19 is a systemic vascular hemopathy: insight for mechanistic and clinical aspects. *Angiogenesis.* **2021**; 1–34.

Stefano GB, Ptacek R, Ptackova H, et al., Selective Neuronal Mitochondrial Targeting in SARS-CoV-2 Infection Affects Cognitive Processes to Induce ‚Brain Fog' and Results in Behavioral Changes that Favor Viral Survival. *Med Sci Monit.* **2021**; 27:e930886.

Szabo C, Ischiropoulos, Radi R, Peroxynitrite: biochemistry, pathophysiology and development of therapeutics. *Nat Rev Drug Discov.* **2007**; 6(8): 662–680.

Thäle A, Scholle L, Zierz S, Mitochondriopathien. Das Chamäleon der Neurologie. *Med Monatsschr Pharm.* **2020**; 43(7): 252–263. https://pubmed.ncbi.nlm.nih.gov/33487628/

Wang R, Zhu Y, Ren C, et al., Influenza A virus protein PB1-F2 impairs innate immunity by inducing mitophagy. Autophagy. **2020**; 17(2): 496–511

Wolff G, Melia CE, Snijder EJ, Barcena M, Double-Membrane Vesicles as Platforms for Viral Replication. *Trends in Microbiology*. **2020**; 28(12): 1022–1033.

Xu H, Chitre SA, Akinemi IA, et al., SARS-CoV-2 viroporin triggers the NLRP3 inflammatory pathway. *bioRxiv.* **2020**; doi.org/10.1101/2020.10.27.35773

Zahra AAD, Otandault A, Tanos R, et al., Blood contains circulating cell-free respiratory competent mitochondria. *FASEB J.* https://www.ncbi.nlm.nih.gov/nlmcatalog?term=%22FASEB+J%22%5BTitle+Abbreviation%5D https://pubmed.ncbi.nlm.nih.gov/31957088/2020; 34(3): 3616–3630.

Zamzami N, Marchetti P, Castedo M, Reduction in mitochondrial potential constitutes an early irreversible step of programmed lymphocyte death in vivo. *J Exp Med.* **1995**; 181(5): 1661–1672.

Zamzami N, Marchetti P, Decaudin D, et al., Sequential reduction of mitochondrial transmembrane potential and generation of reactive oxygen species in early programmed cell death. *J Exp Med.* **1995**; 182(2): 367–377.

Zhang L, Qin Y, Chen M, Viral strategies for triggering and manipulating mitophagy. *Autophagy*. **2018**; 14(10): 1665–1673. HYPERLINK „https://pubmed.ncbi.nlm.nih.gov/32013669/" https://pubmed.ncbi.nlm.nih.gov/32013669/

Kapitel 11

Barberis E, Timo S, Amede E, et al., Large-Scale Plasma Analysis Revealed New Mechanisms and Molecules Associated with the Host Response to SARS-CoV-2. *Int J Mol Sci*, **2020**; 21(22):8623.

Cervenka I, Agudelo LZ, Ruas JL, Kynurenines: Tryptophan's metabolites in exercise, inflammation, and mental health. *Science*, **2017**; 357(6349): eaaf9794.

Eroglu I, Eroglu BC, Güven GS, Altered tryptophan absorption and metabolism could underlie long-term symptoms in survivors of coronavirus disease 2019 (COVID-19). *Nutrition*, **2021**; 90: 111308.

Fernandez-de-Las-Penas C, Palacios-Cena D, Gomez-Mayordomo V, et al., Defining Post-COVID Symptoms (Post-Acute COVID, Long COVID, Persistent Post-COVID): An Integrative Classification. *Int J Environ Res Public Health*, **2021**; 18(5):2621.

Hickie I, Davenport T, Wakefield D, et al., Post-infective and chronic fatigue syndromes precipitated by viral and non-viral pathogens: prospective cohort study. *BMJ*, **2006**; 333(7568): 575.

Kryukov EV, Ivanov AV, Karpov OK, et al., Plasma S-Adenosylmethionine Is Associated with Lung Injury in COVID-19. *Dis Markers*, **2021**; 2021: 7686374

Lee CC, Wu CY, Yang HY, Discoveries of Howcells sense oxygen win the 2019 Nobel Prize in Physiology or medicine. *Biomed I*, **2020**; 43(5): 434–437

Lionetto L, Ulivieri M, Capi M, Increased kynurenine-to-tryptophan ratio in the serum of patients infected with SARS-CoV2: An observational cohort study. *Biochim Biophys Acta Mol Basis Dis*, **2021**; 1867(3):166042.

McCaddon A, Regland B, COVID-19: A methyl-group assault? *Med Hypotheses*, **2021**; 149:110543.

Naviaux RK, Naviaux JC, Li K, et al., Metabolic features of chronic fatigue syndrome. *Proc Natl Acad Sci U S A*, **2016**; 113(37):E5472-80

Tardy AL, Pouteau E, Marquez D, et al., Vitamins and Minerals for Energy, Fatigue and Cognition: A Narrative Review of the Biochemical and Clinical Evidence. *Nutrients*, **2020**; 12(1): 228.

Zuo T, Zhang F, Lui GCY, et al., Alterations in Gut Microbiota of Patients With COVID-19 During Time of Hospitalization. *Gastroenterology*, **2020**; 159(3):944-955.

Weitere Publikationen von Uwe Gröber

Uwe Gröber, Michael F. Holick, Corona, Influenza & Co. Wie stärke ich mein Immunsystem? Patientenratgeber. 3. Auflage. Wissenschaftliche Verlagsgesellschaft mbH, Stuttgart, **2022**

Uwe Gröber, Klaus Kisters, Zink und Vitamin C – Ein starkes Team gegen Erkältungskrankheiten. Patientenratgeber. 2. Auflage. Wissenschaftliche Verlagsgesellschaft mbH, Stuttgart, **2020**

Uwe Gröber, Klaus Kisters, Vitamin D – Die Heilkraft des Sonnenvitamins. Patientenratgeber. 7. Auflage. Wissenschaftliche Verlagsgesellschaft mbH, Stuttgart, **2020**

Uwe Gröber, Klaus Kisters, Vitamin K – Ein altes Vitamin im neuen Licht. Patientenratgeber. 5. Auflage. Wissenschaftliche Verlagsgesellschaft mbH, Stuttgart, **2021**

Uwe Gröber, Klaus Kisters, Coenzym Q_{10} – Der mitochondriale Blockbuster. Patientenratgeber. Wissenschaftliche Verlagsgesellschaft mbH, Stuttgart, **2020**

Uwe Gröber, Klaus Kisters, Omega-3 – Die Heilkraft der maritimen Fettsäuren. Patientenratgeber. 3. Auflage. Wissenschaftliche Verlagsgesellschaft mbH, Stuttgart, **2022**

Uwe Gröber, Klaus Kisters, Mikronährstoff-Räuber: Arzneimittel. Wissenswertes zu Arzneimitteln und Mikronährstoffen. Patientenratgeber. 2. Auflage. Wissenschaftliche Verlagsgesellschaft mbH, Stuttgart, **2020**

Uwe Gröber, Klaus Kisters, Aminosäuren in Prävention und Therapie – Eine Auswahl für die klinische Praxis. Wissenschaftliche Verlagsgesellschaft mbH, Stuttgart, **2020**

Uwe Gröber, Klaus Kisters, Arzneimittel als Mikronährstoff-Räuber – Was Ihr Arzt und Apotheker Ihnen sagen sollten. 3. Auflage Wissenschaftliche Verlagsgesellschaft mbH, Stuttgart, **2022**

Uwe Gröber, Klaus Kisters, Mikronährstoff-Räuber: Cholesterinsenker, Wissenswertes zu Arzneimitteln und Mikronährstoffen. 2. Auflage. Wissenschaftliche Verlagsgesellschaft mbH, Stuttgart, **2021**

Uwe Gröber, Arzneimittel und Mikronährstoffe – Medikationsorientierte Supplementierung. Wissenschaftliche Verlagsgesellschaft mbH, Stuttgart, **2018**

Uwe Gröber, Peter Holzhauer, Klaus Kisters, Besser durch die Krebstherapie – Mehr Lebensqualität mit den richtigen Vitaminen und Mineralstoffen. Wissenschaftliche Verlagsgesellschaft mbH, Stuttgart, **2014**

Hardy Walle, Uwe Gröber, Jörg Spitz, Diabetes adé – Mach einfach mit! Das Buch für Diabetiker – und alle, die es nicht werden wollen. S. Hirzel Verlag, Stuttgart, **2017**

Uwe Gröber, Interaktionen – Arzneimittel und Mikronährstoffe. Für die Kitteltasche des Mediziners. Wissenschaftliche Verlagsgesellschaft mbH, Stuttgart, **2015**

Uwe Gröber, Mikronährstoff-Beratung – Ein Arbeitsbuch. Wissenschaftliche Verlagsgesellschaft mbH, Stuttgart, **2018**

Uwe Gröber, Mikronährstoff-Beratung Indikationen – Ein Arbeitsbuch. Wissenschaftliche Verlagsgesellschaft mbH, Stuttgart, **2020**

Uwe Gröber, Mikronährstoffe – Metabolic Tuning – Prävention – Therapie. Für die Kitteltasche des Mediziners. Wissenschaftliche Verlagsgesellschaft mbH, Stuttgart, **2011**

Uwe Gröber, Orthomolekulare Medizin – Ein Leitfaden für Apotheker und Ärzte. Wissenschaftliche Verlagsgesellschaft mbH, Stuttgart, **2008**

Uwe Gröber, Michael F. Holick, Vitamin D, Die Heilkraft des Sonnenvitamins. 4. Auflage. Wissenschaftliche Verlagsgesellschaft mbH, Stuttgart, **2020**

Register

D

H

I

K

L

M

N

O

P

Q

R

T

W

Der Autor

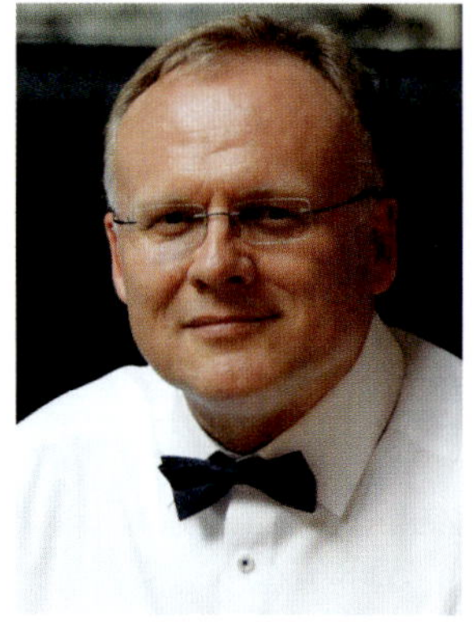

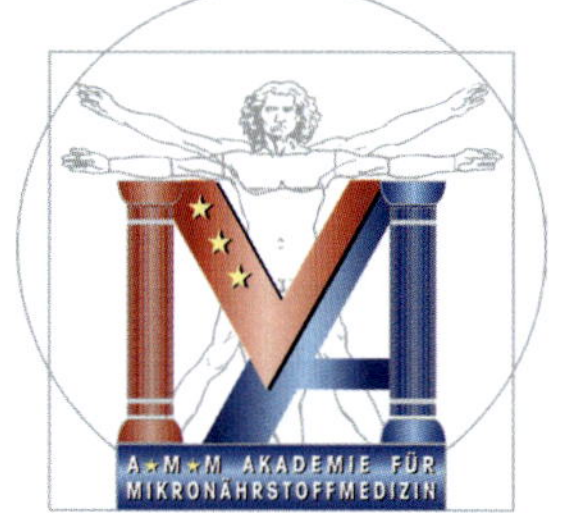

Der Apotheker Uwe Gröber (Jg. 1964) ist Leiter der Akademie für Mikronährstoffmedizin (AMM) und Autor zahlreicher Publikationen, Fachbücher und Buchbeiträge. Neben seiner medizinisch-wissenschaftlichen Beratungstätigkeit ist er seit Jahren aktiv in der Aus- und Fortbildung von Ärzten, Apothekern und Ernährungswissenschaftlern tätig. Dank seiner langjährigen praktischen Erfahrung und Kooperation mit verschiedenen Arztpraxen und Kliniken (z. B. Klinik Bad Trissl, Oberaudorf) überzeugt und begeistert er in Seminaren und Vorträgen zum präventivmedizinischen und therapeutischen Einsatz von Mikronährstoffen. Zu seinen Spezialgebieten zählen die Mikronährstoffmedizin, Wechselwirkungen zwischen Arzneimitteln und Mikronährstoffen, Metabolic Tuning, Sportmedizin sowie komplementäre Verfahren in der Diabetologie und Onkologie. Er ist aktives Mitglied der Arbeitsgemeinschaft Prävention und integrative Onkologie (PRIO) der deutschen Krebsgesellschaft (DKG). Im Juni 2013 wurde Uwe Gröber mit dem „Via Biona Wissenschaftspreis“ für seine Forschungsarbeiten und Publikationen zu Mikronährstoffen und seine Verdienste um die Orthomolekulare Medizin von Herrn Professor Dr. med. Gerhard Uhlenbruck auf dem Kongress für Orthomolekulare Medizin in Köln ausgezeichnet. Uwe Gröber ist zudem Herausgeber der Zeitschrift für Orthomolekulare Medizin und Autor zahlreicher Bücher und Patientenratgeber, erschienen im Deutschen Apotheker Verlag und der Wissenschaftlichen Verlagsgesellschaft, Stuttgart.bereits eine überwältigende Evidenz dafür, dass erniedrigte 25(OH)D-Spiegel mit einer erhöhten Mortalität und Schwere des Krankheitsverlaufs bei COVID-19 assoziiert sind.